Le Yoga POUR LES NULS

Georg Feuerstein
Larry Payne

Le Yoga pour les Nuls
Titre de l'édition américaine : *Yoga for Dummies*

Publié par
Wiley Publishing, Inc.
111 River Street
Hoboken, NJ 07030 – 5774
USA

Copyright © 1999 Wiley Publishing, Inc.

Pour les Nuls est une marque déposée de Wiley Publishing, Inc.
For Dummies est une marque déposée de Wiley Publishing, Inc.

© Éditions First, un département d'Édi8, 2014 pour la présente édition incluse au coffret *Je me mets au yoga pour les Nuls*. Publiée en accord avec Wiley Publishing, Inc.

Tous droits réservés. Toute reproduction, même partielle, du contenu, de la couverture ou des icônes, par quelque procédé que ce soit (électronique, photocopie, bande magnétique ou autre) est interdite sans autorisation par écrit d'Édi8.

Le Code de la propriété intellectuelle interdit les copies ou reproductions destinées à une utilisation collective. Toute représentation ou reproduction intégrale ou partielle faite par quelque procédé que ce soit, sans le consentement de l'Auteur ou de ses ayants cause est illicite et constitue une contrefaçon sanctionnée par les articles L335-2 et suivants du Code de la propriété intellectuelle.

ISBN 978-2-7540-6691-4
Dépôt légal : octobre 2014

Traduction : Jean-Luc Rostan
Mise en page : Catherine Kédémos
Imprimé en Italie par «La Tipografica Varese Srl» Varese

Éditions First
12, avenue d'Italie
75013 Paris – France
e-mail : firstinfo@efirst.com
Site internet : www.pourlesnuls.fr

Sommaire

Préface *1*

Introduction *3*

Première partie : Bien démarrer le Yoga *13*

Chapitre 1 : L'abc du Yoga : ce que vous devez savoir 15

Comprendre la véritable essence du Yoga 16
    Trouver le sens : Le mot Yoga 17
    Trouvez-vous vous-même :
        Êtes-vous un yogi (ou une yogini) ? 19
Vos options : Les huit principales branches du Yoga 20
    Bhakti Yoga : Le Yoga de la dévotion 20
    Gourou Yoga : Le Yoga du dévouement à un maître 21
    Hatha Yoga : Le Yoga de la discipline physique 22
    Jnana Yoga : Le Yoga de la sagesse 22
    Karma Yoga : Le Yoga de l'action qui
        se transcende elle-même 22
    Mantra Yoga : Le Yoga du son puissant 23
    Raja Yoga : Le Yoga royal 24
    Tantra Yoga : Le Yoga de la continuité 25
Sachez où vous allez grâce aux trois qualités premières 26
Trouvez votre bonheur parmi les cinq approches
    de base du Yoga 26
    Le Yoga pratiqué comme entraînement pour la forme
        physique 27
    Le Yoga pratiqué comme sport 27
    Le Yoga pratiqué comme thérapie 28
    Le Yoga pratiqué comme style de vie 28
    Le Yoga pratiqué comme discipline spirituelle 29
    Ce que toutes les approches du Yoga ont en commun 30
Le tour d'horizon des principaux styles de Hatha Yoga 30
Conférez-vous les pleins pouvoirs grâce au Yoga 34

Conserver la santé et le bonheur 34
Ce que signifie réellement être en bonne santé 34
Prévenir plutôt que guérir 35
Jouez un rôle actif pour votre propre santé 35
Suivez votre bonheur 35
Réalisez votre potentiel d'être humain avec le Yoga 36
Équilibrez votre vie avec le Yoga 38

Chapitre 2 : Vous êtes prêt pour le Yoga ? Alors commencez ! 39

"Le cours a commencé !" 40
Quel chemin vais-je prendre ? 41
Séances de groupe ou cours particuliers ? 45
Comment s'habiller, que porter ? 46
Que mettre dans mon sac de Yoga ? 47
Le juste prix : combien doit coûter le Yoga ? 48
Combien de temps dure un cours de Yoga ? 49
Des cours mixtes 49
Qu'est-ce qui caractérise un bon professeur ? 49
La sécurité d'abord 50
Les bonnes manières 50
Sauter des cours 52
Être un yogi ou une yogini engagé(e) 53
Réservez-vous du temps pour le Yoga 54
Puis-je manger avant de pratiquer le Yoga ? 55
Tenir un journal de Yoga 55

Deuxième partie : Mettez-vous en forme pour le Yoga 57

Chapitre 3 : La préparation précède la pratique ... 59

Cultivez la bonne attitude 60
Nous ne sommes pas des bretzels ! 60
Pratiquez à votre rythme 61
Le marqueur peut aller se rhabiller ! 62
Un Yoga qui fait mal est un Yoga mal fait ! 63
Représentez-vous dans la posture 64
Une pratique du Yoga saine et sans danger 64
Le mythe de la posture parfaite : qu'en tirez-vous ? 64
À l'écoute de votre corps 65
Avancez lentement, mais sûrement 67
La fonction prime sur la forme :
    avec les « membres indulgents » *68*
Les yeux ouverts pendant les exercices 70

Chapitre 4 : Relax, Max ! : le grand art du lâcher-prise 71

La nature du stress 72
    Corrigez vos mauvaises attitudes 73
    Changez vos mauvaises habitudes 74
    Relâchez la tension de votre corps 76
Des techniques de relaxation qui marchent 76
    Conseils pour réussir votre pratique de la relaxation 76
    Relaxation profonde : la posture du cadavre 77
    Le délice de l'après-midi 80
    Les triangles magiques 81
    La relaxation avant le sommeil 83
Le sommeil yogique (Yoga Nidra) 84

Chapitre 5 : Simplifier la respiration et le mouvement 87

Respirez la santé ! 88
    Une respiration de haute qualité 89
    Relaxez-vous en effectuant quelques respirations profondes 91
    La pratique de la respiration yogique sans danger 92
    Récoltez les fruits d'une pratique du Yoga sans danger 92
    Respirez par le nez 94
Les mécanismes de la respiration yogique 96
    Votre diaphragme et vos émotions 97
    Appréciez la respiration yogique complète 98
    La respiration focalisée pour débutants 102
    Faites une pause 103
La respiration et le mouvement postural sont associés dans le Yoga 103
    Respirer dans quatre directions 104
    Comprendre les rôles du mouvement (phase dynamique) et de la tenue (phase statique) des postures de Yoga . 105
Le miracle du Yoga 107
L'emploi de son pour la respiration yogique 110
La maîtrise du souffle selon la méthode traditionnelle 112
    Respiration alternée par les narines 114
    La respiration rafraîchissante 116
    Shitkari – l'inspiration par la bouche 117
    Kapala-bhati – le nettoiement frontal du cerveau 117

Troisième partie : Postures pour conserver ou recouvrer la santé 121

Chapitre 6 : Que faire à quel moment – l'importance de la mise en séquence 123

Concevez consciemment votre pratique 124
    D'où venez-vous ? 124
    Où allez-vous ? 125
    Laissez-moi un peu m'exercer, je vous prie ! 125
Préparez-vous aux exercices par des échauffements 127
    Les postures couchées 130
    Postures debout 137
    Postures assises 142
Préparez-vous à choisir vos principales postures 145
Retournez à la case Départ avec des exercices de compensation 145
    Postures de compensation 147
Repos et relaxation 150
    Savoir quand s'arrêter et quand reprendre 150
    Postures de repos 151

Chapitre 7 : S'asseoir devient facile 157

Comprendre la philosophie des postures 158
Essayez les postures assises 159
    Posture assise sur une chaise 159
    La posture facile - sukhasana 160
    La posture de la foudre – vajrasana 162
    La posture propice – svastikasana 163
    La posture parfaite – siddhasana 165

Chapitre 8 : Debout la tête haute 167

Identifions ce bipède 167
    Debout la tête haute 168
Faites usage de vos options 170
    La montagne (tadasana) constitue la base d'autres postures 171
    Flexion debout – uttanasana 172
    Demi-flexion debout – ardha uttanasana 173
    Flexion debout asymétrique – parshva uttanasana 175
    La posture en triangle debout – utthita trikonasana 176
    La posture en triangle inversé – parivritta trikonasana ... 178
    La posture du guerrier – vira bhadrasana 179

Flexion debout jambes écartées – prasarita
pada uttanasana 180
Posture de la demi-chaise – ardha utkatasana 181
Posture du chien museau face au sol – adhomukha
shvanasana 183

Chapitre 9 : Stable comme un arbre : la maîtrise de l'équilibre 185

Aux racines de la posture 185
Postures d'équilibre pour une force élégante 186
    Le guerrier appuyé au mur
    (variante de vira bhadrasana III) 187
    Le chat en équilibre 188
    L'arbre – vrikshasana 189
    Le karaté kid 190
    Posture de Shiva 191
    Le scorpion 192

Chapitre 10 : Les abdos absolument ! 195

Prenez soin de votre abdomen : c'est une « entreprise »
très affairée 196
Entraînez-moi ces abdos ! 197
    Les pressions du bassin au sol (ou en arrière) 198
    Essayez les redressements assis de yogi 199
    Fortifiez vos abdominaux avec les ouvertures
    assises de yogi 200
    Les abdominaux jambe tendue main glissée 201
    Courbez-vous en posture d'aspiration des abdominaux .. 202
    Sortir un son sur l'expiration 203

Chapitre 11 : Les flexions faciles 205

Pour acquérir une colonne vertébrale forte
(et une certaine compréhension de soi) 205
Les flexions vers l'arrière 207
    Le cobra 1 208
    Le cobra 2 – bhujangasana 210
    Le cobra 3 212
    La sauterelle 1 – shalabhasana 213
    La sauterelle 2 214
    La sauterelle 3 – la posture de Superman 216
Se courber d'un côté à l'autre 217
    Assis courbé sur le côté 217
    Flexion latérale à quatre pattes 219
    Flexion latérale en posture de feuille pliée 220

Se pencher en avant 221
    La pince assise – pashcimottanasana 221
    La demi-pince – janushirshasana 223
    Le volcan – mahamudra 224
    Étirement du dos et des jambes écartées –
    upavishta konasana 225

Quatrième partie : Le Yoga créatif 227

Chapitre 12 : Composez votre propre programme de Yoga 229

Concoctez-vous un plat créatif d'exercices
avec la recette classique 230
Un festin de postures : la série intégrée de mise en forme
générale de 30 à 60 minutes 232
    La mise en harmonie 233
    L'échauffement 234
    Postures debout 236
    Postures d'équilibre (facultatives) 237
    Le repos 238
    Abdominaux 239
    Compensation et préparation 239
    Inversion (facultative) 240
    Compensation des inversions et préparation
    aux flexions vers l'arrière 241
    Flexions vers l'arrière 242
    Compensation des flexions vers l'arrière 243
    Préparation aux flexions vers l'avant 244
    Flexions vers l'avant 244
    Compensation des flexions vers l'avant 245
    Préparation aux torsions 246
    Torsions 246
    Relaxation 247
Le maximum en peu de temps : une série intégrée
de 15 minutes 248
    Mise en forme générale 248
    Préparation à la méditation et à la respiration de Yoga ... 249
    Pour satisfaire l'envie d'un petit remontant :
    une série intégrée de 5 minutes 250

Cinquième partie : Le style de vie Yoga 251

Chapitre 13 : Le Yoga toute la journée 253

Vivez votre journée de manière yogique 254
    Un matin de Yoga 254
    La pratique du Yoga durant toute la journée 258
    Intégration du Yoga à des routines nocturnes 259
    Un sommeil tranquille avec des rêves lucides 261
    La veille lucide 262
    Approcher l'état d'ici et maintenant
    dans le sommeil profond 262
    Recherchez votre Moi suprême en découvrant
    votre véritable nature 263
    Observez-vous 264
    Comprenez-vous 264
    Pratiquez l'autodiscipline 265
    Transcendez-vous 266
Engagez-vous sur le sentier octuple 266
    Le vœu de non-nuisance 267
    Toujours dire la vérité 269
    Voler a davantage de conséquences que la simple
    soustraction matérielle 270
    Observer la chasteté en pensée et en actes 271
    Acquérir davantage en vivant avec moins 272
    Les autres pratiques morales 273
La pratique de l'autodiscipline yogique 274
    La purification du mental et du corps 274
    Calmer la quête par le contentement 275
    La concentration avec austérité 275
    Étudier et s'étudier 276
    La dévotion à un principe supérieur 277

Chapitre 14 : La méditation et la portée suprême du Yoga 279

Jouer la concentration 280
    Délivrez votre essence 282
    Incluez votre corps 283
La pratique de la méditation 284
    Les chakras : vos roues de la fortune 286
    Quelques règles pour réussir votre méditation 287
    Maintenez votre corps en posture droite 292
    Surmonter les obstacles à la méditation 293
    Ajouter des sons à la méditation 297
    Respirez avec attention 299

Vers l'extase 300
L'Éveil 301

Sixième partie : Dix conseils et autant de bonnes raisons de pratiquer 303

Chapitre 15 : Dix conseils pour améliorer votre pratique du Yoga 305

Apprendre le Yoga 305
Définissez clairement vos besoins et vos objectifs 306
Engagez-vous à progresser 307
Pratiquez pendant suffisamment de temps 307
Prenez tout de suite de bonnes habitudes 307
Variez votre série intégrée pour éviter de vous ennuyer 308
Faites de la conscience et de la respiration vos alliées 308
Faites de votre mieux et ne vous souciez pas du reste 309
Donnez la parole à votre corps 309
Partagez le Yoga 310

Chapitre 16 : Dix bonnes raisons de pratiquer le Yoga 311

Le Yoga vous aide à maintenir, à retrouver ou à améliorer
    votre santé 312
Le Yoga vous met en forme et vous donne de l'énergie 312
Le Yoga équilibre votre mental 313
Le Yoga est un outil puissant de développement personnel 313
Le Yoga est réellement complet et intégratif 313
Le Yoga vous aide à harmoniser vos relations sociales 314
Le Yoga accroît votre conscience 314
Le Yoga peut être combiné à d'autres disciplines 315
Le Yoga est facile et pratique 315
Le Yoga libère 315

Annexe 317

Index 319

Préface

Je dois admettre que j'ai d'abord été choquée d'apprendre que le Yoga allait rejoindre la collection bien connue « … pour les Nuls ». Pour les Nuls, en effet ! Toutes mes appréhensions se sont dissipées lorsque j'ai appris que les deux coauteurs de ce livre allaient être mes deux collègues hautement respectés Georg Feuerstein, Ph.D. et Larry Payne, Ph.D. J'eus alors l'absolue certitude que tous les adeptes du Yoga débutants seraient en d'excellentes mains.

De la même manière que nos deux yeux séparés nous donnent une seule vision tridimensionnelle, Georg et Larry nous apportent une compréhension et une approche unique d'un sujet qui peut sembler éloigné et difficile. Ils ont veillé à honorer aussi bien le passé ancien du Yoga que nos besoins contemporains.

J'ai rencontré Georg pour la première fois alors que j'enseignais à une conférence du *Yoga Journal*. Pendant une pause, je me promenais le long des stands qui vendaient des accessoires, des livres et des cassettes de Yoga. Je me sentis attirée par un petit stand qui affichait de grandes photos de quelques grands saints et sages yogis. Le calme et la joie semblaient se déverser de chaque image comme des vagues. Je m'assis, fermai les yeux, et respirai la douce énergie de cette petite oasis. Je devais apprendre plus tard qu'il s'agissait du stand du *Yoga Research Center*, dont Georg est le fondateur et le directeur.

Larry Payne, qui dirige le *Samata Yoga Center* à Los Angeles, est un vieil ami de mon âme et compagnon de Yoga. J'ai passé de très nombreux et excellents moments à étudier dans les rangées de derrière de ses cours de Yoga dynamique. Dans ses livres, il transmet sa longue expérience et son savoir venu d'études très approfondies. Son approche conviviale, chaleureuse et attentionnée du Yoga et de la vie est contagieuse.

Je suis sûre que ces deux grands professeurs apporteront de l'inspiration et de l'encouragement au débutant comme à l'adepte déjà plus expérimenté. Chaque page de ce livre contient des outils pratiques faciles, ainsi que les conseils nécessaires qui vous accompagneront au cours de votre voyage vers la santé, le bonheur et la joie de vivre !

Lilias Folan

Lilias Folan est considérée par le *Yoga Journal* comme « l'une des lumières du Yoga américain ». Depuis 1972, elle anime et coproduit des émissions, écrit des livres et des articles, donne des cours et des conférences dans le monde entier et dispense ses méthodes sur cassettes audio et vidéo (en anglais). Vous pouvez consulter son site Web (en anglais) à l'adresse Web suivante : www.liliasyoga.com.

Introduction

*L*e Yoga compte plusieurs millions d'adeptes dans le monde, qui le pratiquent sous des formes différentes. Ce ne sont pas tous des Nuls, pas plus que vous ne l'êtes. Le fait que vous soyez en train de lire *Le Yoga pour les Nuls* prouve que votre curiosité est bien vivante, qu'elle vous stimule, et que vous avez envie d'apprendre. Un Nul n'est pas quelqu'un de profondément ignorant et stupide, mais une personne sachant qu'elle ignore quelque chose et recherchant activement à combler cette lacune avec les meilleurs moyens disponibles. Comme vous !

Le Yoga existe depuis environ 5 000 ans et trouve ses origines en Inde. Il atteignit les côtes de l'Europe et de l'Amérique il y a seulement cent ans. Mais le boom du Yoga moderne n'a démarré en Occident que dans les années 1950 et 1960, avec la parution de nombreuses revues et la création de plusieurs clubs. Des passionnés se rendent alors en Inde, et les grands maîtres créent des écoles en Europe et en Amérique. Des fédérations se constituent en France entre 1967 et 1969. C'était aussi l'époque durant laquelle la méditation transcendantale – une des formes de Yoga – devint extrêmement à la mode, grâce notamment aux Beatles. Cela a attiré des centaines de milliers de personnes qui cherchaient à réduire leur stress et à donner plus de sens à leur vie.

Plus récemment, des célébrités comme Jane Fonda, Madonna, Michelle Pfeiffer, Michael Keaton, Britney Spears et Kareem Abdul Jabar ont beaucoup fait parler du Yoga, et ont ainsi également contribué à le rendre populaire. Hollywood, toujours prompt à saisir la balle au bond, a rapidement créé un spectacle télévisé à succès – *Dharma and Greg* – dans lequel le personnage principal, Dharma, est un instructeur de Yoga délicieusement mystérieux. Vous êtes donc en bonne compagnie.

Pourquoi Le Yoga pour les Nuls

Le Yoga pour les Nuls est peut-être le tout premier livre sur le Yoga que vous prenez entre vos mains. Dans ce cas, vous commencez bien. Il est plus probable, toutefois, que vous ayez feuilleté pas mal d'autres livres (il n'y a vraiment pas pénurie en matière de publications traitant d'exercices de Yoga !). Pourtant, toutes ces publications ne sont pas saines ni utiles. Pourquoi, alors, devriez-vous prendre ce livre au sérieux ? Nous vous proposons une réponse en deux parties.

D'abord, les informations que vous trouverez dans *Le Yoga pour les Nuls* sont fondées sur notre longue étude du Yoga, ainsi que sur notre grande expérience issue de longues années de pratique. Nous cumulons à nous deux 55 ans d'expérience du Yoga. L'un de nous (Georg Feuerstein) est internationalement reconnu comme étant l'un des principaux experts de la tradition du Yoga. Il est l'auteur de nombreux travaux de séminaires à ce sujet. L'autre auteur (Larry Payne) possède un centre de Yoga florissant à Los Angeles, où il enseigne lui-même cette discipline pour relever les défis de santé spécifiques à ses élèves, qui sont surtout les problèmes de dos ; il fait lui-même la démonstration dans des vidéos grand public de ses enseignements sur le Yoga et sur le dos. Nous avons ici fusionné nos domaines de connaissances respectifs pour créer un livre d'introduction fiable et convivial qui pourra aussi vous servir à vous, le débutant, d'ouvrage de référence à consulter à tout moment.

Deuxièmement, nous sommes tous deux bien décidés à vous motiver à mettre en pratique ce système, car nous l'avons vu accomplir des miracles, petits ou grands. Nous avons consacré nos vies à rendre le Yoga disponible à chaque personne intéressée par sa santé et par l'intégralité de son corps et de son esprit. En bref, vous êtes entre les meilleures mains.

Le Yoga pour les Nuls vous guidera doucement, pas à pas, vers le trésor qu'est le Yoga. Et quel fabuleux trésor ! Vous y trouverez les moyens de débloquer l'extraordinaire potentiel de votre corps et de rallier votre esprit à cette cause, en affermissant aussi votre esprit dans ce processus. Rappelez-vous le vieux proverbe latin *Mens sana in corpore sano* : une âme saine dans un corps sain. Nous allons vous montrer comment améliorer ou recouvrer votre santé et l'intégralité de votre corps et de votre esprit !

Que vous ayez envie d'être plus souple, en meilleure forme, moins stressé, ou plus calme et plus joyeux, ce livre contient tous les bons conseils et exercices pratiques pour vous permettre de partir dans la bonne direction. Notre présentation est basée sur le riche patrimoine du Yoga, qui est le système de bien-être total le plus ancien du monde.

C'est la raison pour laquelle *Le Yoga pour les Nuls* contient suffisamment d'informations pour être également utile à ceux qui ont déjà fait les premiers pas dans le monde du Yoga, et qui veulent en savoir davantage sur les autres attractions qui les attendent. Et surtout, nous nous sommes efforcés de rendre ce livre utilisable par des personnes aussi occupées que vous. Et si, après avoir lu ce guide, vous avez sérieusement envie d'étudier et de pratiquer le Yoga, pensez à prendre des leçons de Yoga avec un professeur qualifié. Ce livre est un excellent guide, mais rien ne vaut un enseignement pratique.

Le Yoga n'est pas une mode. Il existe en Occident depuis plus de cent ans, et possède une histoire vieille d'environ cinq millénaires. Il est clair qu'il demeurera. Le Yoga a apporté la santé et la paix du mental à des millions de gens. Il pourra aussi vous les donner à vous.

Conventions utilisées dans ce livre

Ce livre s'intéresse surtout au Hatha-Yoga, qui est une forme de Yoga fonctionnant principalement avec le corps grâce à des postures, des exercices de respiration, et d'autres techniques similaires. Notre orientation générale est toutefois plus universelle, et nous incluons suffisamment d'informations sur les autres formes de Yoga pour vous en donner une compréhension de base.

Nous avons inséré des photos et des illustrations pour vous aider à mieux comprendre les exercices et les postures lorsque c'était nécessaire. Comme le souffle constitue une part importante des exercices yogiques, beaucoup des photos ou illustrations comportent le mot *Inspirez* ou *Expirez* (avec une flèche) pour vous aider à correctement respirer. Cela veut par exemple dire que vous devez expirer si une illustration est montrée par une flèche vers la droite avec le mot *Expirez*. Vous avez compris.

Pour que les exercices soient vraiment sans danger, lisez bien toutes les instructions avant de les effectuer. Ne jetez pas simplement un coup d'œil sur les illustrations en pensant que vous pouvez simplement « y aller ». Bien que les illustrations soient des outils vraiment utiles, elles ne vous fournissent pas toutes les explications dont vous avez besoin pour pratiquer le Yoga de façon sûre et efficace.

Les explications facultatives

Nous espérons que vous lirez chaque mot de ce livre comme cela se présentera au cours de votre voyage yogique. Nous admettons y avoir inclus certaines informations qui sont des friandises destinées à vous faire réfléchir. Ces informations sont intéressantes, mais elles ne sont pas essentielles à votre pratique des différentes postures. Nous avons clairement signalé ce type de texte par l'icône Note technique. N'hésitez pas à en sauter la lecture, mais pensez à y revenir à un moment ou à un autre. Vous vous en féliciterez !

Vos attentes, votre profil

Nous ne sommes pas ici pour juger, mais nous avons fait des suppositions à votre sujet, cher lecteur. Premièrement, nous supposons que vous avez l'intention de récolter les fruits de votre pratique du Yoga. Deuxièmement, nous supposons que vous n'avez pas beaucoup d'expérience du Yoga (si tant est que vous en ayez). Enfin, nous supposons que vous êtes curieux et prêt à en découvrir davantage. Voilà. Rien de bien particulier. Si vous appartenez à cette catégorie, *Le Yoga pour les Nuls* est fait pour vous !

L'organisation de ce livre

L'organisation de ce livre suit le schéma caractéristique de tous les livres de la collection « *...pour les Nuls* ». Il vous apporte toutes les réponses importantes dont vous avez besoin pour pratiquer le Yoga avec succès. Voici quelques-unes des questions pour lesquelles vous trouverez des réponses optimales :

- Combien de temps dois-je consacrer au Yoga pour qu'il m'apporte quelque chose ?
- Suis-je trop âgé(e) pour pratiquer le Yoga ?
- Une maladie ou un handicap constituent-ils un obstacle à ma pratique du Yoga ?
- Puis-je découvrir le Yoga au travers d'un livre, ou ai-je besoin d'un professeur ?
- Est-il mieux de pratiquer le Yoga en leçons particulières ou en groupe ?
- Combien de temps faudra-t-il avant que je voie les premiers résultats, et quels seront-ils ?
- Ai-je besoin de croire en des idées bizarres pour pratiquer le Yoga ? (la réponse en avant-première : NON !)
- Est-il vrai que le Yoga est aussi un enseignement spirituel ?
- Quels sont les meilleurs exercices que je peux pratiquer ?
- Quand, à quel moment devrais-je pratiquer le Yoga ?
- Le Yoga a-t-il quelque chose à voir avec le régime alimentaire ?
- Qu'en est-il du Yoga pour toute la famille ?
- Le Yoga est-il seulement très sérieux, ou est-ce qu'on peut aussi y prendre plaisir ?

Le Yoga pour les Nuls se compose de six parties. Voici ce que vous y trouverez :

Première partie : Bien démarrer le Yoga

Cette partie introductive plante le décor des discussions et des pratiques qui suivront. Dans le chapitre 1, nous expliquons ce qu'est le Yoga et tentons d'éliminer quelques-unes des erreurs d'appréciation sur ce sujet. Nous présentons aussi les cinq principales approches du Yoga et ses douze formes principales, en étudiant comment celles-ci peuvent améliorer votre santé et votre bonheur (n'ayons pas peur des mots !). Cela vous permettra de vous poser les bonnes questions pour découvrir l'orientation et le style qui vous sont le plus appropriés. Dans le chapitre 2, nous vous donnerons des conseils utiles et concrets destinés à vous permettre de démarrer votre pratique personnelle du Yoga, en vous montrant comment la rendre à la fois efficace et sans danger. Nous répondrons en particulier à toutes vos questions concernant la participation à des cours ou à la pratique de votre propre chef.

Deuxième partie : Mettez-vous en forme pour le Yoga

Avec cette partie, nous passerons directement à la pratique du Yoga. Dans le chapitre 3, nous traiterons de tout ce que vous devez faire pour vous préparer à une séance de Yoga, y compris la culture du bon état d'esprit, car l'attitude est un élément clé de toutes les formes de Yoga. Le chapitre 4 présentera l'art de la relaxation, qui est fondamental à la pratique réussie du Yoga. Dans le chapitre 5, nous expliquerons l'importance du souffle, c'est-à-dire de la respiration correcte pendant l'exécution des postures de Yoga, et en tant que discipline à part entière.

Troisième partie : Postures pour conserver ou retrouver la santé

Dans cette troisième partie, qui constitue la colonne vertébrale de notre livre, nous vous guiderons systématiquement vers la pratique de postures de Yoga simples, mais efficaces. Dans le chapitre 6, nous commencerons par vous donner les formules clés nécessaires à une pratique complète du Yoga. Il est important de faire attention à la préparation (échauffement) et à la mise en séquence des postures pour en tirer le maximum de bénéfice et éviter de se blesser. Dans les chapitres 7 à 11, vous découvrirez successivement les postures assises, les postures debout, les exercices d'équilibre, les exercices spéciaux pour les abdominaux, et les flexions.

Quatrième partie : Le Yoga créatif

Tout ce qui rendra vos séances de Yoga créatives, plaisantes, efficaces et sans danger. Dans le chapitre 12, nous vous donnerons une formule classique qui vous permettra d'élaborer vous-même vos propres séries d'exercices, en fonction du temps dont vous disposerez (de 5 à 60 minutes), de vos besoins et de vos objectifs spécifiques. Nous couvrirons aussi les avantages et les inconvénients de la pratique solitaire, de la pratique avec un partenaire, de la pratique dans un groupe, avec ou sans support et accessoires. Si vous pensez être trop occupé pour pouvoir pratiquer, nous vous donnerons quelques suggestions qui ont fait leurs preuves pour surmonter cet obstacle toujours très courant.

Cinquième partie : Le style de vie Yoga

Si vous l'adoptez comme style de vie, le Yoga s'applique à toute la journée. Dans cette partie, nous expliquerons comment cela est possible et pourquoi cela en vaut la peine. Comme nous le montrerons dans le chapitre 13, le Yoga peut vous apporter beaucoup dans le domaine des attitudes mentales positives envers le travail, les loisirs, le régime alimentaire, la famille et les autres personnes. Dans le chapitre 14, nous vous présenterons l'art de la méditation. Si on considère que les postures forment la colonne vertébrale du Yoga, la méditation en est le cœur. La méditation régulière vous mettra en contact avec la joie et la paix qui sont la condition naturelle de votre esprit. Elle vous permettra de devenir une personne plus heureuse et plus libre. La liberté est le but ultime du Yoga traditionnel.

Sixième partie : Dix bons conseils et dix bonnes raisons

Une courte récapitulation. Dans le chapitre 15, nous vous ferons quelques suggestions pour réussir votre pratique du Yoga et la rendre plaisante en vous concentrant sur la relaxation. Dans le chapitre 16, nous listerons des dix bonnes raisons (principales et accessoires) de pratiquer le Yoga – pour le cas où vous en auriez encore besoin après avoir lu ce livre et essayé ces techniques.

Annexe : Contacts

Nous vous encourageons à aller plus loin dans votre exploration du Yoga. Dans l'annexe à la fin de ce livre, vous trouverez des adresses de fédérations et d'organismes formateurs, des sites Web intéressants, et quelques références utiles.

Icônes utilisées dans ce livre

Tout au long de ce livre, vous remarquerez des pictogrammes dans la marge. Nous les appelons *icônes*. Vous pourrez utiliser ces icônes de deux manières différentes :

- **Comme des « drapeaux » utiles au fur et à mesure de votre lecture.** Par exemple, si vous décidez de lire un chapitre en entier du début jusqu'à la fin, les icônes servent de points de repère le long du chemin et vous indiquent comment utiliser les informations que vous rencontrez.
- **Comme des guides qui vous orientent dans votre visite**, et vous aident à trouver rapidement ce que vous cherchez dans ce livre. Par exemple, si vous êtes familiarisé avec le Yoga et voulez juste y trouver les exercices, feuilletez simplement le livre à la recherche de l'icône d'exercice (vous pouvez également utiliser l'index).

Cette icône attire votre attention sur des informations utiles qui peuvent rendre votre voyage yogique un peu plus agréable. Ne manquez pas de lire ces morceaux de choix !

Cette icône signale un danger. Ne manquez pas de lire les informations mises en exergue par ce symbole : vous serez content de l'avoir fait !

Cette icône avise des informations techniques qu'il est intéressant de connaître, mais qui ne sont probablement pas nécessaires à votre compréhension du Yoga. Vous pouvez lire ces passages pour faire une grosse impression sur vos amis à la prochaine fête.

Cette icône est accolée à des paragraphes vraiment dignes d'attention. Vous souhaiterez peut-être les noter quelque part ou les entourer dans le livre.

Les termes utilisés pour le Yoga peuvent parfois être tout à fait incompréhensibles (et posséder une drôle de consonance) à première vue pour la plupart des gens. Cette icône signale les explications de tels mots de jargon. Une fois que vous les aurez compris, si vous n'y faites pas attention, vous commencerez vous aussi à parler comme un vrai pro !

Cette icône vous guide à travers les séries, exercices et postures variés qui parsèment ce livre. Si vous souhaitez faire des exercices, cherchez cette icône !

Cette icône est accolée à du texte qui démythifie le Yoga et supprime le mystère qui parfois l'entoure, afin d'exposer la vérité au grand jour. Du tout bon !

Recherchez ces icônes pour trouver des expériences personnelles que nous avons faites au cours de nos 55 années cumulées de pratique du Yoga. Vous en rirez, vous en pleurerez, et vous apprendrez même peut-être quelque chose !

Comment utiliser ce livre

Le Yoga pour les Nuls est conçu pour être à la fois une *introduction au Yoga* et le *livre de référence du débutant*. Vous pourrez lire les chapitres l'un après l'autre et pratiquer avec nous, ou vous plonger çà et là dans le livre en lisant les choses qui vous sont d'un intérêt immédiat, par exemple comment trouver le type de style ou de cours de Yoga qui répondra le mieux à vos besoins, ou comment choisir les supports qui pourront faciliter votre pratique.

Si vous débutez le Yoga, nous vous recommandons de lire le sommaire. Vous pourrez même feuilleter ce livre pour vous faire une impression d'ensemble de la façon dont nous l'avons organisé, et de notre approche du sujet.

Si vous n'êtes plus un débutant et si vous souhaitez simplement rafraîchir vos connaissances, vous pourrez aussi utiliser *Le Yoga pour les Nuls* comme un guide fiable qui répondra à vos questions. Consultez simplement l'index pour trouver l'information que vous recherchez ou passez à l'annexe, qui vous renvoie à d'autres sources d'informations.

Qu'attendez-vous encore ? Allez-y !

Première partie
Bien démarrer le Yoga

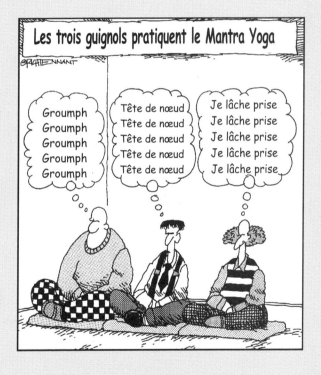

Dans cette partie...

*L*e monde du Yoga est très vaste, et il existe une grande variété d'approches. Avant de partir en randonnée dans la campagne, vous jetez un coup d'œil sur la carte pour ne pas risquer de vous perdre. Avant de commencer à faire l'expérience du Yoga, il est utile de savoir ce que c'est et comment cela fonctionne. De cette manière, vous serez sûr que votre pratique du Yoga sera à la fois plaisante et sans danger.

Dans les deux chapitres de cette première partie, nous allons mettre à votre disposition une carte routière qui vous permettra de faire le premier pas, puis le suivant de ce qui sera pour vous un voyage de découverte excitant et gratifiant.

Chapitre 1

L'abc du Yoga : ce que vous devez savoir

Dans ce chapitre :
- Démythification du Yoga.
- Déchiffrage du mot Yoga.
- Exploration des huit principales formes de Yoga.
- Comprendre les cinq approches de base du Yoga.
- Définition des styles appréciés de Hatha Yoga.
- Prise en main de votre vie avec le Yoga.

Il y a deux ou trois décennies, certaines personnes confondaient encore de temps à autre *Yoga* et *yoghourt*. Aujourd'hui, le mot *Yoga* est passé dans le langage courant.

Le fait est que quasiment tout le monde a entendu le mot *Yoga*, mais cela ne veut pourtant pas dire que tout le monde sait exactement ce qu'il veut dire. De nombreuses fausses idées circulent encore, et ce même parmi les adeptes du Yoga. Dans ce chapitre, nous tirerons les choses au clair et expliquerons ce qu'est réellement le Yoga, et comment il va pouvoir améliorer votre santé et votre bonheur. Nous vous aiderons aussi à constater que le Yoga, avec ses nombreuses formes et approches, a vraiment quelque chose à proposer à tout le monde.

Quel que soit votre âge, votre poids, votre souplesse ou vos croyances, vous pouvez pratiquer le Yoga et en profiter. Bien qu'il soit né en Inde, le Yoga est destiné à toute l'humanité.

Convention d'écriture

En français, on écrit normalement le mot *yoga* en minuscules. Dans ce livre, nous employons une majuscule pour ce mot – *Yoga* – afin souligner que le Yoga est un système indépendant ou une tradition indépendante, au même titre que le Zen, le Taoïsme ou l'Hindouisme. L'adjectif désignant ce qui est relatif au Yoga est *yogique*. Vous le rencontrerez fréquemment dans ce livre.

Il existe plusieurs possibilités d'écriture en français des différents termes de sanskrit, comme par exemple *une âsana*, *une asana* ou *un asana* (une posture) et *Bujhangâsana* ou *Bujangasana* (la posture du Cobra). Nous avons systématiquement opté pour les formes simples.

Comprendre la véritable essence du Yoga

À chaque fois que vous entendrez dire que le Yoga n'est *que* ceci ou *que* cela, votre bon sens devrait aussitôt s'activer. Le Yoga est bien trop vaste pour être réduit à une seule chose, quelle qu'elle soit. Le Yoga est comme un gratte-ciel avec de nombreux étages et de nombreuses pièces à chaque niveau. Voici en tout cas ce que le Yoga n'est pas :

- Le Yoga n'est pas *que* de la gymnastique.
- Le Yoga n'est pas *que* de l'entraînement de mise en forme.
- Le Yoga n'est pas *qu'*une manière de surveiller votre poids.
- Le Yoga n'est pas *qu'*une technique anti-stress.
- Le Yoga n'est pas *que* de la méditation.
- Le Yoga n'est pas *que* « souffler comme un bœuf » pour respirer correctement.
- Le Yoga n'est pas *qu'*une manière d'améliorer votre santé et de vous maintenir en bonne santé.
- Le Yoga n'est pas *qu'*une tradition spirituelle de l'Inde.

Pour être simple : le Yoga c'est toutes ces choses, mais c'est aussi mille fois plus. (Vous n'en auriez pas espéré moins d'une tradition qui existe depuis 5 000 ans !). Le Yoga inclut des exercices physiques qui ressemblent à de la gymnastique – et certains d'entre eux ont été intégrés à la gymnastique occidentale. Ces exercices vous aident à devenir ou rester en forme et en bonne santé, à contrôler votre poids, et à réduire votre niveau de stress. Le Yoga propose aussi un éventail complet de pratiques de méditation, qui inclut des techniques de respiration pour entraîner vos poumons et calmer votre système nerveux, ou charger votre cerveau et le reste de votre corps d'une délicieuse énergie.

De plus, vous pouvez utiliser le Yoga comme un système efficace de soins médicaux, un système qui a fait ses preuves aussi bien pour recouvrer que pour conserver la santé. Le Yoga continue de gagner de plus en plus de reconnaissance de la part des autorités médicales occidentales. De plus en plus de docteurs recommandent le Yoga à leurs patients : pour réduire le stress ; comme une méthode d'exercices saine et sans danger ; et en tant que thérapie physique (particulièrement pour le dos et les genoux).

Mais le Yoga est davantage qu'un système de soins médicaux préventif ou reconstituant. Le Yoga considère la santé depuis une perspective qui est vaste et holistique, et qui n'est redécouverte que maintenant par la médecine d'avant-garde. Cette perspective apprécie à sa juste valeur l'énorme importance du mental – c'est-à-dire l'importance de vos attitudes psychologiques – sur la santé physique.

Trouver le sens : Le mot Yoga

Le mot *Yoga* vient du *sanskrit*, l'ancienne langue qui était parlée par l'élite religieuse traditionnelle de l'Inde, les *Brahmanes*. Yoga signifie « union » ou « intégration » et « discipline », de sorte que le système du Yoga est appelé *discipline intégrante* ou *unifiante*. Le Yoga recherche l'unité à des niveaux variés. Premièrement, le Yoga cherche à unir votre corps et votre esprit. Bien trop souvent, les gens séparent leur esprit de leur corps. Certaines personnes sont de façon chronique « hors de leur corps ». Ils ne peuvent pas sentir leurs pieds ou le sol au-dessous d'eux, comme s'ils planaient tels des fantômes juste au dessus de leur corps. Ils sont incapables de supporter les pressions ordinaires de la vie quotidienne, et ils s'effondrent sous le stress. Ils sont souvent confus et ne comprennent pas leurs propres émotions. Ils ont peur de la vie et sont facilement vexés.

Beaucoup de gens souffrent de formes atténuées de ce syndrome, ce qui peut rendre difficile la tâche de faire face à la vie franchement et avec attention. Parce qu'ils ne sont pas complètement « dans » le corps, ils ont aussi tendance à être quelque peu déconnectés du monde qui les entoure. Cela les amène à rêvasser et à éviter les défis de la vie plutôt qu'à y faire face. Grâce au Yoga, ils peuvent reconnecter leur esprit et leurs émotions au corps, ce qui leur permet de vivre leur vie plus pleinement et d'y prendre plaisir.

Un deuxième problème auquel le Yoga s'attaque est la division qui existe entre l'esprit rationnel et les émotions. Bien trop souvent, les gens étouffent leurs émotions et n'expriment pas leurs réels sentiments. Au lieu de cela, il choisissent d'escamoter ces sentiments par des explications logiques. Si cette fuite est pratiquée de façon chronique, elle peut devenir un sérieux danger pour la santé. Parfois, les gens ne sont même pas conscients du fait qu'ils suppriment leurs sentiments – en particulier la colère. Alors, la colère ou la frustration les consume de l'intérieur.

Voici comment le Yoga pourra vous aider dans votre développement personnel :

- Le Yoga peut vous mettre en contact avec vos véritables sentiments et équilibrer votre vie émotionnelle.

- Le Yoga peut vous aider à devenir moins fragmenté à l'intérieur de vous-même, et donc plus entier et réel. En d'autres termes, il peut vous aider à vous comprendre et à vous accepter, et à être à l'aise avec qui vous êtes. Vous n'aurez plus besoin de « faire semblant » ou de réduire votre vie à jouer constamment un rôle.

- Le Yoga peut considérablement améliorer vos « rapports » avec les autres personnes. Cela signifie que vous deviendrez capable de davantage d'empathie et de communication avec les autres.

Le Yoga est un puissant moyen d'intégration psychologique. Il vous rend conscient du fait que vous faites partie d'un tout plus grand, que vous n'êtes pas une sorte d'île séparée du reste du monde.

Les êtres humains ne peuvent pas s'épanouir dans l'isolement. Même l'individu le plus indépendant doit énormément aux autres. Une fois que votre esprit et que votre corps seront réunifiés et contents de l'être, cette union avec les autres viendra naturellement. Les principes moraux du Yoga englobent tout, et vous encouragent à rechercher la parenté avec tout être et toute chose. Nous en dirons davantage à ce sujet dans le chapitre 13.

Trouvez-vous vous-même : Êtes-vous un yogi (ou une yogini) ?

Une personne qui pratique la discipline qui consiste à équilibrer le mental et le corps avec le Yoga est traditionnellement appelé un *yogi* (si cette personne est un homme) ou une yogini (si cette personne est une femme). Nous utiliserons aussi le terme d'*adepte du Yoga*.

Un yogi ou une yogini qui maîtrise véritablement le Yoga est appelé un maître de Yoga. Si un tel yogi enseigne également (ils n'enseignent pas tous), il ou elle est traditionnellement appelé(e) *gourou*. Le mot sanskrit *gourou*, ou *guru*, signifie littéralement « lourd, grave ». Selon les sources ésotériques traditionnelles, la syllabe *gu* signifie les ténèbres spirituelles, et *ru* signifie l'action d'enlever. Un guru est donc un maître qui mène le disciple depuis les ténèbres vers la lumière.

Très peu d'Occidentaux ont réussi à maîtriser complètement le Yoga, principalement parce que le Yoga est un mouvement encore relativement récent en Occident. Toutefois, de nombreux professeurs de Yoga peuvent aider avec compétence les débutants, au niveau avec lequel le Yoga est enseigné en général en dehors de l'Inde, son pays d'origine. Dans ce livre, c'est exactement ce que nous espérons faire.

Vos options : Les huit principales branches du Yoga

Si vous faites le tour d'horizon de la tradition du Yoga, vous verrez une douzaine de développements principaux, chacun d'eux avec ses propres subdivisions. Imaginez-vous le Yoga comme un arbre géant à huit branches – chacune de ces branches ayant son propre caractère unique mais faisant aussi partie du même arbre. Avec autant de voies différentes, vous êtes sûr de trouver ce qui convient à votre personnalité, à votre style de vie et à vos objectifs. Dans ce livre, nous nous concentrerons sur le Hatha Yoga, la branche du Yoga qui compte le plus d'adeptes, mais nous éviterons l'erreur commune qui consiste à le réduire à un simple entraînement physique de mise en forme. C'est pourquoi nous parlerons aussi de la méditation et des aspects spirituels du Yoga.

Voici les principales branches du Yoga, classées dans l'ordre alphabétique :

- **Bhakti Yoga** : Le Yoga de la dévotion.
- **Gourou Yoga** : Le Yoga de la dévotion à un maître.
- **Hatha Yoga** : Le Yoga de la discipline physique.
- **Jnana Yoga** : Le Yoga de la sagesse.
- **Karma Yoga** : Le Yoga de l'action qui se transcende.
- **Mantra Yoga** : Le Yoga du son puissant.
- **Raja Yoga** : Le Yoga royal.
- **Tantra Yoga** (qui comprend le Kundalini Yoga) : Le Yoga de la continuité.

Ces huit branches sont décrites dans les paragraphes suivants.

Bhakti Yoga : Le Yoga de la dévotion

Les adeptes du Bhakti Yoga croient qu'un être suprême transcende leurs vies, et ils ressentent le besoin de se joindre à lui ou même de complètement fusionner avec cet être suprême par des actes de dévotion. Le Bhakti Yoga comprend des actes

Une sensation qui vous donnera une idée de l'Éveil

Pour obtenir une impression de la nature de l'Éveil, asseyez-vous dans une pièce chaude en étant aussi calme que possible, vos mains sur les genoux. Maintenant, sentez partout votre peau, cette limite de votre corps qui vous sépare de l'air qui vous entoure. En devenant plus conscient des sensations de votre corps, portez une attention particulière au rapport entre votre peau et l'air. Au bout d'un moment, vous aurez réalisé qu'il n'existe pas de limite vraiment distincte entre votre peau et l'air « extérieur ». Dans votre imagination, vous pouvez continuer à vous étendre de plus en plus à l'espace environnant, au-delà de votre peau. Où finissez-vous, et où commence l'espace ? Cette expérience peut vous donner une idée de l'expansibilité de l'Éveil, qui englobe tout ne connaît pas de limites.

tels que les offrandes florales, le chant d'hymnes de louanges, et les pensées à l'être divin.

Gourou Yoga : Le Yoga du dévouement à un maître

Dans le Gourou Yoga (*gourou* ou *guru*), le professeur constitue le centre de la pratique spirituelle. Un tel professeur est censé avoir obtenu *l'Éveil*, ou *illumination*, ou du moins atteint un stade proche de celui-ci (reportez-vous au chapitre 14). Dans le Gourou Yoga, on vous demande d'honorer votre gourou et de méditer à son sujet jusqu'à ce que vous fusionniez avec lui ou avec elle. Étant donné que le gourou est supposé ne faire lui-même qu'un avec la Réalité Ultime, cette fusion est réputée reproduire exactement en vous la réalisation spirituelle du gourou.

Hatha Yoga : Le Yoga de la discipline physique

Toutes les branches du Yoga cherchent à atteindre le même but final, l'Éveil (voir le chapitre 14), mais le Hatha Yoga approche cet objectif par le corps plutôt que par le mental ou par les émotions. Les adeptes du Hatha Yoga croient que si leur corps n'est pas correctement purifié et préparé, les niveaux supérieurs de la concentration, de la méditation et de l'extase sont pratiquement impossibles à atteindre – une telle tentative correspondrait à essayer de grimper l'Everest sans l'équipement approprié. Une bonne partie de ce livre traite de cette branche du Yoga.

Votre corps est une précieuse possession. Le Yoga vous demande d'en prendre soin de façon adéquate, pour que vous puissiez profiter non seulement de la santé, mais aussi de la longévité et, finalement, de l'Éveil.

Jnana Yoga : Le Yoga de la sagesse

Le Jnana Yoga enseigne l'idéal de *non-dualisme* – c'est-à-dire qu'il n'y a qu'une seule réalité, et que votre perception d'innombrables phénomènes distincts est une conception fausse dès le départ. Qu'en est-il du fauteuil ou du sofa sur lequel vous êtes assis ? N'est-il pas réel ? Qu'en est-il de la lumière qui atteint votre rétine ? N'est-elle pas réelle ? Les maîtres du Jnana Yoga répondent à ces questions en disant que toutes ces choses sont réelles à votre niveau de conscience présent, mais qu'elles ne sont en fin de compte pas réelles en tant que choses séparées ou distinctes. Lorsque vous obtenez l'Éveil, toutes les choses se fondent pour en former une seule, et vous fusionnez avec l'esprit immortel.

Karma Yoga : Le Yoga de l'action qui se transcende elle-même

Le Karma Yoga cherche à influencer positivement la destinée. Le principe le plus important de cette voie consiste à agir de façon non égoïste, sans attachement (avec détachement), et

Bon karma, mauvais karma, pas de karma du tout

Le mot sanscrit *karma* signifie littéralement « acte ». Il veut dire activité en général, mais aussi « action invisible » de la destinée. Selon le Yoga, chaque action du corps, de la parole et du mental produit des conséquences visibles et aussi des conséquences cachées. Parfois, les conséquences cachées – la destinée – sont bien plus importantes que les répercussions évidentes. Ne comprenez pas le karma comme étant un destin aveugle. Vous êtes toujours libre de faire des choix. L'objet du Karma Yoga est de contrôler la façon dont vous agissez dans le monde de façon à ce que vous cessiez d'être lié par le karma. Les adeptes du Karma Yoga ne recherchent pas seulement à éviter le mauvais karma (noir), mais aussi à dépasser le bon karma (blanc) pour arriver à un état sans karma du tout. Selon cette branche du Yoga, tout karma vous lie à l'état de non-Éveil. Ce qui est indésirable, car dans cet état, vous n'êtes ni libre, ni heureux.

avec intégrité. Les adeptes du Karma Yoga croient que toutes les actions – qu'elles soient corporelles, verbales ou mentales – entraînent de grandes conséquences pour lesquelles nous devons assumer une entière responsabilité.

Mantra Yoga : Le Yoga du son puissant

Le Mantra Yoga utilise le son pour harmoniser le corps et concentrer le mental. Il travaille avec des *mantras*, qui peuvent être des syllabes, des mots ou des phrases.
Traditionnellement, les adeptes reçoivent un *mantra* de leur maître dans le cadre de l'initiation formelle. On leur demande de le répéter aussi souvent que possible et de le garder secret. De nombreux maîtres occidentaux pensent que cette initiation n'est pas nécessaire et que n'importe quel son fera l'affaire. Vous pouvez même utiliser un mot du dictionnaire, tel que *amour, paix* ou *bonheur*.

> ### OM, la syllabe sacrée
>
> Le mantra traditionnel le plus connu, utilisé par les hindouistes comme par les bouddhistes, est la syllabe sacrée *OM* (prononcée AUM). On dit que c'est le symbole de la Réalité Ultime, le Soi ou Âme. Il se compose des trois lettres a, u, m, et du bourdonnement nasal de la lettre m. A correspond à l'état de veille ; u correspond à l'état de rêve ; m correspond à l'état de sommeil profond ; et le son du bourdonnement nasal représente la Réalité Ultime. Dans notre présentation de la méditation au Chapitre 20, nous vous proposerons plusieurs autres mantras.

Raja Yoga : Le Yoga royal

Raja Yoga signifie littéralement « Yoga Royal ». Il est aussi connu sous le nom de Yoga Classique.

Après avoir fréquenté suffisamment longtemps des adeptes du Yoga, vous pourrez vous attendre à ce qu'ils se réfèrent au sentier octuple, tel qu'il est codifié dans les *Yoga-sutra* de Patanjali. Il s'agit de l'ouvrage principal sur le Raja Yoga. Cette tradition yogique possède un autre nom, Ashtanga Yoga, le « Yoga à huit membres », de *ashta* (« huit ») et *anga* (« membre »). Les huit membres de cette éminente approche, qui sont destinés à mener vers l'Éveil, ou libération, sont les suivants :

- *Yama* : discipline morale, composée des vertus consistant à ne pas nuire, à être sincère, à ne pas voler, à être chaste, et à ne pas être avide (pour une explication de ces cinq vertus, reportez-vous au chapitre 13).

- *Niyama* : retenue, consistant dans les cinq pratiques de la pureté, du contentement, de l'austérité, de l'étude de soi, et de la dévotion à un principe supérieur.

- *Asana* : posture, qui permet d'atteindre deux objectifs de base : la méditation et la santé.

- *Pranayama* : maîtrise du souffle, qui augmente et équilibre votre énergie psychosomatique, et accroît ainsi votre santé et votre concentration mentale.

- *Pratyahara* : inhibition sensorielle, qui intériorise votre conscience afin de préparer le mental aux différents niveaux de la méditation.

- *Dharana* : concentration, ou focalisation mentale étendue, qui est fondamentale pour la méditation yogique.

- *Dhyana* : méditation, la principale pratique du Yoga supérieur (cette pratique et la suivante sont expliquées dans le chapitre 14).

- *Samadhi* : extase, ou l'expérience de la conscience unificatrice dans laquelle vous vous unissez intérieurement avec l'objet de votre contemplation.

Tantra Yoga : Le Yoga de la continuité

Le Tantra Yoga est la branche la plus complexe et la plus mal comprise du Yoga. En Occident et en Inde, le Tantra Yoga est souvent confondu avec une sorte de sexualité « spiritualisée ». Bien que des rituels sexuels soient utilisées dans quelques écoles de Tantra Yoga, ils ne constituent pas des pratiques normales dans la majorité des écoles. Le Tantra Yoga est en fait une discipline spirituelle stricte qui implique des rituels assez complexes et des visualisations détaillées de divinités. Ces déités sont soit des visions du divin, soit l'équivalent des anges du christianisme, et sont invoquées pour qu'elles facilitent le processus yogique de contemplation.

Un autre nom donné au Tantra Yoga est *Kundalini Yoga*. Ce dernier nom, qui signifie « celle qui est enroulée » fait allusion à la « Puissance du serpent » que le Tantra Yoga cherche à activer : l'énergie spirituelle latente emmagasinée dans le corps humain. Si vous désirez en savoir plus sur cet aspect du Yoga, vous pouvez par exemple lire l'autobiographie de Gopi Krishna.

Sachez où vous allez grâce aux trois qualités premières

Après avoir passé en revue les différentes branches et les différents styles de Yoga, une question se pose peut-être encore : comment voulez-vous procéder ? Pour vous aider dans ces considérations, nous vous présentons le modèle traditionnel des trois qualités premières (appelées *gunas* en sanskrit). Selon le Yoga, tout ce qui existe (sauf la Réalité Ultime elle-même) est constitué de trois composants de base. Ceux-ci sont respectivement appelés *sattva*, *rajas*, et *tamas*.

- ✔ *Sattva* est le principe de lucidité.
- ✔ *Rajas* est le principe de dynamisme.
- ✔ *Tamas* est le principe d'inertie.

Ces trois principes ou forces existent dans une infinité de combinaisons aussi bien sur le plan matériel que dans le domaine du mental. Certaines choses sont surtout *tamasiques*, d'autres plutôt *rajasiques*, et quelques rares autres plutôt *sattviques*.

L'objectif du Yoga est d'accroître le principe de lucidité dans toutes vos actions, pensées et sentiments. Tant que vous serez vivant, vous ne pourrez pas atteindre l'état de lucidité totale, mais vous pouvez par contre exercer votre esprit pour surmonter les limitations du *tamas* et du *rajas*. Lorsque votre mental se libèrera de l'influence négative de ces deux éléments, il deviendra comme un miroir de haute qualité qui reflète fidèlement la lumière de l'âme, ou conscience suprême.

Trouvez votre bonheur parmi les cinq approches de base du Yoga

Depuis la fin du XIXe siècle, où le Yoga fut introduit en Occident depuis l'Inde, son pays d'origine, il a subit diverses adaptations. Aujourd'hui, le Yoga est pratiqué de cinq manières différentes :

- ✔ Comme une méthode pour atteindre la forme physique et conserver la santé.

- Comme un sport.
- Comme une thérapie axée sur le corps.
- Comme un style de vie complet.
- Comme une discipline spirituelle.

Dans les sections suivantes, nous allons jeter un coup d'œil sur ces cinq approches de base.

Le Yoga pratiqué comme entraînement pour la forme physique

La première approche du Yoga, celle de l'entraînement destiné à donner la forme physique, est la forme la plus répandue de pratique du Yoga par les Occidentaux. Elle constitue aussi la restructuration la plus importante du Yoga traditionnel. Plus précisément, c'est une révision du Hatha Yoga traditionnel (voir le chapitre 2 pour en savoir davantage sur le Hatha Yoga). Le Yoga comme entraînement pour la forme physique s'occupe principalement du corps physique – sa souplesse, sa résistance et sa force. C'est la manière par laquelle la plupart des nouveaux-venus au Yoga rencontrent cette grande tradition. L'entraînement physique est certainement une porte utile qui permet d'accéder au Yoga, mais plus tard, certaines personnes découvrent que le Hatha Yoga inclut aussi des pratiques morales et spirituelles destinées à mener vers l'Éveil. Depuis les temps les plus anciens, les maîtres de Yoga ont bien souligné la nécessité de la santé du corps. Mais ils ont aussi toujours insisté sur le fait qu'au-delà du corps il y a le mental et d'autres aspects importants de l'être.

Le Yoga pratiqué comme sport

Cette deuxième approche, le Yoga comme sport, est particulièrement présente dans certains pays d'Amérique latine, mais elle est largement controversée. Ses adeptes, parmi lesquels on compte de nombreux excellents athlètes, maîtrisent à la perfection des centaines de postures de Yoga extrêmement difficiles, et font au cours de compétitions internationales la démonstration de leurs talents et de leurs superbes corps. Mais ce nouveau sport, que l'on peut aussi considérer comme une forme d'art, a attiré à lui beaucoup de critiques de la part des adeptes du Yoga plus traditionnel. Ces derniers pensent que la compétition n'a aucune place dans le monde du Yoga. Et pourtant, cette forme de Yoga athlétique a beaucoup contribué à faire parler du Yoga dans certaines parties du monde. Pour notre part, nous ne voyons rien de mauvais dans une saine et agréable émulation, tant que la compétition égocentrique est tenue en échec.

Le Yoga pratiqué comme thérapie

La troisième approche, celle du Yoga comme forme de thérapie, applique des techniques yogiques pour restaurer la santé ou le fonctionnement physique et mental complet. Ces dernières années, quelques professeurs de Yoga occidentaux ont commencé à utiliser les pratiques du Yoga à des fins thérapeutiques. Bien que l'idée du Yoga thérapeutique soit très ancienne, son nom est assez nouveau. Le Yoga thérapeutique est en fait une discipline professionnelle complètement nouvelle, qui exige de la part du professeur un entraînement et des capacités bien plus importantes que celle du Yoga ordinaire. D'habitude, le Yoga est destiné à ceux qui ne souffrent pas d'infirmité ou de maux nécessitant une action curative tels que le mal de dos chronique, l'asthme, les rhumatismes, et bien d'autres. Le yoga permet notamment de remédier au mal de dos, un problème très répandu dans la société occidentale.

Ayant compris le potentiel de la thérapie par le Yoga, plusieurs compagnies d'assurances américaines proposent maintenant la couverture des frais correspondants, dans le cadre de leurs programmes de thérapies alternatives.

Le Yoga pratiqué comme style de vie

La quatrième approche, le style de vie Yoga, entre dans le vrai domaine du Yoga. Le Yoga pratiqué une ou deux fois par semaine pendant environ une heure est certainement mieux que pas de Yoga du tout. Et le Yoga peut être considérablement bénéfique même s'il n'est pratiqué que comme un entraînement physique. Mais vous découvrirez la vraie puissance du Yoga en l'adoptant comme style de vie. Cela signifie *vivre* le

Yoga ; pratiquer le Yoga chaque jour, que se soit par des exercices physiques ou par la méditation. Et surtout, cela signifie appliquer la sagesse du Yoga à la vie quotidienne et vivre de façon lucide, c'est à dire avec conscience. Le Yoga a beaucoup à vous apprendre sur ce que vous devriez manger et de quelle manière, comment vous devriez dormir, comment vous devriez travailler, comment vous devriez communiquer avec les autres, etc. Il propose un système global de vie consciente et habile.

N'allez pas vous imaginer qu'il faut être une superstar yogique pour pratiquer le Yoga en tant que style de vie. Vous pouvez commencer dès aujourd'hui. Vous n'avez pour cela besoin de faire que quelques ajustements à votre horaire journalier et à clairement garder vos objectifs sous les yeux. Dès que vous serez prêt, faites d'autres changements positifs – un à la fois.

Le Yoga pratiqué comme discipline spirituelle

Le Yoga-style de vie s'intéresse à une vie saine, entière, fonctionnelle et bienfaisante. Le Yoga comme discipline spirituelle, qui constitue la cinquième et dernière approche, s'occupe de tout cela *plus* du traditionnel idéal d'*Éveil* – c'est à dire de la découverte de votre nature spirituelle. (Nous parlons du voyage vers l'Éveil au chapitre 14.)

Le mot *spirituel* a souvent été employé abusivement ces derniers temps, et nous devons donc expliquer comment nous l'utilisons ici. *Spirituel* vient de *esprit* – qui signifie ici l'âme, votre nature absolue. Dans le Yoga, on l'appelle l'Atman ou Purusha.

Selon la philosophie du Yoga, l'*esprit* est unique et le même pour tous les êtres et toutes les choses. Il est sans forme, immortel, supraconscient, et incroyablement heureux. Il est transcendental parce qu'il existe au-delà du corps et du mental, qui sont limités. Vous découvrez l'*esprit* au moment de votre Éveil.

Ce que toutes les approches du Yoga ont en commun

Les cinq approches du Yoga partagent au moins *deux pratiques fondamentales* : la culture de la conscience et de la relaxation.

> ✔ La conscience, c'est la capacité particulière qu'ont les êtres humains à porter une attention proche à quelque chose, d'être consciemment présent, de ne pas oublier quelque chose. Le Yoga est un entraînement de l'attention.

Pour comprendre ce que nous voulons dire, essayez cet exercice : faites attention à votre main droite pendant les 60 prochaines secondes. C'est à dire, sentez votre main droite sans faire rien d'autre. Il est probable que votre mental se mettra à dériver après seulement quelques secondes. Le Yoga consiste à tirer sur les rênes de votre attention à chaque fois que celle-ci erre.

> ✔ La relaxation est le lâcher-prise conscient de la tension du corps superflue, qui est donc malsaine.

La conscience et la relaxation vont toutes les deux main dans la main dans le Yoga. S'ils n'apportaient pas la conscience et la relaxation au Yoga, les exercices ne seraient que de simples exercices semblables à ceux de la gymnastique – et pas des exercices yogiques.

La *respiration consciente* est souvent ajoutée à la conscience et à la relaxation comme troisième pratique fondamentale. Normalement, la respiration est automatique. Dans le Yoga, la conscience est apportée à cet acte, ce qui le transforme alors un puissant outil d'entraînement du corps et du mental. Nous en dirons bien plus sur ces aspects du Yoga dans le Chapitre 5.

Le tour d'horizon des principaux styles de Hatha Yoga

Le Hatha Yoga a subi de nombreuses transformations au cours de son voyage depuis l'antiquité jusqu'à l'époque moderne. Les adaptations les plus importantes furent effectuées durant les dernières décennies, en particulier afin de correspondre aux besoins des adeptes occidentaux. Parmi les différents styles de Hatha Yoga existant aujourd'hui, voici les plus connus :

Le **Viniyoga** est l'approche qui fut développée par Shri Krishnamacharya et poursuivie par son fils T.K.V. Desikachar, dont l'école est située à Madras, en Inde. Comme il fut le professeur des maîtres de Yoga bien connus B.K.S. Iyengar, K. Pattabhi Jois et Indra Devi, on peut dire que Shri Krishnamacharya a initié une véritable renaissance du Hatha Yoga à l'époque moderne, dont la progression irrésistible se poursuit encore aujourd'hui dans le monde. Le Viniyoga travaille avec ce que l'on appelle le « processus séquentiel » ou *vinyasa krama*. L'accent est mis non pas sur l'accomplissement d'une forme externe idéale, mais sur la pratique d'une posture en fonction de ses propres besoins et ses capacités personnelles. La maîtrise du souffle constitue un aspect important du Viniyoga, et la respiration est soigneusement coordonnée aux mouvements posturaux.

B.K.S. Iyengar, le beau-frère de Shri Krishnamacharya et oncle de T.K.V. Desikachar, créa le **Iyengar Yoga**, qui constitue l'approche la plus largement reconnue du Hatha Yoga. Ce style se caractérise par une exécution précise et l'utilisation de divers supports et accessoires, tels que coussins, bancs, blocs de bois, sangles et même sacs de sable. Iyengar a formé des milliers de professeurs, parmi lesquels de nombreux se trouvent aux Etats-Unis. Son institut fondé en 1974 et dédié à sa dernière femme Ramamani, le Ramamani Iyengar Memorial Yoga Institute, est situé à Pune, en Inde.

Le **Ashtanga Yoga** fut créé par K.Pattabhi Jois, qui naquit en 1916 mais possède une perspective suffisamment compatible avec l'époque moderne pour attirer des adeptes occidentaux avides d'apprendre à son institut, l'Ashtanga Yoga Institute de Mysore, en Inde. Il fut le principal disciple de Shri Krishnamacharya qui, à ce qu'il paraît, le chargea d'enseigner les enchaînements connus sous le nom d'Ashtanga, ou Yoga de la puissance. Ceci constitue de loin le style de Hatha Yoga le plus athlétique. Le Ashtanga Yoga diffère du sentier octuple de Patanjali, bien que son fondement théorique repose sur celui-ci.

Le **Kripalu Yoga**, inspiré par Kripalvananda et développé par son disciple le yogi Amrit Desai, est un Yoga en trois parties taillé sur mesure pour répondre aux besoins des adeptes occidentaux. Au premier stade, l'accent est mis sur l'alignement postural et sur la coordination de la respiration et du mouvement, et les postures sont maintenues pendant un court moment seulement. Au second stade, la méditation est inclue à la pratique, et les postures sont maintenues pendant des périodes prolongées. Au stade final, la pratique des postures devient une « méditation en mouvement » spontanée.

Le **Yoga Intégral** fut développé par Swami Satchidananda, un élève du célèbre Swami Sivananda de Rishikesh, en Inde. Swami Satchidananda fit ses débuts au festival de Woodstock en 1969, où il enseigna aux Baby Boomers à chanter le mantra *OM*. Au fil des années, il attira des milliers d'élèves. Comme le nom le suggère, ce style vise à intégrer les aspects variés du corps-mental (le Yoga regarde l'homme comme une totalité psychophysique indissociable) par une combinaison de postures, de techniques de respiration, de relaxation profonde, et de méditation. La fonction prévaut sur la forme.

Le **Sivananda Yoga** fut créé feu Swami Vishnudevananda, lui aussi un disciple de Swami Sivananda, qui établit son Sivananda Yoga Vedanta Center à Montréal en 1959. Il a entraîné plus de 6 000 professeurs, et de nombreux centres Sivananda existent dans le monde entier. Ce style inclut une série de 12 postures, la séance de Salutation au Soleil, des exercices de respiration, la relaxation, et le chant de *mantras*.

Le **Ananda Yoga** est encré dans l'enseignement de Paramahansa Yogananda. Il fut développé par Swami Kriyananda, l'un de ses disciples. Il s'agit d'un style mesuré destiné à préparer l'élève à la méditation, et il se distingue par les affirmations qui sont associées aux postures. Ce style de Yoga inclut les exercices énergisants uniques qui furent développés pour la première fois par Yogananda en 1917, et qui impliquent de consciemment diriger l'énergie du corps (la force vitale) sur différents organes et membres.

Le **Bikram Yoga** est le style enseigné par Bikram Choudhury. Bikram Choudhury, devenu célèbre comme professeur de stars d'Hollywood, enseigne le Yoga au Yoga College de Bombay, à

Beverly Hills, et dans le monde entier à d'autres endroits, y compris San Francisco et Tokyo. Cette approche est assez vigoureuse et requiert un certain niveau de forme.

Le **Kundalini Yoga** n'est pas seulement une approche indépendante du Yoga, mais aussi le nom d'un style de Hatha Yoga qui fut créé par le maître sikh Yogi Bahjan. Son objectif est de réveiller la « Puissance du serpent » *(Kundalini)* au moyen de postures, de la maîtrise du souffle, de chants et de méditation. Le Yogi Bahjan, qui émigra aux Etats-Unis en 1969, est le fondateur et le chef spirituel de la *Healthy, Happy, Holy Organization* (3HO), dont les quartiers généraux sont situés à Los Angeles, et qui possède de nombreuses filiales dans le monde entier.

Le **Yoga du langage caché** fut développé par une élève d'origine allemande de Swami Sivananda, Swami Sivananda Radha, à la fin de sa vie. Ce style cherche à promouvoir non seulement le bien-être physique, mais aussi la compréhension de soi en explorant le symbolisme inhérent aux postures. Le Yoga du langage caché est enseigné par des professeurs du Yasodhara Ashram en Colombie-Britannique.

Le **Yoga Somatique** fut créé par Eleanor Criswell, Ed.D., professeur de la Sonoma State University de Californie, qui enseigne le Yoga depuis le début des années 1960. Elle est rédactrice en chef du magazine *Somatics*, qui fut lancé par son mari, feu Thomas Hanna. Le Yoga Somatique est une approche intégrée du développement harmonieux du corps et du mental, fondée à la fois sur les principes yogiques traditionnels et sur la recherche psychophysiologique moderne. Cette approche douce met l'accent sur la visualisation, sur des mouvements très lents de prise de postures et de retour à la position de départ, sur la respiration consciente, sur l'état d'ici et maintenant, et sur des relaxations fréquentes entre les postures.

Il se peut aussi que vous entendiez parler d'autres styles de Yoga, y compris le Tri Yoga (développé par Kali Ray), le Yoga du Lotus Blanc (développé par Ganga White et Tracey Rich), le Jivamukti (développé par Sharon Gannon et David Life), et le Ishta Yoga (développé par Mani Finger et rendu populaire aux États-Unis par son fils Alan).

Conférez-vous les pleins pouvoirs grâce au Yoga

Des agents extérieurs comme les docteurs, les thérapeutes ou les médicaments peuvent nous aider à traverser des crises majeures, mais nous sommes pourtant nous-mêmes responsables en premier lieu de notre propre santé et de notre bonheur. C'est particulièrement vrai pour la source du bonheur durable qui se trouve en nous. Le Yoga nous rappelle cette vérité et nous aide à mobiliser notre force intérieure afin de vivre de façon responsable et sage.

Conserver la santé et le bonheur

Qu'est-ce que la santé ? La plupart des gens répondent à cette question en disant que la santé, c'est le contraire de la maladie. Mais la santé, c'est *plus* que l'absence de maladie. C'est un état positif de l'être. La santé est intégralité. Être en bonne santé ne signifie pas seulement posséder un corps qui fonctionne bien et un esprit sain, mais cela signifie aussi vibrer avec la vie, être relié avec vitalité à son environnement social et physique. Être en bonne santé veut aussi dire être heureux.

Ce que signifie réellement être en bonne santé

Étant donné que la vie est continuellement en mouvement, vous ne devez pas vous attendre à ce que la santé soit statique. La santé parfaite est un mirage. Au cours de votre vie, vous devez vous attendre à d'inévitables fluctuations de l'état de votre santé – car le seul fait de vous couper au doigt avec un couteau en dérange l'équilibre. Votre corps réagit à la coupure en mobilisant toutes les forces biochimiques nécessaires pour se soigner lui-même. La pratique régulière du Yoga peut créer les conditions optimales à l'auto-guérison. Vous créez un niveau de santé de base, avec un système immunitaire amélioré qui vous permet de rester plus longtemps en bonne santé et de guérir plus rapidement.

Prévenir plutôt que guérir

Le Yoga cherche à prévenir plutôt qu'à guérir. Comme un bon médecin, le Yoga tient compte des causes profondes. Ces causes sont le plus souvent localisé dans votre mental, dans votre mode de vie. C'est la raison pour laquelle les maîtres de Yoga recommandent la compréhension de soi.

Jouez un rôle actif pour votre propre santé

La plupart des gens ont tendance à être passifs en matière de santé. Ils attendent que quelque chose se dérègle, et alors ils font confiance à des médicaments ou à un médecin pour résoudre le problème. Le Yoga vous encourage à prendre l'initiative de la prévention de la maladie et à recouvrer votre santé ou à la conserver. Prendre le contrôle de votre santé ne veut dire en rien faire de l'automédication (qui peut être dangereuse) ; il s'agit simplement de prendre la responsabilité de votre santé. Un bon médecin vous dira que la guérison est grandement facilitée lorsque le patient participe activement au processus. Par exemple, il est possible qu'un patient prenne divers types de médicaments destinés à traiter un ulcère de l'estomac, mais tant qu'il n'aura pas appris à se nourrir de façon correcte, à dormir de façon adéquate, à éviter le stress et à ne pas trop s'en faire dans la vie, il est fatal qu'une rechute se produise avant longtemps. Il est indispensable qu'il change son style de vie.

Suivez votre bonheur

Le Yoga suggère que le meilleur sens que vous pouvez trouver pour vous-même jaillit de la source de joie au plus profond de vous-même. Cette joie ou ce bonheur est la véritable nature de l'âme, ou Soi transcendental (voir « Le Yoga comme discipline spirituelle » plus haut dans ce chapitre). La joie est comme une paire de lunettes 3D qui capte les brillantes couleurs de la vie et vous motive à embrasser la vie dans toutes ses formes innombrables. Le Yoga montre le chemin vers le bonheur, la santé, et le sens qui embrasse la vie.

On n'a jamais rien sans rien !

L'industrie informatique a créé des milliers de nouveaux termes. L'un d'eux est particulièrement pertinent pour la pratique du Yoga : *qualité d'entrée égale qualité de sortie* (de l'anglais *gigo*, pour *garbage in, garbage out*), ce qui capture bien une simple vérité : la qualité de la cause détermine la qualité du résultat. En d'autres termes :

- N'attendez pas la santé en mangeant des cochonneries.
- N'attendez pas le bonheur si vous avez des attitudes déplorables.
- N'attendez pas de bons résultats d'une médiocre pratique du Yoga.
- N'attendez pas quelque chose de rien du tout.

Le Yoga est un outil puissant, mais vous devez apprendre à l'utiliser correctement. De même que vous pouvez acheter l'ordinateur le plus perfectionné, si vous ne savez vous en servir que comme d'une machine à écrire, c'est tout ce qu'il sera. Vous tirerez du Yoga ce que vous y investirez.

Gardez un esprit ouvert. Laissez-vous surprendre par la globalité du Yoga. Ne vous fixez pas sur *juste* ceci ou *juste* cela. Même après des décennies de pratique et d'étude, nous découvrons encore de nouvelles choses sur le Yoga.

Réalisez votre potentiel d'être humain avec le Yoga

Ne mettez pas de plafond à votre propre potentiel et à votre propre développement ! En 1865, l'Anglais Richard Webster courut le mile (1 609,33 m) en 4 minutes 36 secondes et 5 centièmes. En 1993, l'Algérien Nourreddine Morceli n'eut besoin que de 3 minutes 44 secondes et 39 centièmes pour courir la même distance. Aux premiers Jeux olympiques de l'ère moderne, qui se déroulèrent à Athènes en 1896, l'Américain Ellery Clark sauta 1,81 m en hauteur. Un siècle plus tard, le Cubain Javier Sotomayor porta ce record à 2,45 m. L'histoire est absolument semblable pour d'autres sports.

> ### Le pouvoir du Yoga
>
> Au début de 1997, Ed Kelley, un élève âgé de 39 ans du maître de Yoga Sri Chinmoy, courut l'ultramarathon de 3 100 miles (environ 4.989 km) en 47 jours, 15 heures, 19 minutes et 56 secondes. Une telle performance est impossible sans la coopération du mental. Le mental, qui a été le terrain de prédilection des maîtres du Yoga à travers les âges.
>
> Feu Swami Rama fit la démonstration qu'il pouvait contrôler mentalement le fonctionnement de son muscle cardiaque devant les scientifiques de la fondation Menninger à Topeka, au Kansas en 1970. Il montra également de façon concluante qu'il avait réussi à prendre le contrôle étendu sur les ondes de son cerveau il se mit à générer à volonté des ondes thêta, qui n'apparaissent habituellement que dans les phases de sommeil profond sans rêve ; il put pourtant se souvenir de ce qui s'était passé dans le laboratoire plus complètement et plus clairement que les expérimentateurs et les techniciens eux-mêmes. Des prouesses semblables furent accomplies par d'autres maîtres du Yoga, à la stupéfaction des médecins et psychologues qui en firent l'étude.

Il se peut que vous ne deveniez jamais un athlète de premier plan. Vous êtes (et nous sommes) pourtant *en principe* capable d'accomplir ce que les grands maîtres de Yoga peuvent accomplir. Nous partageons tous le même potentiel humain. Que vous le réalisiez ou non dépend en grande partie du degré de votre détermination, et de si oui ou non vous employez les bonnes méthodes pour puiser dans vos propres forces intérieures et dans votre propre sagesse.

Le Yoga fait un bon usage du mental, qui est une ressource incroyable. En parlant du *mental* ou *milieu mental*, nous désignons habituellement les attitudes mentales qui donnent forme à notre comportement, alors que le mot *esprit* peut signifier entre autres l'*âme* ou le *mental*.

Bien que le Yoga soit un entraînement du mental, ce n'est pas *qu'un* entraînement du mental. Il inclut le corps physique, que le Yoga considère comme un grand trésor. Posséder un corps vous procure des expériences et des leçons précieuses, et le corps constitue la fondation sur laquelle vous construisez votre vie entière. Le Yoga vous demande de prendre soin de votre corps de façon appropriée, par un régime alimentaire raisonnable et de l'exercice physique, de même qu'avec un repos et un sommeil appropriés. Dans le même temps, le Yoga vous dit que vous n'êtes pas *que* le corps mais aussi le mental, et pas non plus *que* le mental mais aussi « quelque chose » de plus grand qui dépasse ce corps et ce mental – ce que nous appelons l'âme.

Équilibrez votre vie avec le Yoga

La tradition hindouiste explique que le Yoga est une discipline d'équilibre. C'est une autre manière d'exprimer l'idéal d'unité à travers le Yoga. Tout en vous doit être harmonisé pour fonctionner de façon optimale. Un mental qui manque d'harmonie est déjà suffisamment gênant en soi, mais il entraîne en plus tôt ou tard aussi des problèmes physiques. Un corps déséquilibré peut facilement pervertir les émotions et les processus de pensée. Si vos relations avec les autres sont tendues, vous causez de l'angoisse non seulement chez eux, mais aussi chez vous. Et si votre relation avec votre environnement physique manque d'harmonie, eh bien, vous provoquez de sérieuses conséquences pour tout le monde.

Un très bel et très simple exercice de Yoga, appelé « L'arbre » (décrit dans le chapitre 9) est destiné à améliorer votre sens de l'équilibre et favoriser votre calme intérieur. Même lorsque les conditions forcent un arbre à pousser de travers, il s'équilibre toujours en développant une branche dans la direction opposée à celle dans laquelle il est forcé de se pencher. Dans cette posture, vous êtes debout dans le silence comme un arbre, parfaitement équilibré.

Le Yoga vous aide à appliquer ce principe à votre vie. À chaque fois que les exigences et les défis de la vie vous forcent à pousser dans une direction, votre force intérieure et la paix de votre esprit servent de contrepoids. Ainsi élevé au-dessus de l'adversité, vous ne pourrez jamais être déraciné.

Chapitre 2

Vous êtes prêt pour le Yoga ? Alors commencez !

Dans ce chapitre :
- Décidez-vous.
- Trouvez le style, le cours et le professeur de Yoga qui conviennent à vos besoins.
- Préparez-vous à une séance de Yoga.

Ce chapitre vous aide à vous procurer tout ce dont vous avez besoin pour pratiquer le Yoga. Avant de commencer, arrêtez-vous, inspirez profondément, expirez lentement, puis demandez-vous : « qu'est-ce que j'attends de ma pratique du Yoga ? » Vous trouverez probablement vous-même les réponses en prenant quelques instants pour réfléchir aux questions suivantes :

- Est-ce que je veux simplement essayer le Hatha-Yoga parce que c'est à la mode ?
- Est-ce que j'espère trouver un moyen de décompresser (clarifier mon esprit et réduire le stress) ?
- La forme physique est-elle mon principal intérêt ?
- Est-ce que je cherche simplement à avoir un corps plus souple ?
- La méditation m'intrigue-t-elle ?
- Les aspects spirituels du Yoga m'intéressent-ils ?
- Est-ce que j'espère que le Yoga m'aidera à résoudre des problèmes de santé, comme des douleurs lombaires ou de l'hypertension ?

Après avoir clairement déterminé quelles sont vos motivations et vos attentes, *couchez-les sur le papier*. Écrivez vos objectifs de telle sorte que vous puissiez véritablement vous concentrer sur vos besoins spécifiques. Par exemple, admettons que vous souhaitiez pouvoir mieux faire face au stress. C'est votre *objectif*. Afin de l'atteindre, vous devez tenir compte de votre situation particulière. Si vous êtes une maman super-occupée et que vous ne disposez que d'une demi-heure de battement la nuit en semaine et peut-être d'une heure complète le dimanche, il est évident que votre programme de Yoga devra rester très simple. C'est votre *besoin*.

Soyez bien sûr d'être prêt sur le plan physique avant de commencer cette nouvelle aventure avec le Yoga, ou d'ailleurs avec n'importe quelle autre activité physique. Consultez votre médecin, surtout si vous avez un problème de santé. Même si votre passé médical comporte de l'hypertension, des problèmes cardiaques, de l'arthrite ou des douleurs de dos chroniques, vous pouvez profiter du Yoga. Dans des cas plus graves, vous pourrez travailler étroitement avec un thérapeute de Yoga compétent pour élaborer des séries de postures qui seront exactement adaptées à vos besoins, et pour suivre et contrôler vos progrès.

« Le cours a commencé ! »

Bon, vous êtes bien sûr de vouloir faire le grand saut dans le Yoga. Qu'avez-vous maintenant de mieux à faire ? Pour que les choses soient claires, jetez plutôt votre dévolu sur un cours approprié ou sur un professeur de Yoga compétent au lieu de vouloir absolument tout faire vous-même. Bien que vous puissiez explorer quelques pratiques de base à l'aide de livres (ce livre-ci y veille !), une série intégrée de postures de Yoga efficace et sans danger requiert les instructions correctes d'un professeur qualifié. Après quelques cours et après avoir bénéficié des conseils experts d'un professeur, vous pourrez sans doute continuer seul la pratique et l'exploration du Yoga (voir la section « Sauter des cours », plus loin dans ce chapitre). Dans ce cas, nous vous recommandons quand même de vous faire contrôler par un professeur de temps en temps, juste pour vérifier que vous n'avez pas pris de mauvaises habitudes

Pas d'excuses, je vous prie !

La plupart des gens sont conscients de la vitesse à laquelle le temps file au cours des 24 heures dont ils disposent chaque jour. Et pourtant, si vous examinez plus attentivement la façon dont vous passez vos journées, vous découvrirez peut-être que les choses que vous faites ne sont pas toutes forcément nécessaires, et qu'il est aussi possible que vous manquiez l'occasion de vous régénérer ou de puiser dans votre source interne de joie dans les moments d'oisiveté. Mais si déjà vous êtes en train de lire ces lignes, il est probable que vous ayez suffisamment de temps pour pratiquer le Yoga régulièrement.

Ceux qui pensent ne pas être capables de pratiquer le Hatha-Yoga parce qu'ils croient qu'il requiert trop de souplesse ou bien qu'il exige trop sur le plan physique devraient se concentrer sur la vérité suivante : vous pouvez être aussi raide qu'une planche et quand même bénéficier du Yoga ! Tout le sens des postures yogiques est de vous rendre plus souple, quel que soit votre point de départ. Ne vous y méprenez pas en regardant les photos de couverture de la plupart des livres de Yoga. Elles montrent habituellement des adeptes avancés au meilleur de leur forme. Ce livre se concentre sur les besoins des débutants. Après avoir fait les quelques premiers pas, le prochain grand saut ne sera probablement pas aussi difficile.

---

dans l'exécution des différentes postures et des autres pratiques.

Pour votre recherche, sachez qu'en France certains professeurs de Yoga proposeront un cours d'essai au débutant, qui sera pour une séance gratuite. Parmi ces professeurs, certains adapteront la séance d'essai au nouveau venu (le reste du groupe pratique alors les mêmes postures que le débutant). D'autres professeurs continueront par contre le programme de leurs cours comme si de rien n'était.

Quel chemin vais-je prendre ?

Si vous vivez dans une grande ville, il est certain que vous aurez le choix entre plusieurs cours de groupes, mais si vous vivez dans une petite ville, vous devrez probablement faire preuve de davantage de débrouillardise. Voici quelques suggestions qui vous aideront à trouver le cours de Yoga adapté à vos besoins :

- Dites à vos amis que vous voulez vous inscrire à un cours de Yoga ; il est possible que certains d'entre eux se mettent à faire l'éloge de leur cours ou de leur professeur.
- Adressez-vous aux fédérations et organismes formateurs (voir l'annexe de ce livre).
- Regardez les tableaux d'affichage des magasins d'alimentation biologique et des centres de formation des adultes.
- Consultez les ressources du Web.
- Vérifiez les possibilités de votre club de santé local (mais avant de participer à une séance de Yoga, assurez-vous que le professeur est véritablement qualifié : combien d'heures de formation a-t-il à son actif, et est-ce qu'un certificat est affiché au mur de son bureau).
- Demandez au bibliothécaire local.
- Consultez les pages jaunes de l'annuaire local sous l'entrée « Cours de Yoga ».

Nous pensons qu'il est important que vous vous rendiez à quelques écoles et que vous rencontriez quelques professeurs avant de vous engager à suivre une méthode ou une série de cours. Quelques écoles de Yoga donnent le numéro de téléphone de leurs professeurs, et vous pouvez par exemple avoir avec eux une conversation téléphonique avant de vous déplacer pour assister à un cours. Lorsque vous visiterez un centre de Yoga ou des salles de cours, faites attention à vos sentiments intuitifs concernant l'endroit. Notez aussi la façon dont le personnel s'occupe de vous et comment vous réagissez aux gens qui suivent les cours. Flânez dans les bâtiments, et sentez son « énergie » générale. Les premières impressions sont souvent (mais pas toujours) précises.

Apportez une liste récapitulative écrite avec vous lors de votre visite du cours de Yoga. N'ayez pas honte à être minutieux. Si vous souhaitez être plus discret, mémorisez les questions que vous voulez vérifier. Voici quelques idées pour établir votre liste :

Chapitre 2 : Vous êtes prêt pour le Yoga ? Alors commencez ! 43

- Quelle impression me fait le bâtiment ou l'atmosphère de la salle de cours ? Certains professeurs vous permettront de regarder tranquillement leurs cours ; d'autres trouveront cela trop distrayant pour leurs élèves. Comment est-ce que je « sens » le professeur ?

- Le professeur doit-il être un homme ou une femme. Est-ce important ?

- Quelles sont les références du professeur ?

Attention ! En France, quasiment n'importe qui peut ouvrir un « cours de Yoga ». On voit même certains individus (hommes ou femmes) sans aucune formation ni compétence sérieuse donner des « cours » en lisant ouvertement les postures dans un livre, bien entendu sans en faire la démonstration eux-mêmes, ils en seraient bien incapables ! Si vous tombez sur ce type de « cours », n'y perdez pas votre temps ! Méfiez-vous aussi des « professeurs » qui veulent être payés uniquement à la main : ils travaillent peut-être au noir, et il est alors possible qu'ils ne possèdent pas de diplôme d'une école sérieuse. À éviter également : les « professeurs » qui interdisent ou obligent à faire quoi que ce soit (par exemple, de nombreux professeurs de Yoga sont végétariens. Cela ne veut pourtant pas dire qu'un bon professeur de Yoga vous interdira de manger de la viande. Il pourra vous le conseiller). Selon l'esprit du Yoga, un professeur digne de ce nom conseille, mais ne force pas son élève à quoi que ce soit. Pour en apprendre davantage sur le sujet, vous pouvez vous reporter au livre *Être professeur de yoga* de Jacques Choque.

- Le professeur ou l'école ont-ils une bonne réputation ?

- Quelle est ma réaction par rapport aux autres élèves ?

- Le programme répond-il à mes besoins ?

- Combien y a-t-il d'élèves par cours de groupe, et pourrai-je y obtenir l'attention adéquate et personnalisée du professeur ?

- Serai-je content de venir ici régulièrement ?

- Puis-je payer le prix de ces cours ?

Si vous êtes débutant, cherchez des cours de débutant. Vous vous sentirez probablement plus à l'aise dans un groupe qui débute au même niveau d'adresse que le vôtre qu'au milieu d'adeptes avancés capables d'exécuter facilement et élégamment des postures difficiles. Quel que soit le niveau d'un cours, vous n'avez pas besoin de vous sentir gêné. Aucun des adeptes avancés ne vous fixera du regard pour voir si le nouveau venu de la classe vaut quelque chose. Il se peut pourtant que vous receviez quelques sourires d'encouragement.

En tant que débutant, méfiez-vous des cours de niveaux mixtes qui mélangent débutants et adeptes chevronnés. Le professeur ne sera peut-être pas en mesure de vous apporter l'attention que vous méritez pour assurer votre sécurité. Nous vous recommandons d'éviter les classes trop nombreuses (plus de 20 élèves) pour la même raison, au moins en attendant que vous vous sentiez plus à l'aise avec la pratique. Certains professeurs plus expérimentés sont toutefois très en vogue, et les groupes auxquels ils enseignent ont tendance à être importants. Vous devez décider quelle est votre priorité.

En vous rendant à un centre de Yoga, n'hésitez pas à poser au professeur ou à n'importe quel autre membre du personnel toute question que vous pourriez avoir. En particulier, demandez-leur quel *style* de Hatha-Yoga ils enseignent. Certains styles – notamment le Ashtanga ou Yoga de la puissance – exigent une condition physique d'athlète. D'autres personnalisent une approche plus décontractée. Dans ce livre, nous accordons notre préférence à ces dernières. Toutefois, nous comprenons parfaitement que des personnes vigoureuses se sentent attirées par des séries intégrées yogiques qui sont l'équivalent d'un entraînement sportif, et qu'elles puissent en bénéficier. De telles séries d'asanas exigent de la force, de l'endurance, une grande souplesse, et beaucoup de sueur !

Si le style d'une école particulière ne vous est pas familier, n'hésitez pas à demander des explications (et comparez-les à nos explications sur les différents styles au chapitre 1). Les adeptes du Yoga sont habituellement des personnes très aimables, qui seront désireuses de répondre à vos questions et de vous mettre à l'aise. S'ils ne le sont pas, cochez la case appropriée dans votre liste mentale. Souvenez-vous que même les gens aimables, adeptes du Yoga compris, ont parfois des

Les cours au domicile du professeur

Partout dans le monde, de nombreux professeurs de Yoga donnent des cours chez eux, ou dans des salles aménagées dans les jardins de derrière leurs maisons par exemple. Cela ne doit pas vous rebuter – vous pourriez au contraire y trouver d'excellentes opportunités. Certains des professeurs de Yoga les plus engagés travaillent de cette façon parce qu'ils veulent éviter l'aspect commercial et le travail administratif qui vont de pair avec le fonctionnement d'un centre complet. Ces cours sont souvent accompagnés d'un grand sens de communauté, et vous pouvez en outre vous attendre à recevoir beaucoup d'attention compétente et personnelle de la part du professeur, car les groupes ont tendance à être de taille moins importante que ceux des grands centres.

passages à vide. Mais si vous ne vous sentez pas bienvenu et à l'aise lors de votre première visite, vous ne recevrez probablement pas de meilleur traitement plus tard.

Séances de groupe ou cours particuliers ?

Décidez si vous voulez apprendre le Hatha-Yoga dans un groupe ou en cours particulier. Dans la pratique, la plupart des gens démarrent par un cours de groupe à cause du coût et du surcroît de motivation lié à la pratique avec d'autres personnes. Toutefois, si vous avez les moyens de vous offrir des leçons particulières, même rien que quelques leçons pourront vous être extrêmement bénéfiques. Et surtout, si vous avez un problème grave de santé, vous aurez besoin de travailler en leçons particulières avec un professeur de Yoga thérapeutique. Voici les avantages des leçons particulières :

- L'attention du professeur vous appartient tout entière.
- Vous avez la possibilité de mieux communiquer avec le professeur pendant le cours.

✔ Vos routines peuvent davantage varier, avec la supervision appropriée.

✔ Vous pouvez travailler autant que nécessaire les exercices dont l'exécution vous est difficile.

✔ Si vous êtes timide ou facilement distrait, vous n'aurez pas à vous préoccuper de la compagnie d'autres personnes.

Voici quelques avantages de la pratique en groupe :

✔ Vous profitez du soutien que le groupe vous apporte.

✔ Votre motivation est renforcée par le succès des autres.

✔ Vous pouvez vous y faire des amis ayant des centres d'intérêt semblables.

✔ Les séances de groupe ne grèveront pas votre budget.

Comment s'habiller, que porter ?

Les adeptes du Yoga portent une grande variété de vêtements pour s'exercer. En pratique, ce que les gens portent dépend du niveau de difficulté du cours et de la température de la pièce. Et, bien sûr, il y a toujours l'aspect de leurs goûts personnels. Une poignée de groupes d'excentriques pratiquent nus, ce qui n'est vraiment pas une très bonne idée, parce qu'il est fatal que cela en distrait certains. De plus, il est facile de s'enrhumer. Même si vous pratiquez seul, vous devez couvrir la partie inférieure de votre tronc pour protéger vos reins et votre abdomen.

Les femmes portent souvent des justaucorps, des sweat-shirts, des shorts et des corsages. Les hommes portent habituellement des shorts, des sweat-shirts, des T-shirts et des débardeurs.

Il est capital de porter des vêtements propres, confortables et décents, dans lesquels vous pouvez bouger et respirer.

Si vous pratiquez à l'extérieur ou dans une pièce mal chauffée, portez plusieurs couches de vêtements pour pouvoir en enlever une si vous avez trop chaud en cours de séance. Des vêtements supplémentaires pourront se révéler opportuns lorsque vous passerez à la partie de relaxation ou de méditation du cours.

Que mettre dans mon sac de Yoga ?

Avant de participer à un cours, renseignez-vous sur le type de sol sur lequel vous allez pratiquer. Si le sol est recouvert de moquette, une serviette ou un tapis antidérapant suffira. Un plancher en bois dur peut exiger davantage de rembourrage, particulièrement si vous avez les genoux sensibles. Dans ce cas, apportez un tapis de Yoga épais ou un reste de tapis un peu plus grand que votre taille et un peu plus large que vos épaules. Si vous avez tendance à vous refroidir, apportez aussi une couverture pour vous couvrir pendant la relaxation finale. Une couverture pliée est également utile si vous avez besoin d'un coussin sous votre tête quand vous êtes allongé. Une fois que votre professeur connaîtra vos besoins spécifiques, il est possible qu'il vous suggère d'apporter d'autres accessoires adaptés à vos besoins. Comme nous l'avons écrit dans le chapitre 1, certains styles de Yoga – notamment le Iyengar-Yoga – travaillent davantage avec des supports et accessoires que d'autres. Voici une liste des choses que vous pourriez emporter avec vous à votre cours de Yoga :

- Votre propre tapis ou carpette de Yoga.
- Une serviette.
- Une couverture.
- Des vêtements supplémentaires à mettre si la pièce est trop froide ou à enlever si vous avez trop chaud.
- De l'eau en bouteille (à boire après la séance).
- De l'enthousiasme, de la motivation et de l'humour !

Si vous prenez votre pratique du Yoga au sérieux (et si l'hygiène vous importe), nous vous recommandons d'investir dans votre propre tapis et dans l'équipement similaire. Bien que beaucoup de centres de Yoga mettent ces équipements à votre disposition, pensez à apporter les vôtres. Si vous avez déjà pris un tapis tout en bas d'une pile à la suite d'un de ces cours qui font transpirer, vous voyez bien ce que nous voulons dire !

Le juste prix : combien doit coûter le Yoga ?

En général, les prix des cours de Yoga en groupe sont très abordables. Les cours les moins chers sont habituellement donnés dans des centres de formation des adultes et dans des centres de communauté et de personnes âgées. Il est aussi possible que votre club de santé prévoie des cours de Yoga gratuits comme faisant partie d'une offre globale de mise en forme.

Vous pouvez effectuer vos recherches concernant les prix par téléphone, par télécopie et via Internet. De plus en plus de professeurs ou d'écoles de Yoga possèdent leur site Web (voir l'annexe). Les prix ne sont pas toujours mentionnés, mais vous y trouverez une adresse e-mail ou un numéro de téléphone. Si vous envisagez de vous inscrire dans un centre de Yoga, examinez les offres globales. Elles constituent habituellement un bon investissement.

En France, un cours trimestriel de Yoga en groupe (environ 8 personnes), comprenant une séance de 1h15 à 1h30 par semaine (donc 12 séances dans le trimestre) coûte entre 100 et 150 €. Les leçons particulières durent en général une heure et coûtent environ 40 €.

De temps à autre, il arrive que certains élèves potentiels pensent que les cours de Yoga devraient être gratuits. Nous ne l'avouons certes pas volontiers, mais pourtant c'est la vérité, les professeurs de Yoga ont eux aussi vraiment besoin de manger et de payer leurs factures ! Certains professeurs exploitent malheureusement trop leur popularité et demandent des montants exorbitants pour leurs cours. Chaque fois que vous sentez un peu l'arnaque, vous pouvez être sûr que votre nez ne vous trompe pas ! Si le prix que l'on vous demande pour des cours de Yoga vous met mal à l'aise, cherchez simplement une offre plus raisonnable.

Combien de temps dure un cours de Yoga ?

En France, la durée d'un cours de Yoga de groupe varie entre 75 et 90 minutes. Une leçon particulière de Yoga dure en général une heure.

Des cours mixtes

Tous les cours de Yoga que nous connaissons accueillent les deux sexes, avec en moyenne beaucoup plus de femmes que d'hommes par séance. Même les styles de Hatha-Yoga plus exigeants sur le plan physique attirent davantage les femmes que les hommes.

Qu'est-ce qui caractérise un bon professeur ?

Un bon professeur de Yoga devrait donner un exemple de ce qu'est le Yoga : ce doit être une personne équilibrée, non seulement adroite dans les postures, mais aussi courtoise et attentionnée, capable de s'adapter et d'être attentive à vos besoins personnels. Vérifiez les références du professeur pour être sûr qu'il a été correctement formé ou est certifié dans l'une des traditions établies. Vous pouvez consulter l'annexe pour y trouver les adresses de fédérations et d'organismes formateurs de Yoga.

Nous vous enjoignons à vous tenir à l'écart des professeurs qui n'ont participé qu'à quelques ateliers de Yoga ou reçu leur diplôme après un cours de trois jours. Il peut s'agir d'excellents instructeurs d'aérobic ou de musculation qui ne connaissent cependant strictement rien au Yoga. Évitez aussi les professeurs du type sergent instructeur, et de manière générale quiconque vous fait vous sentir mal à l'aise quant à votre niveau d'exécution des postures. À ce propos, ne permettez en aucun cas à un instructeur de Yoga de vous pousser ou de vous ordonner d'exécuter une posture qui ne vous semble pas appropriée ou qui vous cause de la douleur.

La sécurité d'abord

Le plus important facteur de la sécurité d'un cours de Yoga, c'est votre attitude personnelle. Si vous y participez en étant bien conscient que vous n'êtes en compétition ni avec les autres élèves ni avec le professeur et que vous ne devez pas non plus vous infliger de la douleur, vous profiterez d'une pratique du Yoga sans danger. Nous vous conseillons d'adopter la maxime suivante : « Un yoga qui fait mal est un yoga mal fait. »

Par « yoga qui fait mal », nous entendons la *douleur négative*, c'est-à-dire la gêne qui vous cause de la douleur physique ou augmente le risque de blessure. Bien sûr, si vous ne vous êtes pas entraîné pendant un certain temps, il faut vous attendre à rencontrer la résistance de votre corps au début. Il se peut aussi que vous soyez courbaturé le lendemain, ce qui reflétera l'ajustement de votre corps à la nouvelle aventure. Pour éviter de se blesser, il est essentiel d'y aller doucement. Il vaut mieux pêcher par douceur que provoquer des déchirures de ligaments. Un bon professeur vous rappellera toujours d'exécuter les postures avec aisance et de faire face de façon créative à la résistance physique de votre corps. La non-nuisance (ne pas faire de mal) est une vertu morale importante du Yoga – et son observation envers tous les êtres vous inclut !

Si vous avez des limitations physiques, quelles qu'elles soient (opération récente, problèmes de genou, de cou ou de dos, etc.), n'oubliez pas d'en informer à l'avance le centre et le professeur. Dans les salles de cours, les instructeurs doivent partager leur attention entre plusieurs élèves : votre communication directe pourra contribuer à éviter des blessures personnelles.

Les bonnes manières

Pensez à votre cours de Yoga comme à un théâtre d'expression et d'éveil. Maintenant, demandez-vous ce que devient votre plaisir à pratiquer le Yoga si l'un ou plusieurs de vos sens sont distraits par la vue, le son ou l'odeur de quelque chose de modérément choquant – ou même de franchement dégoûtant.

Chapitre 2 : Vous êtes prêt pour le Yoga ? Alors commencez !

Dans toutes les situations sociales, la courtoisie et le bon sens veulent que l'on soit sensible aux autres : ces mêmes lois de conduite responsable s'appliquent à des séances de Yoga de groupe. Donc, passez en revue toutes les bonnes manières que vous avez apprises au cours de votre vie d'interactions avec des humains, et emportez-les avec vous comme l'équipement nécessaire à votre prochain cours de Yoga. Avant d'y aller, pensez à ces éléments essentiels :

- Soyez à l'heure. N'arrivez pas en cours en étant en retard « pour faire chic ».
- Si vous êtes en avance et que les élèves du groupe précédent sont encore en train de se détendre ou de méditer, respectez leur tranquillité.
- Laissez vos chaussures, chewing-gum, mobiles, récepteurs d'appels et attitudes minables à l'extérieur de la salle de cours.
- Éviter de fumer et de boire de l'alcool avant le cours.
- Lavez-vous et allez aux toilettes avant votre séance de Yoga.
- Maintenez la conversation dans la salle de cours à un niveau minimum – certaines personnes arrivent en avance pour méditer ou juste pour être assises tranquillement.
- Retirez vos chaussettes si vous pratiquez sur une surface glissante (et ne les posez pas en face du visage de votre voisin !). Si vous vous sentez un peu gêné quant à vos pieds, souvenez-vous que leurs 26 os accomplissent un excellent travail en propulsant votre corps tout le long de la journée ; de toute façon, tout le monde a bien trop à faire pour penser encore à s'occuper de vos pieds !
- Évitez les bijoux excessifs ou qui pourraient cliqueter.
- Assurez-vous que vos parties génitales soient correctement couvertes si vous décidez de porter de grands shorts larges ou des combinaisons ultramoulantes.
- Ne portez pas de parfums lourds ou d'eau de Cologne.
- Réduisez votre consommation d'ail le jour de votre cours.
- Asseyez-vous près de la porte ou de la fenêtre si vous avez besoin de beaucoup d'air.

- Asseyez-vous près de l'instructeur si vous avez des difficultés à entendre ; de nombreux professeurs parlent doucement afin de créer l'ambiance appropriée.
- Si vous avez utilisé des supports et accessoires pendant le cours, remettez-les correctement à leur place.
- Payez ponctuellement votre professeur, sans qu'il n'ait à vous le rappeler.

Sauter des cours

Traditionnellement, le Yoga est transmis du professeur à l'élève. Toutefois, quelques yogis et yoginis accomplis l'ont appris tout seuls. Ces esprits indépendants constituent un précédent pour ceux qui aiment explorer tout seuls un nouveau territoire. Si vous habitez dans une région isolée et si vous n'avez donc pas un accès facile à un instructeur de Yoga, ne vous découragez pas. Vous disposez encore de plusieurs options pour vous permettre de commencer votre voyage yogique (consultez aussi l'annexe). En voici une version abrégée :

- Cassettes audio.
- Livres.
- Magazines.
- Bulletins d'informations.
- Journaux.
- Télévision.
- Vidéos.

Étant donné que le Yoga concerne les aptitudes motrices, la plupart des gens qui n'ont pas accès à un professeur suivent les instructions d'une vidéo. Si vous optez pour cette approche particulière, nous vous recommandons d'apprendre d'abord une série intégrée, puis de commencer à n'écouter que la voix de l'instructeur plutôt que de vous concentrer sur l'écran. Le Yoga met davantage l'accent sur le travail intérieur que sur l'activité extérieure ; regarder une vidéo dérange ce processus. L'écoute d'une voix désincarnée fonctionne mieux. Selon le Yoga, la vision est un sens actif et même agressif, tandis que l'ouïe est un récepteur plus passif. C'est la raison pour laquelle les cassettes audio peuvent aussi bien fonctionner, à condition d'être accompagnées d'illustrations explicatives.

Nous préférons un bon livre de Yoga à des articles de magazines ou de journaux, tout simplement parce que l'élaboration d'un livre requiert d'habitude davantage de travail sur le fond et sur la présentation du sujet. Mais ne négligez pas la valeur que peut avoir un bulletin d'information d'une école de Yoga. Cette publication peut être une véritable perle si elle provient d'une source légitime. Il ne fait aucun doute que vous tomberez sur quelques bulletins d'informations intéressants et informatifs au fur et à mesure que le cercle de vos amis pratiquant le Yoga s'élargira.

La difficulté de l'auto-apprentissage au début est que vous pourriez avoir du mal à différencier « bonne prise de posture » de « mauvaise prise de posture ». Comprendre comment votre corps répond au défi d'une posture et déterminer la correction appropriée pour atteindre la forme optimale propre à votre corps, cela prend du temps. Certaines personnes utilisent un miroir pour contrôler les postures, mais cela ne leur apporte qu'un aspect de l'histoire et, ce qui est plus grave, cela extériorise trop le processus tout entier.

Apprenez à vérifier de l'intérieur, en *sentant* votre corps de l'intérieur. Tant que vous n'en êtes pas capable, recherchez si possible un instructeur compétent. Il ou elle vous verra de façon objective – sous tous les angles – et pourra donc vous donner un point de vue précieux sur les résistances et les exigences spécifiques de votre corps.

Être un yogi ou une yogini engagé(e)

La durée traditionnelle de pratique du Yoga est de 24 heures par jour (voir chapitre 13), mais même les yogis et yoginis qualifiés n'exécutent pas des postures et autres exercices similaires pendant plus de quelques heures par jour. (Bien sûr, quelques-uns d'entre eux ne pratiquent pas d'exercice physique du tout, et s'adonnent exclusivement à la méditation). Certaines personnes peuvent réserver une période de pratique régulière du Yoga dans leur horaire journalier. Beaucoup d'autres, cependant, trouvent que cet engagement est complètement irréalisable. Et pourtant, vous pouvez encore profiter du Yoga en participant à des cours *deux fois par semaine*. Et il est même possible que la participation à une séance de groupe *une fois par semaine* introduise un peu d'équilibre dans un style de vie agité. Il existe aussi de nombreuses occasions pendant la journée pour pratiquer quelques postures de Yoga ou exercices de respiration – pendant les trajets en voiture ou les pauses café, ou en allant faire les courses.

La durée que vous devez affecter à la pratique des postures dépend entièrement de vos objectifs et de votre style de vie. De façon inévitable, plus vous êtes occupé avec le travail, les travaux ménagers et la vie sociale, moins vous avez de temps disponible pour le Yoga. Proposez-vous de démarrer par un programme de deux séances d'un minimum de quinze minutes par semaine, et voyez si passer à 30 minutes constitue un objectif réalisable au cours des trois premiers mois. Si vous pouvez consacrer davantage de temps au Yoga, essayez de le pratiquer *chaque jour*. Mais fixez-vous un objectif réalisable pour ne pas vous stresser au sujet du Yoga ou même l'abandonner parce que vous n'êtes pas capable de profiter de ce qu'il vous apporte. N'oubliez pas non plus que même si vous n'avez pas beaucoup de temps pendant la semaine, ce que vous apprenez à chaque séance peut être appliqué n'importe quand et n'importe où !

Le temps que vous décidez de consacrer au Yoga, c'est votre choix très personnel : n'ayez donc pas de sentiments de culpabilité au sujet de votre décision. La culpabilité est contre-productive et n'a rien à faire dans la pratique du Yoga.

Réservez-vous du temps pour le Yoga

Pendant des siècles, le moment traditionnel de pratique du Yoga a été le lever et le coucher du soleil, dont on pensait qu'ils étaient particulièrement favorables. De nos jours, les styles de vie occupée peuvent jeter quantité d'obstacles en travers de nos meilleures intentions : soyez pragmatique, et organisez votre pratique du Yoga à votre convenance. Gardez juste à l'esprit que du point de vue statistique, vous avez 30 % de chances de plus de réaliser un objectif de mise en forme si vous pratiquez en matinée. Plutôt que de vous cramponner à une heure prédéfinie, il est plus important que vous vous assuriez d'intégrer le Yoga *quelque part* dans votre emploi du temps, et de vous y tenir.

Pratiquer à la même heure ou presque pendant la journée peut vous aider à créer une bonne habitude, ce qui facilite la pratique régulière de votre série.

Puis-je manger avant de pratiquer le Yoga ?

Que vous participiez à un cours de Yoga ou que vous pratiquiez seul, les règles à suivre concernant la prise d'aliments avant le Yoga sont les mêmes que celles concernant la plupart des activités physiques. Entre la prise d'un repas le plus léger possible, tel que fruit ou jus, et une séance, prévoyez une heure. Entre un repas plus important avec des légumes et des céréales et une séance, prévoyez deux heures. Après des repas lourds avec de la viande, attendez trois à quatre heures. Manger tout de suite après le cours convient ; cette collation ou ce repas pourra même se transformer en un événement social agréable avec vos camarades. (Si ce côté social vous attire, souvenez-vous qu'il est improbable que vous puissiez l'avoir avec des leçons particulières.)

Tenir un journal de Yoga

La tenue régulière d'un journal est un bon moyen de suivre les progrès que vous accomplissez avec le Yoga. Au-delà de la simple consignation de vos expériences physiques, vous pouvez aussi y coucher vos compréhensions intuitives et vos idées, ainsi que vos rêves (aussi bien ceux que vous faites pendant votre sommeil que ceux que vous créez avec votre mental conscient). La pratique régulière prolongée peut réellement vous changer – non seulement votre corps, mais aussi votre vie intérieure et extérieure. Il est possible que votre journal contribue à votre compréhension globale du Yoga en renforçant votre compréhension de vous-même. Certains y prennent des notes élaborées et analytiques, d'autres n'y entrent que quelques phrases accrocheuses. Certaines personnes aiment à exercer leur imagination poétique en y exprimant leurs expériences avec le Yoga.

Deuxième partie

Mettez-vous en forme pour le Yoga

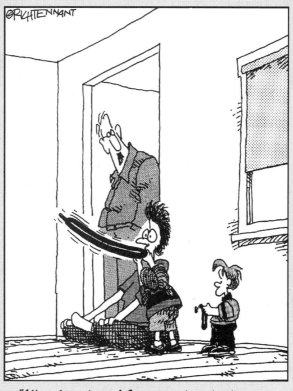

"Allons les enfants ! On vous a déjà dit de ne pas faire ça quand maman fait ses exercices de respirations profonde."

Dans cette partie...

Si vous êtes arrivé ici en sautant les deux premiers chapitres, vous pouvez encore combler une partie de l'information manquante en lisant les trois chapitres de cette partie (mais s'il vous plaît lisez-les - et attentivement - car ils vous procureront les connaissances pratiques vitales sur le Yoga).

Dans cette partie, nous allons vous donner des lignes directrices qui vous permettront de vous préparer correctement à une pratique sans danger. Nous présenterons ensuite les deux piliers qui soutiennent une bonne pratique du Hatha-Yoga : la relaxation et la respiration consciente.

Chapitre 3
La préparation précède la pratique

Dans ce chapitre :
- Approcher le Yoga avec une saine attitude.
- Laisser la compétition au vestiaire.
- Interpréter le langage de votre corps-mental.
- À votre façon et sans regrets.

Dans le Yoga, *ce que vous faites* et *la manière dont vous le faites* sont également importants – et le corps et le mental, tous les deux, contribuent à vos actions. Le Yoga respecte le fait que vous n'êtes pas simplement un corps physique mais un corps-mental psychophysique. Une participation mentale complète aux exercices physiques, même les plus simples, vous permet de puiser dans votre profond potentiel d'être humain.

Ce chapitre traite de la bonne attitude à cultiver pour la pratique, et spécialement la pratique des postures yogiques, ce qui constitue la meilleure préparation pour la réussite dans le Yoga. Nous examinerons entre autres l'esprit de compétition – ou de concurrence – qui n'a aucune place dans le Yoga. Nous vous encouragerons à trouver votre propre rythme, sans vous forcer et sans risquer de vous blesser. Nous soulignerons aussi que la fonction prime sur la forme, et vous proposerons donc de modifier la « forme idéale » d'un exercice pour l'adapter à vos besoins spécifiques.

Le Yoga n'est pas une préparation militaire, mais une tentative créative qui vous demande de mettre en œuvre les formidables pouvoirs de votre propre mental au fur et à mesure que vous explorerez les possibilités yogiques – en y prenant plaisir.

Cultivez la bonne attitude

Vos attitudes en disent beaucoup sur vous-même et sur vos origines sociales. Les attitudes sont des tendances durables de votre mental, qui se manifestent non seulement dans votre discours, mais aussi dans votre comportement. Le Yoga vous encourage à examiner toutes vos attitudes de base envers la vie pour découvrir lesquelles sont mauvaises et sources de dysfonctionnements, afin de les remplacer par des attitudes meilleures et mieux appropriées.

L'une des attitudes qu'il est bon de cultiver est la recherche de l'équilibre en toute chose.

Une attitude équilibrée signifie dans ce contexte que vous êtes prêt à construire votre pratique du Yoga étape par étape au lieu d'espérer la perfection instantanée. Cela signifie également de ne pas fonder votre pratique sur de fausses suppositions, notamment sur la notion erronée que le Yoga veut dire que vous allez vous plier et faire des nœuds. Au contraire, le Yoga essaie de desserrer tous nos nœuds, corporels, émotionnels et intellectuels.

Nous ne sommes pas des bretzels !

De nombreuses personnes sont rebutées lorsqu'elles voient des publications montrant des photos d'adeptes expérimentés dans des postures avancées, membres entremêlés.

Ces publications oublient parfois de vous dire que la plupart des yogis et yoginis montrés sur les photos ont pratiqué le Yoga plusieurs heures par jour pendant de nombreuses années avant d'atteindre le niveau qui vous est présenté. Faites-nous confiance ! Vous n'avez pas besoin de vous transformer en bretzel pour profiter des avantages indéniables du Yoga. Par exemple, vous ne tirerez aucun avantage thérapeutique à vous pencher en arrière jusqu'à ce que vos orteils touchent les

> ### La signification d'un nombre
>
> Les textes sanskrits traditionnels affirment qu'il existe plus de 8 400 000 postures, ce qui correspond au nombre d'espèces de créatures vivantes. Parmi elles, seulement 84 sont réputées utiles aux êtres humains, et 32 sont réputées particulièrement importantes.
>
> Le nombre 84 possède une valeur symbolique, et il est le produit 12 x 7. Le nombre 12 représente la plénitude d'un cycle chronologique (comme les 12 mois de l'année, ou les 12 signes du zodiac). Le nombre 7 représente la plénitude structurelle (comme les sept principaux centres d'énergie du corps humain, ou *chakras* – reportez-vous à ce sujet au chapitre 14).

oreilles, ni à lever une jambe toute droite au-dessus de la tête comme un mât de drapeau en vous tenant debout.

Dans les divers types de Yoga – l'une des cinq orientations mentionnées dans le chapitre 1, plus de 2 000 postures sont possibles. Nombreuses sont celles qui exigent une telle force et une telle souplesse que seul un gymnaste de premier plan peut les exécuter parfaitement. Ces postures, lorsqu'elles sont maîtrisées, sont sans aucun doute esthétiques et intrigantes, mais les bénéfices qu'elles apportent sur le plan thérapeutique sont les mêmes que les quelques 20 postures de base avec lesquelles sont composées les séries intégrées de la plupart des adeptes. Donc, à moins que vous n'ayez pour objectif la participation à des compétitions de Yoga, vous n'avez pas à vous soucier de ces postures qui font rêver et que vous trouverez dans certains livres et magazines, ou sur des posters aux vives couleurs. La plupart de ces postures sont de nouvelles inventions, alors que les maîtres de Yoga se sont contentés pendant des siècles de seulement une poignée de pratiques qui, elles, ont passé avec succès l'épreuve du temps.

Pratiquez à votre rythme

Si vous n'avez pas la constitution d'une nouille trop cuite, il faut vous attendre à devoir pratiquer régulièrement pour augmenter la souplesse de votre corps et sa force musculaire.

Nous recommandons une approche graduelle. Dans les chapitres 6 à 11, vous trouverez toutes les étapes préparatoires et intermédiaires qui mènent à la forme finale des diverses postures. Le maître de Yoga feu T. Krishnamacharya de Madras, en Inde, qui initia la plupart des orientations les mieux connues du Hatha-Yoga moderne, a exprimé l'importance de l'adaptation des instructions du Yoga aux besoins de chaque individu. Il a recommandé que les professeurs de Yoga prennent en considération l'âge, les possibilités physiques, l'état émotionnel et la profession de l'élève – nous sommes entièrement d'accord avec lui. Le meilleur conseil que nous puissions vous donner est donc très simple : allez-y doucement, mais sûrement.

Si vous aimez apprendre le Yoga avec des livres, choisissez-les avec le plus grand soin. Vérifiez en particulier si les descriptions d'exercices incluent toutes les étapes servant à développer la sensation d'aise dans une posture particulière. Demander à une personne entre deux âges débutant le Yoga de prendre la forme finale de beaucoup de postures sans lui fournir les transitions et adaptations appropriées est une prescription qui mène au désastre. Vous verrez par exemple dans beaucoup de livres sur le Yoga – sauf le nôtre – une pose sur la tête exécutée avec classe. Cette posture est devenue une sorte de symbole du Yoga en Occident. Les poses sur la tête sont des postures puissantes, c'est certain, mais elles font également partie des pratiques les plus avancées. Étant donné que ce livre pour débutants met l'accent sur des exercices qui sont à la fois accessibles à tous et sans danger, nous avons choisi de ne pas y inclure cette asana.

Le marqueur peut aller se rhabiller !

Les Occidentaux grandissent souvent dans un environnement hautement concurrentiel. Depuis l'enfance, on nous encourage à en faire encore plus, à se forcer davantage pour s'assurer la réussite. Dans des sports comme le foot ou le basket, les jeunes joueurs sont endoctrinés par l'esprit de compétition. Bien que la compétition ait sa place dans la société, le fait de se frayer un chemin vers la victoire en jouant des coudes peut nuire à soi-même et aux autres. Et ce type de comportement concurrentiel n'a aucune place dans la pratique du Yoga.

Il y a de nombreuses années, un homme entre deux âges vint participer à l'un de nos cours. Cet homme par ailleurs assez sympathique possédait un esprit de compétition extrême et était très dur avec lui-même. Il annonça d'emblée qu'il avait l'intention de maîtriser la pose du lotus en quelques semaines, et s'y efforça pendant nos cours. Nous l'avertîmes à occasions répétées de procéder plus doucement. Après seulement quelques séances, il ne revint plus. Nous apprîmes plus tard par un ami commun qu'il avait demandé à sa femme de s'asseoir sur ses jambes pour les forcer à prendre la pose du lotus. Le poids qu'il s'était ainsi imposé avait gravement blessé ses deux genoux !

Le Yoga s'accompagne de paix, de tranquillité et d'harmonie – donc tout le contraire de l'esprit de compétition. Le Yoga ne requiert pas de vous que vous combattiez contre quiconque, et encore moins contre vous-même, ni que vous n'atteigniez un quelconque objectif par la force. Au contraire, il vous invite à vous traiter vous-même et à traiter les autres avec gentillesse, et surtout à collaborer avec votre corps plutôt que de le forcer ou de livrer bataille avec votre mental. Le Yoga est une discipline douce. Dans cette douceur, il est pourtant extrêmement puissant.

Un Yoga qui fait mal est un Yoga mal fait !

L'idée que tout progrès se fait dans la douleur est une notion complètement erronée qui renforce souvent l'esprit de compétition. Le Yoga ne vous demande pas d'être masochiste. La douleur et la gêne font partie de la vie, mais cette constatation ne doit pas vous inciter à les inviter. Au contraire, l'objectif du Yoga est de surmonter toute souffrance. Donc, n'épuisez jamais votre corps, mais amenez-le au contraire toujours gentiment à faire ce que vous attendez de lui. La douleur ne vous apportera rien.

Représentez-vous dans la posture

Nous vous encourageons à utiliser la visualisation pour l'exécution des postures. Par exemple, avant de faire le cobra, la chandelle du débutant ou le triangle, prenez environ 10 secondes pour vous visualiser dans la posture finale. Rendez votre visualisation aussi vivante que possible. Enrôlez la puissance de votre mental !

Une pratique du Yoga saine et sans danger

Au cours de votre voyage à travers les postures yogiques, vous commencerez à prendre conscience de la communication qui se passe entre votre corps et votre mental. Vous sentez-vous paisiblement enlevé à l'orage de la vie qui vous entoure, à l'aise et confiant de votre force, de vos gestes et de votre stabilité ? Ou êtes-vous douloureusement conscient de l'écoulement du temps, éprouvez-vous une gêne physique ou une tension dans vos mouvements ? L'écoute de vos propres rythmes – et l'acceptation de leur importance – peut transformer votre vécu du Yoga en une expression de paix, de calme et de sécurité. Ce message positif, c'est ce que vous apporte la véritable pratique du Yoga.

Le mythe de la posture parfaite : qu'en tirez-vous ?

Certaines écoles modernes de Hatha-Yoga affirment qu'elles enseignent les postures « parfaites » dans lesquelles vous pouvez vous glisser aussi facilement que dans un costume taillé sur mesure. Mais comment une telle posture peut-elle exister puisque nous sommes tous différents ? Un athlète de 15 ans devrait-il exécuter une posture ou une série complète de postures en suivant les règles qui conviennent à un retraité de 60 ans ? Certainement pas. En outre, ces écoles ne sont pas d'accord entre elles sur ce qui constitue une posture parfaite. Disons-le donc clairement : la posture parfaite est un mythe.

Une posture, comme l'a expliqué le grand maître de Yoga Patanjali il y a 2 000 ans, n'a que deux exigences : elle doit être *stable* et *confortable*. Quoi de plus clair et de plus simple ? Bien que Patanjali ait pensé surtout, et peut-être exclusivement aux postures de méditation, sa formule s'applique également à toutes les postures.

- **Une posture stable** : une posture stable est une posture qui est maintenue avec stabilité pendant un moment. Il ne s'agit pourtant pas de geler tout mouvement. Votre posture devient stable dès que votre mental le devient. Tant que vos pensées vagabondent et que vos émotions négatives ne sont pas tenues en échec, votre corps restera lui aussi instable. En devenant plus habile à vous observer vous-même, vous commencerez à remarquer le carrousel perpétuel de votre mental, et à devenir sensible à la tension de votre corps. Cette tension est ce que le Yoga appelle « instabilité ».

- **Une posture confortable** : une posture est confortable lorsqu'elle procure du plaisir et qu'elle vous anime au lieu d'être ennuyeuse et lourde. Une posture confortable augmente en vous le principe de clarté – *sattva* – (voir le chapitre 1). Mais gardez-vous de confondre confort et mollesse. *Sattva* et joie sont intimement liés. Plus le *sattva* est présent dans votre corps-mental, plus votre vie sera détendue et heureuse.

À l'écoute de votre corps

Personne ne connaît votre corps aussi bien que vous-même. Plus vous pratiquerez le Yoga, plus vous deviendrez apte à déterminer vos limitations pour chaque posture : chaque posture présente son propre défi, qui est unique. De façon idéale, vous rechercherez à vous sentir encouragé à explorer et à étendre vos limites physiques et émotionnelles sans risquer de vous forcer ni de vous blesser.

Quelques professeurs parlent de pratique au *bord*. Le bord représente le point d'intensité où une posture vous défie mais ne vous cause ni douleur ni gêne inhabituelle. L'idée est de progressivement – très lentement et avec beaucoup de précautions – repousser plus loin ce bord pour conquérir un nouveau territoire. Pour être capable de pratiquer *au bord*, vous devez cultiver l'observation de vous-même et tenir compte des réactions de votre corps.

Chaque séance de Yoga est un exercice d'observation de soi sans jugement. Écoutez ce que votre corps vous dit par sa communication continuelle. Ses signaux voyagent en permanence depuis vos muscles, vos tendons, vos ligaments, vos os et votre peau vers votre cerveau. Entraînez-vous à en être conscient. Vous rechercherez le dialogue avec votre corps au lieu de vous laisser aller à un monologue dont l'unique objet est votre mental sans la conscience de votre corps. Accordez une attention particulière aux signaux qui viennent du cou, de la région lombaire, des muscles de la mâchoire, de l'abdomen, et de toute zone à problème connue de votre corps (telle qu'un genou « fragile » ou un muscle d'épaule « souffrant de douleur chronique »).

Pour évaluer le niveau de difficulté d'une posture de Yoga, utilisez une échelle de 1 à 10, 10 étant le seuil de la douleur. Imaginez qu'une lumière rouge se mette à clignoter et qu'une sirène se déclenche dès que vous atteignez le degré 8. Notez ces signaux et tenez-en compte. Surveillez particulièrement votre respiration. Si votre respiration devient difficile, c'est souvent une bonne indication que – au figuré – vous dépassez la limite. Vous êtes l'expert le plus qualifié au monde dans le domaine de la compréhension de ce que votre corps cherche à vous dire.

Les débutants font habituellement l'expérience d'un tremblement lorsqu'ils tiennent certaines postures. Normalement, ce mouvement involontaire est visible dans les jambes ou les bras, et vous ne devez pas vous en inquiéter, tant que vous ne vous forcez pas. Ces tremblements sont simplement un signe que vos muscles travaillent en réponse à une nouvelle exigence. Au lieu de vous focaliser sur le sentiment que vous êtes devenu un pot de confiture vacillante, allongez un peu votre respiration si vous le pouvez, et permettez à votre attention de pénétrer plus profondément à l'intérieur de vous-même. Si le tremblement commence à être mesurable sur l'échelle de Richter, alors détendez-vous un peu, ou arrêtez complètement l'exécution de la posture.

Avancez lentement, mais sûrement

Tous les mouvements posturaux sont destinés à être exécutés lentement. Malheureusement, la plupart du temps, nous fonctionnons automatiquement. Nos mouvements ont tendance à être inconscients, trop rapides, et pas particulièrement élégants. Nous trébuchons, nous heurtons des objets, et nous n'avons en général pas conscience de notre corps. Les postures yogiques vous obligent à adopter des attitudes différentes. Parmi les avantages de la lenteur du mouvement, citons les suivants :

- ✔ Vous augmentez votre niveau de conscience, ce qui vous permet d'*écouter* ce que votre corps vous dit et de pratiquer au *bord* (voir la section précédente « À l'écoute de votre corps »).
- ✔ Vous diminuez le risque de froisser un muscle ou de vous faire une entorse, de déchirer les ligaments, ou de surmener votre cœur. En d'autres mots, votre pratique devient bien plus sûre.
- ✔ Vous faites l'expérience de la relaxation plus rapidement.
- ✔ Vous ne suffoquez pas, et votre respiration s'améliore dans l'ensemble.
- ✔ Vous permettez à davantage de groupes de muscles d'entrer en action pour partager la charge de travail.

Pour obtenir les meilleurs résultats possibles, exécutez vos postures à un rythme lent et continu en vous concentrant calmement sur votre respiration et sur le mouvement postural (voir le chapitre 5). Résistez à la tentation d'accélérer, et savourez au contraire chaque posture. N'oubliez pas de vous détendre et d'être présent ici et maintenant. Si votre respiration devient un peu difficile ou si vous commencez à vous sentir fatigué, reposez-vous simplement jusqu'à ce que vous soyez prêt à continuer.

Si vous vous surprenez à exécuter votre série à toute vitesse, arrêtez-vous et demandez-vous pourquoi vous êtes pressé. Si vous avez une raison concrète, comme un rendez-vous imminent, la meilleure solution sera de réduire votre programme et d'exécuter moins d'exercices. Si vous n'arrivez pas à vous débarrasser de l'impression d'être pressé par le temps, vous pouvez également remettre complètement votre séance de Yoga à plus tard et pratiquer la respiration consciente en vous consacrant à l'autre occupation.

Toutefois, si vous exécutez votre programme en vitesse parce que vous vous ennuyez ou que vous êtes distrait pour une autre raison, arrêtez-vous et rappelez-vous la raison principale pour laquelle vous pratiquez le Yoga. Réaffirmez votre motivation en vous disant que vous avez beaucoup de temps pour terminer votre séance ; vous n'avez pas de raison terrestre de vous hâter. L'ennui est un signe que vous êtes détaché de vos expériences corporelles et que vous ne vivez pas dans l'instant présent. Reprenez votre pratique du Yoga en tant que participant à part entière dans le processus. Si vous avez besoin de davantage qu'un rappel mental, utilisez une des techniques de relaxation que nous décrivons au chapitre 4 pour vous ralentir. Comme nous l'expliquons dans le chapitre 5, la respiration complète yogique dans l'une des postures de repos possède aussi un merveilleux effet calmant.

La fonction prime sur la forme : avec les « membres indulgents »

Dans le Yoga, comme dans la vie, la fonction est plus importante que la forme. Les débutants, en particulier, doivent adapter les postures pour profiter des fonctions et des bienfaits d'une posture donnée.

Nous appelons *membres indulgents* un outil d'adaptation très utile. Avec les *membres indulgents*, vous vous donnez la permission de plier légèrement les jambes et les bras au lieu de les garder complètement tendus. Vous ne devez pas vous sentir comme une mauviette si vous êtes gentil avec votre corps afin de vous permettre de profiter de la fonction d'une posture. Bien que les jambes et les bras pliés ne donnent pas un spectacle très accrocheur, ces *membres indulgents* vous permettent de bouger plus facilement votre colonne vertébrale, ce qui fait l'objet de nombreuses postures et qui constitue la clé d'une colonne en bonne santé. Par exemple, la fonction mécanique première d'une posture de flexion vers l'arrière debout est d'étirer le bas de votre dos. Si votre dos est en bonne santé,

Chapitre 3 : La préparation précède la pratique **69**

prenez un moment pour comprendre ce que nous voulons dire en vous décrivant cette posture adaptée qui est sans danger pour les débutants :

1. **Tenez-vous debout et droit et, *sans forcer quoi que ce soit*, penchez-vous en avant et essayez de placer votre tête sur les genoux avec les paumes des mains au sol (Figure 3.1a).**

   Peu d'hommes et de femmes en sont en fait capables, surtout s'ils sont débutants.

2. **Maintenant, tenez-vous à nouveau debout, écartez les pieds à la largeur des cuisses, et penchez-vous en avant, en permettant à vos jambes de se plier jusqu'à ce que vous puissiez placer les mains sur le sol et presque toucher la tête avec les genoux (Figure 3.1b).**

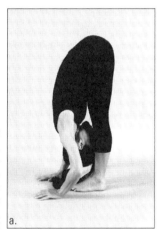
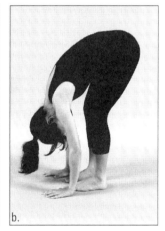

Figure 3-1 : La forme classique (a) et la forme modifiée avec membres indulgents (b).

En devenant plus souple – et vous le deviendrez ! – tendez graduellement les jambes jusqu'à ce que vous arriviez près de la posture idéale. Une blessure commune de la région lombaire se produit lorsque les guerriers du dimanche inspirés par de jeunes instructeurs nubiles essaient d'exécuter la version assise de penché en avant jambes tendues, et forcent trop.

Le fait de plier les jambes et les bras pour obtenir la fonction voulue est parfaitement acceptable. Particulièrement pour les débutants, plier est plus sûr que d'essayer de réussir la forme finale.

Les yeux ouverts pendant les exercices

De nombreuses conférences de Yoga posent la question de savoir si oui ou non il faut garder les yeux ouverts pendant la pratique du Yoga. En deux mots, si vous êtes à l'aise les yeux fermés, nous vous recommandons de les fermer. Il se peut que vous vous sentiez plus concentré et mieux capable d'entendre les signaux de votre corps. Toutefois, les postures debout et en équilibre exigent que vous gardiez les yeux ouverts.

Avec un peu de pratique, vous pourrez rester concentré même les yeux ouverts. En général, le Yoga favorise une approche des défis de la vie les yeux ouverts. Les yogis et yoginis aiment savoir ce qui est en face d'eux, et c'est pourquoi de nombreux adeptes expérimentés exécutent aussi les postures avec les yeux ouverts. À propos, les personnes expérimentées dans la méditation peuvent entrer en profonde méditation sans fermer leurs yeux, mais ne soyez pas surpris s'ils ont un regard vide : ils ont alors effectivement retiré leur conscience de la réalité extérieure et sont conscients avec bonheur à un autre niveau. Vous pouvez espérer faire l'expérience de cette attitude si vous maîtrisez les postures variées et les exercices de respiration.

Chapitre 4

Relax, Max ! : le grand art du lâcher-prise

Dans ce chapitre :
- Comprendre la nature du stress.
- Comment faire face au stress.
- Détendre le corps.
- Acquérir un mental calme.

La vie en général – et pas seulement la vie moderne – est stressante par nature. Même un objet inanimé tel qu'un rocher fait l'expérience d'un élément de stress. Mais tout stress n'est pas nuisible. La question est de savoir quel stress vous aide et quel stress vous est néfaste.

Les psychologues distinguent le bon stress du mauvais. Le Yoga peut vous aider à réduire le mauvais stress au minimum et à maximiser le bon stress, qui améliore la vie. Par exemple, un défi créatif qui stimule votre imagination et vous remplit d'enthousiasme, sans vous causer d'anxiété ni vous empêcher de dormir, est un événement positif. Même une joyeuse fête, au sens strict, cause du stress ; mais ce n'est pas le type de stress qui vous est néfaste – du moins pas à doses modestes. D'autre part, ne rien faire du tout et s'ennuyer « à mourir » constitue une autre forme de stress négatif !

Dans ce chapitre, nous parlerons de la manière dont vous pouvez contrôler le stress négatif non seulement grâce aux techniques variées de relaxation yogique, mais aussi en cultivant des attitudes et des habitudes appropriées.

La nature du stress

Le stress fait partie de la vie. Certaines estimations indiquent que 80 % de toutes les maladies ont pour cause le stress. L'endocrinologue Hans Selye, pionnier de la recherche sur le stress, fait la distinction entre trois phases dans le syndrome de stress : l'alerte, la résistance et l'épuisement. L'*alerte* peut être une activité inoffensive comme sortir d'une maison bien chauffée à l'air froid ou recevoir un coup de téléphone contrariant. Les deux situations exigent du corps qu'il opère un ajustement, qui est une sorte de *résistance*. Si l'exigence requise du corps dure pendant trop longtemps, la phase d'*épuisement* commence, qui peut mener à un écroulement du corps et du mental – que ce soit sous la forme d'une maladie cardiaque, de l'hypertension, d'une défaillance du système immunitaire, ou d'une maladie mentale.

Le stress négatif peut créer un déséquilibre du corps et du mental, et vous faire tendre les muscles et respirer de manière rapide et superficielle. En cas de stress, les glandes surrénales travaillent trop et votre sang commence à moins contenir d'oxygène, ce qui affame les cellules. Le stress constant déclenche la réponse *combat* ou *fuite*, ce qui vous met en état d'alerte chronique, qui est extrêmement astreignant pour les énergies de votre corps.

Étant donné les exigences incessantes de la vie moderne – le travail, le bruit, la pollution etc. — la plupart des gens sont en état de stress chronique. Comment y faire face efficacement ? Le Yoga vous propose une solution qui joue sur trois tableaux :

- ✔ Corriger les *attitudes* qui produisent du stress.
- ✔ Changer les *habitudes* qui invitent le stress dans votre vie.
- ✔ Relâcher la *tension* existante dans le corps, et ce de façon continuelle.

Le stress peut apparaître sans aucun stimulus déplaisant. Même une fête d'anniversaire peut vous causer du stress, habituellement à cause d'une anxiété cachée (« une autre année de passée »). Le stress s'accumule et peut pénétrer en vous de façon imperceptible – jusqu'à ce que l'état devienne aigu et que des symptômes négatifs apparaissent.

Débarrassez-vous de votre égocentrisme !

La source suprême de stress est l'ego, ou ce que les maîtres de Yoga appelle le "faiseur de je" (*ahamkara,* de *aham* "je" et *kara* "faiseur"). Du point de vue du Yoga, l'ego est une notion erronée, dans laquelle nous nous identifions à notre propre corps plutôt qu'à l'univers tout entier. En conséquence, nous faisons l'expérience de la peur de la mort et de l'attachement au corps et au mental. Cet attachement, qui est l'instinct de survie, engendre à son tour toutes ces nombreuses émotions et intentions qui forment le jeu de la vie. Maintenir le fonctionnement de ce centre artificiel - l'ego - est stressant par nature. Tous les maîtres de Yoga sont d'accord sur le fait qu'en desserrant l'emprise de l'ego, vous pourrez être plus en paix et plus heureux.

Corrigez vos mauvaises attitudes

L'approche intégrée du Yoga travaille à la fois avec le corps et le mental, et propose des antidotes puissants à ces sortes d'attitudes qui vous prédisposent au stress, et spécialement l'égoïsme, l'esprit de concurrence exacerbé, le perfectionnisme, et l'idée de tout avoir à faire tout seul et tout de suite. En toute chose, le Yoga cherche à remplacer les habitudes et les attitudes négatives par des dispositions mentales positives. La pratique yogique vous aide à comprendre le vieux principe « chaque chose en son temps ». Le Yoga vous demande d'être aimable avec vous-même.

Si, comme tant d'autres victimes du stress, vous éprouvez des difficultés à demander de l'aide, le Yoga peut vous donner une réelle compréhension du fait que nous sommes tous interdépendants. Si par nature vous ne faites pas confiance aux autres, le Yoga vous met en contact avec cette partie de votre psyché qui a naturellement confiance en la vie elle-même. Il vous montre que vous n'avez pas besoin de vous sentir attaqué, parce que votre vie réelle – votre identité spirituelle – ne pourra jamais être blessée ni détruite.

Changez vos mauvaises habitudes

Tout dans l'univers suit un cycle de flux et de reflux sur lequel vous pouvez compter. Les saisons changent, et les nouveau-nés deviennent finalement des personnes âgées. La sagesse yogique recommande que vous adoptiez les même cycles naturels dans votre propre vie. Vous pouvez passer une bonne partie de votre temps à être sérieux, mais vous devez aussi vous amuser. En fait, vous devez prendre le temps de *juste être* sans attentes et sans culpabilité. Prendre le temps de *juste être* est bon pour votre santé physique et mentale. Le travail et le repos, la tension et la relaxation vont ensemble comme des paires équilibrées.

Souvent, les gens conservent désespérément des emplois du temps surchargés parce qu'ils ne peuvent pas s'imaginer d'alternative incluant de pause. Ils redoutent ce qui pourrait arriver s'ils ralentissaient. Mais l'argent et le niveau de vie ne sont pas tout, et la *qualité* de votre vie est bien plus importante. De plus, si le stress mine votre santé, vous devrez ralentir de toute façon, et recouvrer la santé pourrait être très difficile. Le Yoga vous donne une base de tranquillité pour faire face efficacement à vos craintes.

Votre sagesse intérieure vous dit que votre corps et votre esprit sont sujets au changement et que rien dans votre environnement ne reste la même chose en permanence. C'est pourquoi il est inutile de s'accrocher avec angoisse à quoi que ce soit. Le Yoga recommande que vous vous rappeliez constamment de votre nature spirituelle, qui est au-delà du domaine du changement, et toujours heureuse. Toutefois, le Yoga vous demande aussi d'aimer les autres et le monde dans lequel vous vivez, tout en étant bien conscient que vous ne pouvez pas prendre deux fois la même décision.

Bien sûr, vous pouvez faire de nombreuses choses pratiques pour réduire les situations de stress, qui sont décrites dans des livres sur la gestion du stress. Ces suggestions comprennent entre autres ne pas attendre le dernier moment pour commencer ou terminer des projets, améliorer la communication avec les autres, éviter les confrontations, et accepter le fait que nous vivions dans un monde imparfait.

Détachez-vous

Le Yoga vous montre comment cultiver la *réponse de relaxation* tout au long de la journée en lâchant prise, en ne vous accrochant pas aux choses. Ce terme fut inventé par Herbert Benson, un médecin qui fut l'un des premiers à signaler que l'épidémie cachée d'hypertension était un résultat du stress. Dans son best-seller portant le même titre, il appelle la réponse de relaxation « une capacité humaine universelle » et « un atout inné remarquable et négligé ».

Le Yoga enseigne comment exploiter cette capacité sous-utilisée de votre propre corps-mental. L'équivalent yogique de la réponse de relaxation s'appelle *vairagya*, ce qui signifie littéralement « absence de passion » ou « non-attachement ». Il est bon d'être passionné par ce que vous faites plutôt que d'avoir une attitude tiède. Toutefois, vous invitez tout simplement la souffrance si vous vous attachez trop aux personnes, aux situations et au résultat de vos actions. Le Yoga recommande une attitude de détachement intérieur dans tous les domaines. Ce détachement ne jaillit pas de l'ennui, de l'échec, de la crainte ni d'aucune attitude de névrosé, mais de la sagesse intérieure.

Par exemple, si vous êtes maman, vous aimerez et prendrez soin avec affection de vos enfants. Mais si vous êtes aussi une *yogini*, vous ne succomberez pas à l'illusion - source de stress - que vous *possédez* vos enfants. Au lieu de cela, vous resterez toujours consciente du fait que vos fils et filles doivent vivre leurs propres vies, qui pourraient devenir bien différentes de la vôtre, et que tout ce que vous pouvez leur apporter, c'est faire de votre mieux pour les guider.

Votre séance de Hatha-Yoga quotidienne, et particulièrement les exercices de relaxation, pourront vous aider à étendre au reste de la journée le sentiment de tranquillité et de calme qu'elle vous procure. Choisissez quelques activités ou situations que vous répétez plusieurs fois dans la journée comme pense-bêtes pour vous rappeler de vous relaxer consciemment. Par exemple aller aux toilettes, attendre à un feu rouge, vous asseoir, ouvrir ou fermer une porte, regarder votre montre, ou raccrocher le téléphone. Chaque fois que vous rencontrez ces activités, expirez profondément et relaxez-vous consciemment en vous rappelant les pensées paisibles que vous avez eues au cours de votre séance quotidienne.

Relâchez la tension de votre corps

Le Yoga poursuit l'objectif de la délivrance de la tension par toutes ses nombreuses techniques différentes, qui incluent aussi des exercices de respiration et des postures (voir la troisième partie), mais surtout des techniques de relaxation. Les premières constituent une forme de *relaxation active* ou *dynamique*, les dernières une forme de *relaxation passive* ou *réceptive*.

Des techniques de relaxation qui marchent

En sanskrit, le mot qui désigne la relaxation est *shaithilya,* il signifie « relâcher, détendre ». Il s'agit donc de relâcher la tension corporelle et mentale – de détendre tous les nœuds que vous serrez lorsque vous ne suivez pas le cours de la vie. Ces nœuds sont comme les entortillements d'un tuyau qui empêchent l'eau de s'écouler librement. Le fait de garder les muscles en état d'alerte permanent gaspille une grande quantité de votre énergie, qui n'est alors plus disponible lorsque les muscles reçoivent vraiment l'ordre de fonctionner. La relaxation consciente entraîne les muscles à lâcher leur prise lorsque vous ne les utilisez pas. Grâce à cette relaxation, vos muscles réagissent bien aux signaux de votre cerveau lorsque celui-ci leur ordonne de se contracter pour que vous puissiez effectuer les innombrables actions d'une journée bien occupée.

Conseils pour réussir votre pratique de la relaxation

Se relaxer, ce n'est pas tout à fait la même chose que ne rien faire du tout. Souvent, en croyant ne rien faire, nous sommes en fait en train de contracter des muscles non utilisés – de façon inconsciente. La relaxation constitue une tentative consciente qui se trouve quelque part entre l'effort et le non-effort. Pour vraiment vous détendre, vous devez comprendre la technique et la pratiquer.

La relaxation ne requiert aucun gadget, mais vous pourriez essayer de suivre les conseils suivants :

- ✔ Pratiquez la relaxation dans un endroit calme, où vous ne serez probablement pas dérangé par les autres ou par le téléphone.
- ✔ En position allongée, essayez de placer un petit coussin sous votre tête et un grand coussin sous les genoux pour vous soutenir et rendre la position confortable.
- ✔ Assurez-vous que votre corps reste chaud. Si nécessaire, chauffez d'abord la pièce ou couvrez-vous avec une couverture. Évitez spécialement de vous allonger sur un sol froid, ce qui n'est pas bon pour les reins.
- ✔ Ne pratiquez pas les techniques de relaxation avec l'estomac plein.

Relaxation profonde : la posture du cadavre

La posture la plus simple et pourtant la plus difficile de toutes les postures de Yoga est la posture du cadavre (*shavasana*, de *shava* et *asana*), connue aussi sous le nom pose du mort (*mritasana*, de *mrita* et *asana*). Cette posture est la plus simple parce que vous ne devez utiliser aucune des parties de votre corps, mais c'est aussi la plus difficile parce qu'on vous demande justement de ne rien faire du tout de vos membres. La posture du cadavre est un exercice du mental sur la matière. Les seules choses dont vous avez besoin sont votre corps et votre mental.

Voici comment exécuter la pose du cadavre :

1. **Étendez-vous à plat sur le dos, les bras allongés et détendus sur les côtés, les paumes des mains tournées vers le haut (ou ce qui vous est le plus confortable).**

Placez un petit coussin sous votre tête si vous en avez besoin et un grand sous les genoux si vous souhaitez améliorer votre confort.

2. **Fermez les yeux.**

   Voir la figure 4-1 : la posture du cadavre.

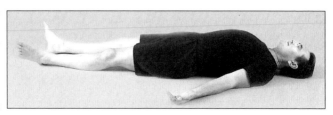

Figure 4-1 : Le cadavre est la posture de Yoga la plus pratiquée de toutes.

3. **Formez l'intention claire de vous détendre.**

   Il peut être utile à certaines personnes de se représenter allongée sur une plage ensoleillée de sable blanc.

4. **Inspirez deux fois profondément, en allongeant l'expiration.**

5. **Contractez les muscles des pieds deux secondes et relâchez-les ensuite consciemment.**

   Faites la même chose avec les muscles des mollets, des cuisses, des fesses, de l'abdomen, de la poitrine, du dos, des mains, des avant-bras, du haut des bras, des épaules, du cou et du visage.

6. **Recommencez à intervalles réguliers à parcourir tous les muscles, des pieds jusqu'au visage, pour vérifier qu'ils sont bien relâchés.**

   Souvent, vous pouvez détecter une tension subtile autour des yeux et des muscles du cuir chevelu. Détendez aussi votre bouche et votre langue.

7. **Concentrez-vous sur la sensation corporelle grandissante d'absence de tension, et laisser-vous respirer librement.**

8. **À la fin de la séance, avant d'ouvrir les yeux, formez l'intention de conserver cette sensation de détente aussi longtemps que possible.**

9. **Ouvrez les yeux, étirez-vous paresseusement, et levez-vous lentement.**

Pratiquez pendant 10 à 30 minutes. Plus longue est la durée, meilleurs seront les effets.

Terminez tranquillement la relaxation

Permettre à la relaxation de se terminer d'elle-même est la meilleure fin possible – car votre corps sait exactement quand il en a suffisamment profité, et il vous sort naturellement de l'état de relaxation. Toutefois, si vous ne disposez que d'un moment limité pour l'exercice, programmez votre horloge intérieure pour vous prévenir au bout de 15, 20 minutes ou tout autre nombre de minutes de votre choix. Si vous avez besoin qu'un son vous rappelle de retourner à la conscience de veille normale, assurez-vous que votre montre ou que votre réveil ne sonne pas trop fort et ne vous effraie pas, ce qui causerait une montée soudaine d'adrénaline.

Restez éveillé pendant la relaxation

Si vous avez l'impression que vous allez vous endormir en exécutant la posture du mort, essayez de rapprocher les pieds. Fixez votre attention à intervalles réguliers sur votre respiration, en vous assurant qu'elle est régulière et ne force pas. Les petits sommes sont en général excellents. Si, toutefois, vous faites de l'insomnie, nous vous suggérons de vous retenir de dormir jusqu'au moment du soir où vous irez vous coucher. Dans tous les cas, les bénéfices de la relaxation sont plus profonds que n'importe quel petit somme. Ce qui est merveilleux dans la relaxation, c'est que vous restez conscient en la pratiquant, et que vous pouvez la contrôler en partie. Par la relaxation, vous êtes davantage en contact avec votre propre corps, ce qui vous sera bénéfique tout au long de la journée : vous pourrez détecter le stress et la tension dans votre corps plus facilement et agir pour y remédier. De même, vous éviterez le risque de vous sentir ensuite somnolent après être entré par mégarde dans une phase de sommeil profond. Rappelez-vous que le sommeil n'est pas nécessairement relaxant. C'est la raison pour laquelle nous nous réveillons parfois en ayant le sentiment d'avoir effectué de lourds travaux pendant notre sommeil.

Le délice de l'après-midi

Lorsque votre énergie faiblit dans l'après-midi, essayez l'exercice suivant, qui est un formidable relaxant. Vous pouvez l'exécuter chez vous ou à un endroit calme au bureau. Assurez-vous seulement de ne pas être dérangé. Pour cet exercice, vous avez besoin d'une chaise, d'une ou deux couvertures, et d'une serviette ou de coussinets pour les yeux. Accordez-vous cinq à dix minutes.

1. **Allongez-vous sur le dos et mettez les jambes sur la chaise placée en face de vous (Figure 4-2).**

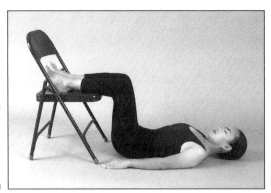

Figure 4-2 : Inspirez librement, puis prenez une éternité à expirer.

Assurez-vous que les jambes et votre dos soient à l'aise. Vos jambes devraient être écartées d'environ 38 à 46 cm. Vous pouvez aussi poser les pieds et les jambes sur le bord d'un lit. Si aucune des positions avec les pieds en l'air n'est confortable, allongez-vous simplement sur le dos avec les jambes pliées et les pieds sur le sol. Si l'arrière de votre tête n'est pas à plat au sol et que votre cou et votre gorge sont tendus, ou si votre menton est poussé en l'air vers le plafond, élevez légèrement la tête au moyen d'une couverture pliée ou d'un coussin plat et ferme, afin de vous sentir à l'aise.

2. **Couvrez votre corps depuis le cou jusqu'aux pieds avec l'une des couvertures.**

   Ne laissez pas votre corps se refroidir trop rapidement, ce qui peut non seulement vous mettre mal à l'aise et entraver votre relaxation, mais aussi créer des crampes et nuire à vos reins.

3. **Placez le coussinet pour les yeux ou la serviette pliée dans le sens de la longueur sur les yeux.**

4. **Reposez-vous quelques instants et habituez-vous à la position.**

5. **Visualisez un grand ballon dans votre ventre. En inspirant par le nez, gonflez le ballon imaginaire dans toutes les directions. En expirant par le nez, relâchez l'air de ce ballon.**

   Recommencez plusieurs fois jusqu'à ce que l'exercice devienne facile à exécuter.

6. **Inspirez maintenant librement et commencez à allonger de plus en plus les expirations.**

   Inspirez librement, expirez indéfiniment.

7. **Recommencez au moins 30 fois.**

8. **L'exercice terminé, laissez votre respiration revenir à son état normal, et reposez-vous une minute environ, en prenant plaisir à la sensation de détente.**

   Relevez-vous sans vous presser.

Les triangles magiques

La technique de relaxation suivante utilise à nouveau la puissance de votre imagination. Si vous pouvez facilement vous représenter les choses dans votre esprit, vous prendrez du plaisir à effectuer cet exercice, qui sera aussi rafraîchissant. Pour cet exercice, vous avez besoin d'une chaise et d'une couverture (facultative). Accordez-vous cinq minutes.

1. **Asseyez-vous droit sur une chaise, les pieds sur le sol et confortablement écartés, les mains reposant paumes sur les genoux (Figure 4-3).**

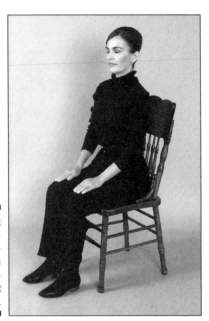

Figure 4-3 : Concentrez-vous mentalement sur la partie du triangle qui est difficile à relier.

Si les pieds ne touchent pas facilement le sol, pliez la couverture et placez-la en dessous de vos pieds pour qu'elle les supporte.

2. **Respirez par le nez, mais laissez votre respiration aller librement.**

3. **Fermez les yeux et concentrez votre attention sur le milieu de votre front, juste au-dessus du niveau des sourcils.**

Assurez-vous de ne pas rider le front ni plisser les yeux.

4. **Visualisez de façon aussi vivante que possible un triangle reliant le point de votre front et les paumes des deux mains.**

Notez (mais n'y pensez pas) toute sensation de couleurs qui apparaîtront sur votre écran mental pendant que vous vous représentez le triangle dans votre mental. Faites cela pendant 8 à 10 respirations, puis dissolvez le triangle.

5. **Visualisez un triangle formé par votre nombril et vos deux gros orteils.**

   Retenez cette image pendant 10 à 12 respirations. Si une partie du triangle mental est difficile à relier, persistez à vous concentrer sur cette partie jusqu'à ce que vous réussissiez à former complètement le triangle.

6. **Cette étape finale est plus difficile : en gardant les yeux fermés, visualisez à nouveau le premier triangle entre votre front et vos deux paumes.**

   Une fois que vous en avez une image claire, visualisez en même temps le deuxième triangle entre votre nombril et les deux gros orteils. Représentez-vous les deux triangles ensemble pendant la durée de 12 à 15 respirations, puis dissolvez-les.

La relaxation avant le sommeil

Si vous voulez bénéficier du sommeil profond, ou si vous souffrez d'insomnie et n'avez pas envie de compter les moutons, l'exercice suivant pourra vous aider. De nombreuses personnes n'arrivent pas à la fin de cet exercice de relaxation sans s'endormir. Pour le pratiquer, vous avez besoin des accessoires suivants : un lit ou un endroit confortable où dormir, deux coussins, et une ou deux couvertures. Donnez-vous cinq à dix minutes.

1. **Préparez-vous à dormir et mettez-vous au lit, en vous couchant sur le dos sous les couvertures.**

   Vos jambes peuvent être soit tendues, soit pliées avec les pieds à plat sur le matelas.

2. **Placez un oreiller sous votre tête et tenez l'autre à porté de la main.**

3. **Les yeux fermés, commencez à respirer par le nez, en rendant les expirations deux fois plus longues que les inspirations.**

   Votre respiration doit rester régulière et sans effort. N'essayez pas non plus de diriger votre respiration vers une partie de votre corps, quelle qu'elle soit. Faites en sorte que le rapport 1:2 soit quelque chose que vous puissiez faire et continuer sans effort.

4. **Restez sur le dos pendant huit respirations, puis tournez-vous du côté droit et placez le deuxième oreiller entre les genoux.**

   Utilisez maintenant le même rapport 1:2 pendant 16 respirations.

5. **Finalement, tournez-vous sur votre côté gauche, le deuxième oreiller toujours entre les jambes, et respirez 32 fois en utilisant le rapport 1:2.**

Le sommeil yogique (Yoga Nidra)

Le sommeil yogique est une technique de relaxation très puissante que vous pouvez utiliser après avoir acquis un certain contrôle sur la réponse de relaxation. Pratiquée correctement, cette technique est aussi reconstituante que le sommeil – la différence est que vous restez complètement conscient tout le temps.

Son nom traditionnel – *Yoga Nidra* – fait référence à Brahma, le dieu créateur hindou qui « dort » entre les créations du monde successives. Son sommeil n'est jamais inconscient.

Une caractéristique de cette pratique est que l'adepte se concentre en succession relativement rapide sur des parties spécifiques du corps (décrites plus loin). Nommez mentalement chaque partie, puis sentez-la aussi distinctement que possible.

Au début, il se peut que vous trouviez difficile de sentir certaines partie du corps. Ne vous en faites pas, et continuez au contraire à faire tourner votre attention assez rapidement. Plus tard, lorsque vous serez plus adroit à cette technique, vous

L'influence du Yoga Nidra sur le mental

La technique du Yoga Nidra sert d'outil puissant pour reprogrammer votre cerveau, parce que vous pouvez atteindre un niveau profond du mental. L'accession à ce niveau profond est effectuée en formulant une intention. Le mot sanskrit pour intention est *samkalpa* et signifie *intention, désir, vœu* ou *volonté*. Une intention pourrait être d'obtenir l'Éveil pour le bénéfice de tous les êtres ; votre désir est de surmonter la colère, la jalousie, la méchanceté, ou toute autre émotion négative ; ou simplement de recouvrir ou de conserver la santé. Le *samkalpa* ne doit pas être en contradiction avec les hautes valeurs morales du Yoga, que nous décrivons au chapitre 13. Soyez sincère quant à votre intention, et répétez-la au moins une douzaine de fois au début comme à la fin de l'exercice.

pourrez ralentir la rotation et sentir chaque partie toujours plus distinctement. Avec l'expérience, vous pourrez même inclure les organes intérieurs à ce circuit.

La pratique du Yoga Nidra avant le sommeil convient le mieux, car c'est une excellente technique pour induire le rêve lucide et les expériences hors du corps pendant le sommeil. Le *rêve lucide* se réfère au type de rêve dans lequel vous êtes conscient que vous êtes en train de rêver. Les grands maîtres de Yoga restent conscients même pendant le sommeil profond. Seuls le corps et le cerveau sont presque endormis, tandis que la conscience est continuellement éveillée.

Voici comment exécuter le Yoga Nidra :

1. **Allongez-vous à plat sur le dos, les bras le long du corps, les paumes des mains vers le haut (ou ce qui est le plus confortable). Reportez-vous à la figure 4-1.**

   Pour davantage de confort, vous pouvez placer un coussin sous votre cou et un autre sous les genoux.

2. **Fermez les yeux.**

3. **Formez une intention claire.**

4. Effectuez deux respirations profondes, en mettant l'accent sur l'expiration.

5. En commençant par votre côté droit, faites tourner votre attention à travers toutes les parties de votre corps – membre après membre – dans une succession assez rapide : chaque doigt, paume de la main, dos de la main, la main entière, avant-bras, coude, haut du bras, articulation de l'épaule, épaule, cou, chaque section du visage (front, œil, nez, menton, etc.), oreille, cuir chevelu, gorge, poitrine, côté de la cage thoracique, omoplate, taille, estomac, bas de l'abdomen, parties génitales, fesses, colonne vertébrale entière, cuisse, dessus et dessous du genou, tibia, mollet, cheville, dessus du pied, talon, plante du pied, chaque orteil.

6. Prenez conscience de votre corps en tant qu'un tout.

7. Répétez la rotation une fois ou davantage jusqu'à ce que le niveau adéquat de relaxation soit réalisé, en terminant toujours par la conscience de tout le corps.

8. Soyez conscient de tout le corps et de l'espace qui l'entoure.

   Sentez la tranquillité et la paix.

9. Réaffirmez votre intention initiale.

10. Préparez-vous mentalement à retourner à l'état de conscience ordinaire.

11. Bougez doucement les doigts pendant quelques instants, respirez profondément, et puis ouvrez les yeux.

Aucune limitation de temps ne s'applique à votre exécution du Yoga Nidra, à moins que vous n'en imposiez une. Attendez-vous à sortir naturellement du sommeil yogique, que ce soit après 15 mn ou après une heure entière. Vous pourriez aussi simplement vous endormir. Donc, si vous avez des choses à faire après, assurez-vous de régler votre montre-bracelet ou votre réveil pour un signal de réveil *doux*.

Chapitre 5

Simplifier la respiration et le mouvement

Dans ce chapitre :
- Comprendre les principes de base de la respiration.
- Examiner en détail les mécanismes de la respiration.
- Associer respiration et mouvement postural.
- Ajouter le son à la pratique posturale.
- Présentation des méthodes traditionnelles de contrôle de la respiration.

Les maîtres du Yoga ont découvert l'utilité de la respiration il y a des milliers d'années et, dans le Hatha-Yoga, ils ont perfectionné un système de contrôle conscient de la respiration. Dans ce chapitre, nous allons partager leurs secrets avec vous. Dans l'ancienne langue sanskrite, le même mot désigne la *respiration* et la *vie* – *prana* –, ce qui vous donne une bonne idée de l'importance que le Yoga accorde à la respiration pour votre bien-être.

Dans ce chapitre, nous allons vous montrer comment utiliser la respiration consciente associée aux postures du Yoga, et vous présenter plusieurs exercices de respiration que vous pourrez exécuter en étant assis sur une chaise ou, si c'est précisément ce que vous êtes en train de faire, en tenant l'une des postures de Yoga assises. Combinez toujours mouvement dans une posture et mouvement de sortie d'une posture avec la respiration correcte, car le mélange augmente considérablement l'effet sur votre santé physique et votre tranquillité mentale. Le Yoga sans le *prana* serait comme mettre une casserole vide sur le feu et espérer en obtenir un délicieux repas.

Respirez la santé !

Représentez-vous votre souffle comme votre ami le plus intime. Votre souffle vous accompagne de la naissance à la mort. Dans une journée, vous respirez entre 20 000 et 30 000 fois. Le plus souvent, toutefois – et à moins que vous n'ayez des problèmes de respiration –, vous n'en êtes qu'à peine conscient. C'est comme considérer votre meilleur ami comme allant tellement de soi que la relation finisse par en devenir viciée et soit mise en danger. Soyez-en sûr, permettre à la respiration de s'effectuer automatiquement n'est pas forcément à votre avantage, car automatique ne signifie pas toujours optimal. En fait, les habitudes de respiration de la plupart des gens sont assez mauvaises, à leur grand désavantage. Ils accumulent beaucoup d'air vicié dans leurs poumons, qui deviennent aussi peu productifs qu'une amitié viciée. Il est connu que la mauvaise respiration entraîne et augmente le stress. Inversement, le stress raccourcit votre respiration et augmente votre niveau d'anxiété.

Vous pouvez contribuer à réduire le stress par la simple pratique de la respiration yogique. Entre autres choses, la respiration charge votre sang d'oxygène, qui, en nourrissant et en réparant les cellules de votre corps, maintient votre santé au niveau le plus désirable. La respiration superficielle, qui est très répandue, n'oxygène pas de façon très efficace les cinq litres de sang qui circulent dans vos artères et dans vos veines. En conséquence, les toxines s'accumulent dans les cellules. Avant que vous n'ayez eu le temps de vous en apercevoir, vous vous sentez mentalement engourdi avec le moral à zéro, et finalement les organes commencent à mal fonctionner. Est-il donc étonnant que la respiration soit le meilleur outil à votre disposition pour influer en profondeur sur votre corps et sur votre esprit ?

La mauvaise haleine peut être améliorée en brossant régulièrement vos dents et en suçant de temps en temps un bonbon à la menthe. La mauvaise respiration, elle, est une mauvaise habitude qui exige que l'on change davantage : vous devez entraîner à nouveau votre corps par la conscience de la respiration.

Dans le Yoga, la respiration régulée consciemment possède les trois applications suivantes :

- ✔ Utilisez-la conjointement aux diverses postures pour atteindre l'effet le plus profond possible et préparer le mental à la méditation.
- ✔ Utilisez la maîtrise du souffle (appelée *pranayama*) pour augmenter votre vitalité.
- ✔ Utilisez-la comme une méthode de guérison, dans laquelle vous dirigerez consciemment la respiration vers une partie spécifique ou un organe de votre corps pour lever les blocages énergétiques et faciliter la guérison ; c'est la version douce de l'acupuncture par le Yoga.

Une respiration de haute qualité

Avant de sauter dans le bain et de faire des changements radicaux de votre méthode de respiration, prenez quelques minutes pour évaluer votre style de respiration actuel. Il vous sera peut-être utile de consigner par écrit vos observations sur vos habitudes respiratoires pendant deux jours, en notant comment les changements de respiration se produisent avec les situations autour de vous. Vérifiez votre respiration en vous posant les questions suivantes :

- ✔ Ma respiration est-elle superficielle (mon abdomen et ma poitrine bougent-ils à peine lorsque je remplis mes poumons d'air) ?
- ✔ Est-ce que je respire souvent irrégulièrement (le rythme de ma respiration est-il disharmonieux) ?
- ✔ Est-ce que je perds facilement mon souffle ?
- ✔ Ma respiration est-elle parfois difficile ?
- ✔ Est-ce que je respire trop vite en général ?

Si vous répondez à l'une de ces questions par oui, vous constituez un candidat idéal pour la respiration yogique. Même si vous n'avez pas répondu par oui, la pratique de la respiration yogique fera quand même du bien à votre mental et à votre corps.

L'aspect cosmique de la respiration

Les textes du Yoga affirment que nous respirons en moyenne 21 600 fois par jour. Ce nombre, qui se trouve dans le domaine accepté par la recherche moderne, est profondément symbolique. Voici pourquoi : 21 600 est un cinquième de 108 000. Le nombre 108, ou ses multiples, est chargé d'une signification spéciale en Inde. L'importance est liée au fait astronomique que la distance entre le soleil et la terre est 108 fois celle du diamètre du soleil. Étant donné que le soleil symbolise des niveaux supérieurs de réalité, c'est la version hindoue de l'échelle de Jacob.

Le symbolisme est représenté dans les 108 perles des chapelets utilisés par de nombreux adeptes du Yoga en Inde. Un tour complet du chapelet est un voyage symbolique de la terre au paradis, c'est-à-dire de la conscience ordinaire à la conscience supérieure. Et, sûrement pas par hasard, le nombre de respirations journalières est un cinquième de 108 000, parce que le nombre 5 est associé à l'air en tant qu'élément.

Cette corrélation entre le corps-mental humain et l'univers en général est l'une de celles que beaucoup de maîtres de Yoga enseignent.

À propos, les hommes respirent en moyenne 12 à 14 fois par minute, les femmes 14 à 15 fois. Respirer à un rythme nettement plus rapide – associé habituellement à la *respiration par la poitrine* – s'appelle l'hyperventilation, qui mène à la réduction du dioxyde de carbone (votre corps a besoin d'une certaine quantité de ce gaz pour maintenir un équilibre correct acide-base dans le sang).

Relaxez-vous en effectuant quelques respirations profondes

Pensez au nombre de fois que vous avez entendu dire : « Maintenant, respirez profondément et calmez-vous. » Cette recommandation est très courante, car elle fonctionne vraiment ! Des cliniques spécialisées dans le traitement contre la douleur utilisent la respiration pour le contrôle de la douleur. Les maternités enseignent des techniques de respiration apparentées au Yoga à chacun des deux parents pour faciliter l'accouchement. De plus, depuis les années 1970, les « gurus du stress » ont enseigné la respiration yogique avec beaucoup de succès dans les entreprises.

La respiration yogique, c'est comme envoyer un fax à votre système nerveux avec pour message de se détendre.

Une manière simple de faire l'expérience de l'effet de la simple respiration est d'essayer l'exercice suivant :

1. **Asseyez-vous confortablement dans votre fauteuil.**

2. **Fermez les yeux et visualisez un cygne glissant pacifiquement à travers un lac clair comme du cristal.**

3. **Maintenant, comme le cygne, laissez votre respiration couler dans un long mouvement, régulier et pacifique. Si possible, inspirez et expirez par votre nez.**

    Si votre nez est bouché, essayez la combinaison nez et bouche, ou seulement la bouche.

4. **Allongez votre respiration jusqu'à son maximum confortable pendant 20 fois, puis laissez-la progressivement revenir à la normale.**

5. **Ensuite, prenez quelques instants pour vous asseoir les yeux fermés, et notez comment vous vous sentez en général. Existe-t-il une différence par rapport à la « normale » ?**

    Pouvez-vous vous imaginer comme vous seriez détendu et calme après 10 à 15 minutes de respiration yogique consciente ?

La pratique de la respiration yogique sans danger

En attendant de faire l'expérience de la puissance calmante et reconstituante de la respiration yogique, prenez le temps de réfléchir à quelques conseils de sécurité qui pourront vous être utiles pour profiter de votre expérience.

- Si vous avez des problèmes avec vos poumons (tels qu'un rhume ou de l'asthme), ou si vous avez une maladie cardiaque, consultez d'abord votre médecin avant de vous embarquer dans la maîtrise du souffle, même sous la supervision d'un thérapeute par le Yoga (à moins qu'il ou elle ne soit également médecin).
- Ne pratiquez pas les exercices respiratoires lorsque l'air est trop froid ou trop chaud.
- Évitez de pratiquer dans un air pollué, y compris par la fumée de l'encens ; chaque fois que c'est possible, pratiquez la maîtrise du souffle à l'extérieur ou avec une fenêtre ouverte ; les ions négatifs sont bénéfiques à votre santé, du moins avec modération. Ces ions sont des atomes portant une charge électrique négative. Les ions positifs sont produits par votre téléviseur et par votre ordinateur et sont mis en relation avec la fatigue, les maux de tête et les problèmes respiratoires.
- Ne forcez pas votre respiration – restez détendu en faisant les exercices de respiration.
- N'exagérez pas le nombre de répétitions. Restez dans le cadre des lignes directrices que nous donnons pour chaque exercice.
- Ne portez ni pantalon ni ceinture qui vous serre.

Récoltez les fruits d'une pratique du Yoga sans danger

En plus de relaxer le corps et de calmer le mental, la respiration yogique apporte un spectre complet d'autres bénéfices qui fonctionnent comme une assurance vie, et protègent votre investissement dans une vie plus longue et plus saine. Voici six gains importants que la respiration contrôlée vous apportera :

- ✔ Elle stimule votre métabolisme (le meilleur gestionnaire de votre poids).
- ✔ Elle utilise des muscles qui aident automatiquement à améliorer votre posture de telle sorte que vous pourrez éviter le maintien raide et affaissé qui est caractéristique de si nombreuses autres personnes.
- ✔ Elle maintient l'élasticité des poumons, ce qui vous permet d'absorber davantage de cette nourriture qu'est l'oxygène pour les 50 billions de cellules de votre corps.
- ✔ Elle harmonise la zone abdominale, qui est une région facilement affectée par des problèmes de santé, car beaucoup de maladies commencent dans les intestins.
- ✔ Elle contribue à renforcer votre système immunitaire.
- ✔ Elle réduit les niveaux de tension et d'anxiété.

Feu T. Krishnamacharya de Madras, en Inde – l'un des grands maîtres de Yoga du XXe siècle –, constitue une illustration parfaite des bénéfices de la respiration yogique. Lors de la fête de son 100e anniversaire, il ouvrit la cérémonie en chantant un son *Om* continu de 30 secondes. Il s'assit aussi parfaitement droit sur le sol pendant plusieurs heures chaque jour au cours des festivités qui durèrent plusieurs jours. Pas mal pour un centenaire !

Un autre exemple. Chris Briscoe est une beauté du baby-boom, mère de deux garçons adultes, et directrice d'un centre socio-éducatif. Alors qu'elle avait environ vingt ans, elle se mit à souffrir d'asthme et dut pendant 25 ans prendre des médicaments puissants et des piqûres anti-allergiques. Si Chris se réveillait avec la respiration difficile le matin, elle pouvait s'attendre à être à l'hôpital dans la soirée. Les exercices d'aérobic et les allergies provoquaient aussi son asthme. En 1990, Chris participa pour la première fois à un cours de Yoga facile de Larry Payne au centre socio-éducatif de Malibu, où elle apprit la respiration yogique et les principes du souffle et du mouvement. Après seulement trois mois de participation au cours deux fois par semaine, en pratiquant la respiration yogique chez elle et en prenant des herbes chinoises, Chris put arrêter de prendre son médicament contre l'asthme et de faire ses piqûres anti-allergiques. Elle participe au cours depuis presque dix ans, et ne prend plus de médicaments.

Respirez par le nez

Peu importe ce que l'on vous dira, la respiration yogique est effectuée typiquement par le nez, à la fois durant l'inspiration et l'expiration. Pour les yogis et yoginis traditionnels, la bouche est destinée à manger et le nez à respirer. Nous avons au moins trois bonnes raisons pour respirer par le nez :

- ✔ Cela ralentit la respiration parce que vous respirez à travers deux petits orifices au lieu du grand orifice de votre bouche : la lenteur est bonne en Yoga.

- ✔ L'air est filtré de façon hygiénique et réchauffé par le passage nasal. Même l'air le plus pur contient au moins des particules de poussière et au pire tous les polluants toxiques d'une métropole.

- ✔ Selon le Yoga traditionnel, la respiration nasale stimule le centre d'énergie subtile – appelé *ajna-chakra* – qui est situé près des sinus sur le point entre les sourcils. Cet endroit très important est le point de rencontre du courant d'énergie vitale (*prana*) de gauche (refroidissant) et de droite (réchauffant) qui agit directement sur le système nerveux et sur les glandes endocrines. (Pour les deux courants, reportez-vous à la section « Respiration alternée par les narines », plus loin dans ce chapitre.)

La sagesse populaire sait qu'il n'existe pas de règle sans exception, ce qui est aussi le cas avec la règle yogique de la respiration par le nez. Quelques rares techniques yogiques classiques de maîtrise du souffle exigent de respirer par la bouche. Lorsque nous vous présenterons une technique de respiration par la bouche, nous vous en avertirons.

Que faire si je ne peux pas respirer par le nez ?

Certains d'entre vous souffrent peut-être de conditions physiologiques qui empêchent la respiration par le nez. Le Yoga est bien sûr capable de s'adapter. Si vous avez des difficultés à respirer en étant couché, essayez assis. Le moment de la journée peut aussi avoir son importance dans votre aptitude à respirer. Par exemple, il se peut que vous soyez plus congestionné ou allergique le matin que l'après-midi. Vous pouvez bien sûr détecter les différences. Si vous n'êtes toujours pas fixé sur une méthode de respiration confortable, essayez d'abord d'inspirer par le nez et d'expirer par la bouche et, si cela ne fonctionne pas, respirez simplement par la bouche et ne vous faites pas de souci pour l'instant. Les soucis sont toujours contre-productifs.

Que diriez-vous de respirer tout le temps par le nez ?

Beaucoup de gens pratiquent plusieurs activités physiques. Chacune a ses propres lignes directrices et règles de respirations, que nous vous conseillons de suivre. Par exemple, il est recommandé pour la majorité des activités d'aérobic – course, marche, lever des haltères, etc. – que vous inspiriez par le nez et que vous expiriez par la bouche. La raison : vous avez besoin de déplacer rapidement beaucoup d'air pour le faire entrer et sortir des poumons. Et respirer uniquement par le nez en nageant peut être très dangereux. En fait, nous ne recommandons pas le *pranayama* sous l'eau à moins que vous ne preniez plaisir à sentir de l'eau se frayer son chemin vers vos poumons.

Au début, gardez la respiration yogique pour vos exercices de Yoga. Plus tard, une fois que vous y serez plus habile, vous pourrez si vous le souhaitez décider d'adopter la respiration nasale pendant toutes les activités normales. Vous pourrez alors bénéficier de tous ses effets calmants et hygiéniques tout au long de la journée.

Les mécanismes de la respiration yogique

La plupart des gens respirent soit superficiellement par la poitrine, soit superficiellement par le ventre. La respiration yogique comporte une respiration complète qui fait gonfler à la fois la poitrine et l'abdomen pendant l'inspiration soit vers le haut en partant de l'abdomen, soit vers le bas en partant de la poitrine. Les deux techniques sont valables (voir figures 5-2 et 5-3).

Le souffle maîtrisé

Selon le Yoga, la respiration contrôlée présente quatre aspects :

- L'inspiration (*puraka*).
- La rétention ou le maintien après l'inspiration (*antar-kumbhaka*).
- L'expiration (*recaka*).
- La rétention ou le maintien après l'expiration (*bahya-kumbhaka*).

Dans ce livre, nous mettons l'accent sur l'expiration. Certaines autorités classiques du Yoga parlent également d'un type de rétention qui a lieu spontanément et sans effort à certains niveaux supérieurs de conscience. Cette rétention est connue sous le nom de *kevala-kumbhaka*, ou rétention absolue.

La respiration yogique implique de respirer de façon plus profonde qu'habituellement, ce qui à son tour apporte davantage d'oxygène dans votre système. Ne soyez pas surpris si vous vous sentez un peu étourdi, voire pris de vertige au début. Si cela arrive pendant que vous pratiquez le Yoga, reposez-vous simplement quelques minutes, ou allongez-vous jusqu'à ce que vous ayez envie de reprendre. Souvenez-vous que vous n'êtes pas pressé.

Certains adeptes du Yoga pensent que le souffle s'écoule soit vers le bas dans la poitrine, soit vers le haut. Ce n'est pas comme cela. Le souffle vient bien évidemment toujours du haut (soit du nez, soit de la bouche), puis s'étend dans les poumons, en fonction de la contraction des muscles supérieurs du torse. Toute suggestion d'un mouvement du souffle vers le haut ou vers le bas est entièrement due à la séquence de votre contrôle musculaire et au flux de votre attention.

Aussi bien pour la respiration par la poitrine que pour la respiration abdominale, l'abdomen se rétracte pendant l'expiration. D'un point de vue mécanique, la respiration de Yoga fait bouger la colonne vertébrale et travailler les muscles et organes de la respiration, qui comprennent en premier lieu le diaphragme, les muscles intercostaux (entre les côtes) et abdominaux, les poumons et le cœur. Lorsque le diaphragme se contracte, il est tiré vers le bas, ce qui donne plus de place aux poumons pendant l'inspiration. La poitrine s'élargit sensiblement. Quand le diaphragme se détend, il retrouve sa forme courbée vers le haut, et force l'air à sortir des poumons.

Le diaphragme est un muscle large, mince et voûté qui sépare le thorax (poumons, cœur) de l'abdomen (estomac, foie, reins et autres organes abdominaux). Il est fixé tout autour de l'extrémité inférieure de la cage thoracique et, par une paire de muscles puissants, aux vertèbres lombaires (première à quatrième). Le diaphragme et les muscles de la poitrine activent les poumons, qui ne possèdent eux-mêmes pas de muscles.

Votre diaphragme et vos émotions

Sur le plan psychologique, les gens ont tendance à utiliser le diaphragme comme un « couvercle » avec lequel ils « embouteillent » (refoulent) leurs émotions « pas digérées » ou indésirées de colère et de peur. Une contraction chronique du diaphragme lui fait perdre sa souplesse et bloque la libre circulation de l'énergie entre l'abdomen et le thorax (donc entre la partie inférieure des intestins et les sentiments associés au cœur). La respiration yogique aide à restaurer la souplesse et le fonctionnement du diaphragme et supprime les obstacles à la circulation de l'énergie psychosomatique (la force vitale). Vous pourrez alors ressentir la libération de vos émotions, ce qui pourra vous amener à les intégrer au reste de votre vie.

La respiration profonde n'influe pas seulement sur les organes de votre thorax et de votre abdomen, elle atteint aussi en profondeur vos émotions « viscérales ». Ne soyez pas surpris si des soupirs et parfois même quelques larmes accompagnent la délivrance de la tension que votre travail de respiration accomplit. Ce sont des signes bienvenus que vous êtes en train d'enlever l'armure musculaire que vous avez placée autour de votre abdomen et de votre cœur. Au lieu de vous faire du souci ou d'en être gêné, réjouissez-vous dans votre liberté intérieure nouvellement acquise ! Les adeptes du Yoga savent que les hommes, les vrais, pleurent.

Appréciez la respiration yogique complète

Si la respiration superficielle ou irrégulière met votre bien-être en danger, la respiration yogique complète est le ticket qui vous permettra d'obtenir une excellente santé physique et mentale. Même si vous ne connaissez aucun autre exercice de Yoga, la respiration complète de Yoga – intégralement combinée avec la relaxation – vous sera quand même d'un bénéfice inestimable. Ce sera votre arme secrète, sauf bien entendu que le Yoga ne croit pas en l'usage de la force.

La respiration par le ventre

Avant que vous ne plongiez dans la pratique de la respiration yogique complète, essayez cet exercice :

1. **Allongez-vous à plat sur le dos et placez une main sur votre poitrine, et l'autre sur votre abdomen (Figure 5-1).**

Figure 5-1 :
La respiration par le ventre entraîne le diaphragme et vous prépare à la respiration yogique complète.

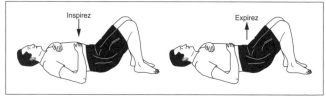

   Placez un petit coussin ou une couverture pliée sous votre tête si vous ressentez une tension dans le cou ou si votre menton est renversé vers le haut. Placez un grand coussin sous les genoux si votre dos n'est pas à l'aise.

2. **Respirez profondément et lentement 15 à 20 fois.**

   Pendant l'inspiration, dilatez votre abdomen. Pendant l'expiration, contractez votre abdomen, mais gardez la poitrine aussi immobile que possible. Vos mains servent à détecter les mouvements.

3. **Faites une pause de deux secondes entre l'inspiration et l'expiration, en gardant la gorge souple.**

La respiration du ventre vers la poitrine

Dans la respiration du ventre vers la poitrine, montrée à la figure 5-2, vous exercez vraiment les muscles de votre poitrine et le diaphragme, ainsi que les poumons, et vous faites cadeau à votre corps de plein d'oxygène et d'énergie vitale (*prana*). Vos cellules vont bourdonner d'énergie, et votre cerveau vous sera très reconnaissant de ce coup de pouce. Vous pouvez utiliser cette forme de respiration avant de pratiquer la relaxation, avant l'exécution de postures de Yoga, et pendant l'exécution au moment où c'est indiqué, et en fait n'importe quand lorsque vous en aurez envie tout au long de la journée. Il n'est pas forcément nécessaire que vous soyez allongé, comme c'est le cas dans l'exercice suivant. Vous pouvez être assis ou même marcher. Après avoir pratiqué cette technique pendant quelque temps, vous vous apercevrez peut-être qu'elle est devenue une seconde nature.

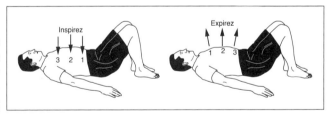

Figure 5-2 : Voici la respiration de Yoga classique.

1. **Allongez-vous à plat sur le dos avec les genoux pliés et les pieds sur le sol, l'écartement des pieds identique à la largeur du bassin, et détendez-vous.**

    Placez un petit coussin ou une couverture pliée sous votre tête si vous ressentez une tension dans le cou ou si votre menton est renversé vers le haut. En cas d'inconfort du dos, placez un grand coussin sous les genoux.

2. **Inspirez en dilatant l'abdomen, puis les côtes, et finalement la poitrine.**

   Faites une pause de deux secondes environ.

3. **Expirez en relâchant les muscles de la poitrine et des épaules, en contractant ou en rentrant l'abdomen doucement et de façon régulière.**

   Faites à nouveau une pause de 2 secondes environ.

4. **Répétez cette séquence.**

Vous pouvez accroître considérablement la valeur de cet exercice et celle d'autres en y participant entièrement avec votre mental. *Sentez* l'air qui remplit vos poumons. *Sentez* vos muscles travailler. *Sentez* votre corps dans son ensemble. *Visualisez* la précieuse énergie vitale qui entre dans vos poumons et dans chaque cellule de votre corps, pour vous rajeunir et vous vitaliser. Pour vous aider à sentir plus profondément cet exercice, gardez les yeux fermés. Vous pouvez aussi placer les mains sur l'abdomen et le sentir se dilater pendant l'inspiration.

La respiration de la poitrine vers le ventre

La respiration yogique est traditionnellement enseignée depuis l'abdomen vers le haut pendant l'inspiration, ce que vous pouvez constater dans de nombreuses publications sur le Yoga (reportez-vous à la figure 5-2). Cette méthode fonctionne très bien pour de nombreuses personnes. Toutefois, dans les années 1960, le maître de Yoga T. K. V. Desikachar, avec les conseils de son père, feu T. Krishnamacharya, commença à adapter la respiration traditionnelle yogique aux besoins des élèves occidentaux.

Réfléchissez-y ! En Occident, nous restons assis sur des chaises et nous penchons en avant trop longtemps. Notre routine journalière de position assise commence tôt le matin lorsque nous allons au WC. Nous nous penchons ensuite au-dessus du lavabo pour brosser nos dents et faire ce qui est nécessaire pour notre visage. Nous nous asseyons à table pour le petit déjeuner, puis nous nous asseyons pour aller à l'endroit où nous travaillons. Au travail, nous passons encore

Chapitre 5 : Simplifier la respiration et le mouvement 101

beaucoup de temps assis, peut-être avachi devant un ordinateur ou une machine à écrire, ou penché sur une machine. Finalement, dans la soirée, nous rentrons à la maison et nous nous asseyons pour le dîner, puis peut-être en face du téléviseur ou de l'ordinateur personnel jusqu'à ce que les yeux se brouillent.

La respiration de la poitrine vers le ventre fait cambrer la colonne vertébrale et le haut du dos pour compenser tout ce temps passé penché en avant tout au long de la journée, et elle fonctionne aussi très bien pour prendre des postures de Yoga et revenir à la position de départ. La respiration de la poitrine vers le ventre est aussi un excellent stimulant le matin et peut même être effectuée avant le saut du lit. Nous ne recommandons pas d'effectuer cet exercice tard le soir, car il se peut que cela vous tienne éveillé.

L'exercice suivant complète la respiration du ventre vers la poitrine (illustrée par la figure 5-2). Comme pour la technique de respiration du ventre vers la poitrine, vous pouvez pratiquer l'exercice suivant en étant allongé ou en marchant.

1. **Allongez-vous à plat sur le dos avec les genoux pliés et les pieds sur le sol, l'écartement des pieds identique à la largeur du bassin, et détendez-vous.**

   Placez un petit coussin ou une couverture pliée sous votre tête si vous ressentez une tension dans le cou ou si votre menton est renversé vers le haut. En cas d'inconfort du dos, placez un grand coussin sous les genoux.

2. **Inspirez en dilatant la poitrine du haut vers le bas et en continuant ce mouvement vers le bas en direction du ventre (Figure 5-3 a.).**

   Faites une pause de deux secondes environ.

3. **Expirez en contractant ou en rentrant l'abdomen doucement et de façon régulière en partant juste dessous le nombril (Figure 5-3 b.).**

   Faites une pause de deux secondes environ.

4. **Répétez cette séquence.**

Figure 5-3 :
La nouvelle respiration de Yoga.

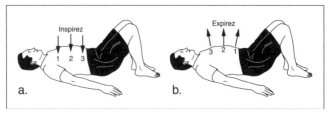

a.   b.

La respiration focalisée pour débutants

Si vous avez des difficultés à vous synchroniser avec le rythme des techniques de respiration complète du Yoga, vous pouvez d'abord essayer une méthode simple que nous appelons *respiration focalisée*. La respiration focalisée constitue un excellent tremplin vers toutes les autres techniques, et pourrait bien être ce dont vous avez besoin pour vous mettre en confiance.

Première phase

Pendant que vous pratiquez le Yoga, suivez simplement les instructions que nous vous donnons pour inspirer et expirer pendant chaque posture : respirez uniquement par le nez, et allongez un peu la respiration par rapport à la normale. C'est tout ce que vous devez faire ! Ne vous souciez pas de savoir où la respiration commence et où elle se termine, respirez simplement lentement et régulièrement. (Nous présentons les postures dans la troisième partie.)

Deuxième phase

Après vous être habitué à la pratique de la première phase, ajoutez simplement une courte pause d'une ou deux secondes après l'inspiration et une autre après l'expiration.

Troisième phase

Lorsque vous serez à l'aise avec les pratiques des première et deuxième phases, ajoutez-y le mouvement suivant : rentrez le ventre pendant l'expiration – sans forcer ni exagérer.

Faites une pause

Pendant votre respiration superficielle normale, vous noterez une légère pause naturelle entre l'inspiration et l'expiration. Cette pause devient très importante dans la respiration yogique. Bien que sa durée ne soit habituellement que d'une ou deux secondes, cette pause est un moment naturel de calme et de méditation. Si vous faites attention à cette pause, elle peut vous aider à devenir plus conscient de l'unité entre le corps, la respiration et le mental – tous sont des éléments clés de votre pratique du Yoga. Avec l'aide d'un professeur, vous pouvez aussi apprendre à allonger les pauses au cours des diverses postures de Yoga pour en augmenter ses effets bénéfiques.

La respiration et le mouvement postural sont associés dans le Yoga

Dans le Hatha-Yoga, la respiration est tout aussi importante que les postures, que nous décrivons dans la troisième partie. La manière dont vous respirez en effectuant le mouvement pour prendre la posture, en la maintenant, en effectuant les mouvements pour revenir à la position initiale peut grandement augmenter l'efficacité et le bénéfice que vous tirez de votre pratique.

Représentez-vous la respiration comme un « bonus au kilométrage ». Plus vous utilisez votre respiration consciemment, plus le kilométrage que vous gagnerez pour votre santé et votre longévité sera important. Voici quelques lignes directrices :

- Permettez à la respiration d'entourer le mouvement. La respiration précède le mouvement de deux secondes ; vous commencez donc par respirer (à la fois inspiration et expiration), puis vous faites le mouvement.
- En inspirant, le corps s'ouvre ou s'étire.
- En expirant, le corps se plie ou se contracte.
- L'inspiration comme l'expiration se terminent par une pause naturelle.
- Au début, laissez la respiration dicter la longueur du mouvement postural. Par exemple, si vous levez les bras en inspirant et manquez d'air avant d'atteindre votre objectif, faites simplement une pause de respiration pendant un moment, puis ramenez les bras en bas en expirant. Avec la pratique, votre respiration va progressivement s'allonger.
- Laissez la respiration elle-même être votre professeur. Si votre respiration devient difficile, il est temps de faire marche arrière ou de revenir d'une posture.
- Essayez de sentir la respiration s'écouler dans la zone avec laquelle vous travaillez dans toute posture donnée.

Respirer dans quatre directions

Vous pouvez déplacer votre corps dans quatre directions naturelles :

- **Flexion** : se pencher en avant.
- **Extension** : se pencher en arrière.
- **Flexion latérale** : se pencher sur le côté.
- **Torsion** : tordre le corps.

Lorsque les gens bougent, ils ont normalement tendance à retenir ou à forcer leur respiration. Dans le Yoga, vous suivez simplement le flux naturel de la respiration. Adoptez les règles suivantes :

- Inspirez lorsque vous prenez des postures de flexion vers l'arrière (comme le montre la figure 5-4a).

- Expirez lorsque vous prenez des postures de flexion vers l'avant (voir Figure 5-4b).
- Expirez lorsque vous prenez des postures de flexion sur le côté (voir Figure 5-4c).
- Expirez lorsque vous prenez des postures de torsion (comme le montre la figure 5-4d).

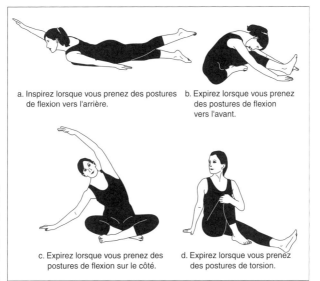

a. Inspirez lorsque vous prenez des postures de flexion vers l'arrière.
b. Expirez lorsque vous prenez des postures de flexion vers l'avant.
c. Expirez lorsque vous prenez des postures de flexion sur le côté.
d. Expirez lorsque vous prenez des postures de torsion.

Figure 5-4 : Il est important de respirer correctement pendant les postures.

Comprendre les rôles du mouvement (phase dynamique) et de la tenue (phase statique) des postures de Yoga

La plupart des livres de Yoga parlent de postures de Yoga *stationnaires* ou *maintenues* (*asanas*). Nous vous suggérons, avant d'apprendre à maintenir une posture, de vous familiariser d'abord avec les mouvements qui permettent d'atteindre les postures présentées dans ce livre et de revenir à la position initiale. Suivez toujours, bien entendu, les lois de respiration et de mouvement que nous avons énoncées dans la section précédente sur l'inspiration et l'expiration. Puis, lorsque vous serez capable de prendre une posture et de revenir à la position de départ facilement et avec confiance, essayez de tenir la posture pendant un petit moment *sans* retenir ni forcer votre respiration. Vous pouvez voir que vous êtes en train de forcer lorsque votre visage se transforme en grimace ou lorsque vous sentez qu'il devient rouge comme une tomate. Apprendre à adopter une posture et à revenir à la position de départ avant d'apprendre à tenir cette posture est important pour trois raisons :

- ✔ Cela aide à préparer les muscles et les articulations en apportant un afflux de sang dans la zone concernée. Il s'agit en quelque sorte de « huiler vos articulations », ce qui ajoute un facteur de sécurité.
- ✔ Cela vous aide à sentir la relation étroite entre corps, respiration et mental.

Dans le cas des postures d'étirement, le fait d'effectuer les mouvements permettant de prendre une posture donnée et de revenir à la position de départ confirment le concept de *facilitation neuromusculaire proprioceptive*. Si vous tendez un muscle avant de l'étirer soit par une douce résistance (isotonique) soit en poussant contre une force fixe (isométrique), l'étirement qui suit est plus profond que si vous n'utilisez qu'une seule pose statique. La recherche scientifique confirme ce phénomène. Si vous souhaitez faire vous-même l'expérience de ce phénomène, essayez l'exercice suivant avec un partenaire (Figure 5-5).

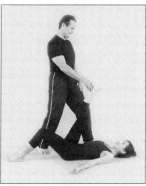
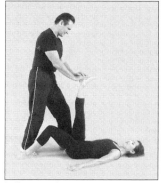

a. Testez la souplesse de votre jarret.   b. Opposez résistance avec votre talon.

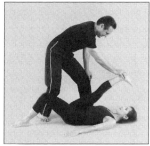

Figure 5-5 : Testez votre nouvelle souplesse, et profitez du miracle du Yoga !

c. Et voyez les résultats !

Le miracle du Yoga

1. **Étendez-vous sur le dos, la jambe gauche pliée et le pied gauche sur le sol ; la jambe droite est levée en l'air et légèrement pliée.**

   Demandez à votre partenaire de se tenir debout près de vos pieds et de tester la souplesse des tendons de votre jarret en tenant l'arrière de votre talon droit et en le poussant doucement vers vous jusqu'à ce que vous rencontriez le premier point de résistance. Au sol, vous êtes détendu et ne résistez pas (Figure 5-5a). Assurez-vous bien de ne rien forcer.

2. **Ramenez maintenant votre jambe droite au point de départ et commencez ensuite à pousser contre la main de votre partenaire debout (Figure 5-5b).**

   Le partenaire debout prend maintenant une position plus stable en écartant un peu plus les jambes, il plie un peu ses genoux pour se soutenir et résiste doucement à votre pied droit soit complètement (de façon *isométrique*) soit en permettant à votre pied de bouger un peu avec résistance (de façon *isotonique*).

   Les deux tests produisent le même effet. En poussant contre la main de votre partenaire, les muscles du jarret droit se tendent. Tendez ces muscles pendant environ 10 secondes.

3. **Après approximativement 10 secondes, relaxez la jambe droite et demandez ensuite à votre partenaire debout de tester à nouveau la souplesse de la jambe et des tendons de votre jarret comme il l'a fait à l'étape 1, pour comparer (Figure 5-5c).**

   Et voyez le miracle du Yoga !

N'essayez pas de faire tomber votre partenaire, poussez jusqu'à ce que vous sentiez que les muscles de votre jambe se tendent. Ensuite, pendant environ dix secondes, relâchez votre jambe et laissez votre partenaire vous étirer à nouveau en poussant doucement contre votre talon, ce qui fait que votre jambe vient vers vous avec un mouvement qui n'est pas forcé, comme le montre la Figure 5-5c. Voyez jusqu'où vous pourrez vous étirer cette fois-ci. Vous pourriez être agréablement surpris !

Quelle doit être l'ampleur de mes mouvements et la durée du maintien de mes postures ?

Nous donnons le nombre des répétitions et la durée du maintien (phase statique) dans chacun des programmes que nous recommandons. Avec la pratique, vous développerez un sens de ce qui est bon pour vous. Cela dépend en grande partie de comment vous vous sentez à un moment donné. En général, nous suggérons *au moins trois répétitions et au maximum huit* pour une posture *dynamique* ou avec mouvement. Vous pouvez vous élaborer un programme ne comportant que des postures dynamiques, mais nous recommandons normalement une combinaison de postures statiques et dynamiques.

Nous vous demandons souvent de maintenir une posture pendant la durée de 6 à 8 respirations, ce qui correspond à environ 30 secondes. Continuez à respirer en maintenant la posture – ne retenez pas votre souffle.

Puis-je faire un bond durant la phase statique d'une posture d'étirement ?

De temps en temps, nous observons encore des adeptes zélés du Yoga qui cherchent à obtenir une meilleure souplesse en faisant un bond au cours de la phase statique d'une posture d'étirement. Cette pratique fait partie de l'entraînement de la vieille école, et ce n'est pas une si bonne habitude que ça. Faire un bond n'a pas seulement tendance à vous dissocier de la respiration, cela peut en plus être risqué, surtout si vos muscles ne sont pas suffisamment souples ni correctement échauffés. Soyez aimables avec vous-même !

Comment puis-je commencer à combiner la respiration et le mouvement ?

Les flèches qui apparaissent dans les exercices suivants et n'importe où ailleurs vous indiquent la direction du mouvement postural et la partie de la respiration qui accompagne le mouvement. *Inspirez* signifie inspiration. *Expirez* signifie expiration ; *respirations* signifie le nombre de respirations définissant la longueur du maintien de la posture.

1. **Couchez-vous confortablement sur le dos, les jambes allongées ou pliées.**

   Placez les bras le long du corps à côté des hanches avec les paumes des mains tournées vers le sol (Figure 5-6a).

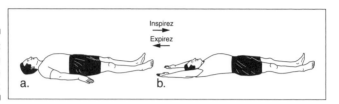

Figure 5-6 : La respiration enveloppe le mouvement.

2. **Inspirez par le nez et, après une ou deux secondes, commencez à lentement lever les bras au-dessus de votre tête – en synchronisation avec l'inspiration – jusqu'à ce qu'ils touchent le sol derrière vous (Figure 5-6b).**

   Gardez les bras légèrement pliés.

3. **Après avoir atteint la fin de l'inspiration, prenez une pause d'une ou deux secondes même si vos bras n'atteignent pas le sol. Puis expirez lentement par le nez et ramenez les bras à leur position de départ en suivant le même chemin (que dans l'étape 1).**

4. **Répétez ce mouvement à un rythme bien lent.**

   Souvenez-vous d'ouvrir ou de dilater en inspirant, et de plier ou de contracter en expirant.

Une fois que vous serez à l'aise dans cet exercice, combinez-le à l'une de nos techniques de respiration recommandées : utilisez soit la respiration focalisée (reportez-vous à la section « La respiration focalisée pour débutants », plus haut dans ce chapitre), soit la respiration par le ventre (reportez-vous à la figure 5-1), soit la respiration du ventre vers la poitrine (reportez-vous à la figure 5-2), soit encore la respiration de la poitrine vers le ventre (reportez-vous à la figure 5-3). Vous pourrez décider vous-même de la technique que vous préférez en commençant à combiner la respiration au mouvement.

L'emploi de son pour la respiration yogique

Le son, qui est une forme de vibration, constitue l'un des moyens que le Yoga emploie pour harmoniser les vibrations de

De bonnes vibrations

Les maîtres de Yoga ont su depuis longtemps que l'univers est un océan de vibrations. Certains ont soutenu que même la Réalité Ultime est un état de vibration continuelle – une vibration qui dépasse les trois dimensions de l'espace. Le mot sanskrit qui désigne la vibration est *spanda*. Selon le Yoga, le corps et le mental humains sont constamment en train de vibrer. Toutefois, cette vibration est en disharmonie plus ou moins importante et hors de synchronisation avec la vibration suprême de la *Réalité Ultime* (dont nous parlons aux Chapitres 1 et 20). Cette disharmonie crée un sentiment de manque de bonheur, l'aliénation, et le sentiment que nous sommes séparés du monde dans lequel nous vivons. L'objectif du Yoga est de supprimer cette disharmonie et de synchroniser le corps et le mental à la Réalité Ultime, en restaurant ainsi la joie et le sentiment d'être rattaché à tout être et à toute chose.

votre corps et de votre esprit. En fait, la répétition de sons spéciaux constitue l'une des techniques les plus anciennes et les plus puissantes du Yoga. Nous allons vous montrer ici comment essayer cette technique conjointement à la respiration consciente. Un bon moyen pour démarrer est d'utiliser les syllabes *ah*, *ma* et *sa*, dont la consonance est douce. (Nous ne vous demandons pas de chanter, bien que chanter puisse aussi constituer une expérience aussi formidable qu'utile). Essayez les exercices suivants en étant assis sur une chaise ou sur le sol :

1. **Inspirez profondément, puis en expirant produisez un long son *ah* d'une manière qui vous soit agréable et confortable.**

   Continuez à produire le même son aussi longtemps que durera votre expiration. Prenez ensuite une respiration de repos entre deux exécutions, et répétez l'exercice au total cinq fois.

2. **Détendez-vous quelques instants, puis effectuez cinq répétitions, avec le son *ma*.**

Détendez-vous à nouveau et concluez en utilisant cinq fois le son *sa*. Après avoir terminé le cycle complet, asseyez-vous tranquillement pendant quelques minutes et notez combien vous serez détendu.

La vraie respiration yogique inclut également le *son de la gorge*, qui constitue une partie de la pratique traditionnelle *ujjayi*, ou contrôle « victorieux » de la respiration. Cette technique plus avancée est souvent prise à tort pour la respiration sonore. Le son de *ujjayi* est produit en contractant légèrement la gorge pendant l'inspiration et l'expiration, ce qui produit un léger chuintement similaire à la respiration d'un bébé ou à un ronflement très doux. Cette technique s'apprend le plus facilement pendant l'expiration. Vous pouvez ensuite l'appliquer progressivement à la phase d'inspiration. Si vous produisez correctement le son, vous noterez une légère contraction de votre abdomen. Le son sera pour vous audible, mais pas pour quelqu'un se tenant à environ 1,20m de vous. Ne vous forcez surtout pas au point de faire la grimace ! Si le son de gorge ne se produit pas tout de suite, remettez cette expérience à plus tard – vous n'êtes pas pressé.

Le son *ujjayi* est produit la bouche fermée en respirant par le nez.

La respiration sonore stimule le centre énergétique de la gorge et est assez relaxant. Quelques témoignages affirment que la respiration sonore ralentit le rythme cardiaque, abaisse la tension artérielle, et induit un sommeil plus profond et plus reposant.

La maîtrise du souffle selon la méthode traditionnelle

Le Hatha-Yoga comprend diverses méthodes de contrôle de la respiration. Toutes font partie des pratiques les plus avancées et poursuivent traditionnellement une très grande purification du corps et du mental. Certains professeurs occidentaux ont incorporé ces méthodes à leurs cours pour débutants, mais notre expérience nous montre qu'il vaut mieux les enseigner aux niveaux intermédiaires à avancés. Il existe toutefois trois méthodes que nous considérons adaptées pour les débutants,

Augmenter la force vitale par le Yoga

Selon le Yoga, le souffle n'est que l'aspect matériel d'une énergie qui est bien plus subtile et universelle. Il la nomme *prana*, ce qui signifie à la fois « souffle » et « vie ». Le terme correspond au concept chinois de *qi*, connu par un nombre croissant d'Occidentaux par l'acupuncture et les arts martiaux orientaux.

Cette force vitale est à l'origine de tout ce qui existe, et, finalement, c'est l'aspect de puissance (*shakti*) de l'âme elle-même. Lorsque le *prana* quitte le corps, nous mourons. C'est la raison pour laquelle les adeptes du Hatha-Yoga cherchent à préserver soigneusement cette force vitale et à la renforcer ou à l'augmenter le plus possible. La pratique la plus significative pour cela est la maîtrise du souffle, qui est nommée *pranayama*.

Ce terme sanskrit est souvent expliqué de façon incorrecte comme étant composé de *prana* et de *yama* (« contrôle »).

La racine correcte est de *prana* et de *ayama* – l'augmentation ou l'extension de la force vitale. Ce terme est en général traduit par maîtrise du souffle, ou contrôle de la respiration, mais il signifie bien plus.

La science a résolu de nombreux mystères, mais elle est toujours aussi déroutée quant à la vie elle-même. Certains savants croient maintenant qu'une énergie vitale subtile, qui ne peut être réduite à des phénomènes biochimiques, opère réellement dans le corps. Ils l'ont appelée *bioénergie* ou *bioplasma*. Par le Yoga, et particulièrement par la respiration yogique, vous pouvez apprendre à contrôler cette énergie dans votre corps, quel que soit le nom par lequel vous souhaitez l'appeler. Certains maîtres de Yoga peuvent même influer sur la force vitale dans le corps d'une autre personne, pour l'aider à guérir ou pour accélérer son éveil spirituel.

à condition que vous les pratiquiez avec les modifications et les précautions nécessaires.

Le Hatha-Yoga traditionnel enseigne la rétention du souffle – qui n'est pas une bonne idée pour les débutants. Dans cette section, nous nous consacrerons aux techniques qui sont sans danger pour toute personne en bonne santé.

Respiration alternée par les narines

Des chercheurs ont démontré en laboratoire ce que les maîtres de Yoga savaient depuis des centaines, voire des milliers d'années : nous ne respirons pas de façon égale de chaque narine. Dans un cycle de deux à trois heures, chaque narine devient dominante à tour de rôle. Il apparaît que la respiration par la narine gauche est particulièrement reliée à certaines fonctions de l'hémisphère cérébral droit (et notamment aux capacités mentales), tandis que la respiration par la narine droite semble reliée davantage à l'hémisphère gauche (notamment aux capacités vitales).

La technique appelée *respiration alternée par les narines* portent aussi différents noms, dont *nadi-shodhana* (« nettoyage de canal »). Voici comment l'exécuter au niveau débutant :

1. **Asseyez-vous confortablement, le dos droit, sur une chaise ou dans une posture yogique assise (voir Chapitre 7).**

2. **Vérifiez laquelle des narines a le plus d'air qui passe par elle, et commencez la respiration alternée par la narine la plus ouverte.**

   Si les deux narines sont aussi bien ouvertes l'une que l'autre, c'est tant mieux. Dans ce cas, commencez par la narine gauche.

   Vous pouvez vérifier quelle narine est dominante en respirant simplement par une narine, puis par l'autre, et en comparant ces deux flux.

3. **Placez votre main droite devant votre visage de telle sorte que votre pouce puisse bloquer la narine droite et que le petit doigt et l'annulaire puisse bloquer la narine gauche, l'index et le majeur étant repliés contre la partie charnue du pouce (Figure 5-7).**

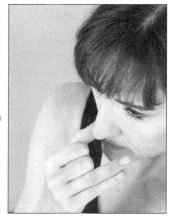

Figure 5-7 :
La position de la main pour la respiration alternée par les narines.

Note : Selon certaines autorités, vous devriez au contraire tendre l'index et le majeur et les placer sur le point entre les deux sourcils (le chakra connu sous le nom de « troisième œil »). Nous recommandons cette deuxième méthode si vous la trouvez confortable.

4. **Fermez une narine en la bloquant et, en comptant silencieusement jusqu'à cinq, inspirez doucement mais complètement par la narine ouverte – ne forcez pas (Figure 5-7).**

5. **Ouvrez la narine bloquée en fermant l'autre narine, et expirez, toujours en comptant silencieusement jusqu'à 5.**

6. **Inspirez par la même narine en comptant jusqu'à 5, et expirez par la narine opposée, etc.**

Répétez 10 à 15 fois.

Tandis que la capacité de vos poumons s'améliorera, vous pourrez rendre les inspirations et les expirations plus longues, mais *ne forcez jamais* la respiration. Augmentez progressivement la durée totale de l'exercice pour la faire passer par exemple de 3 à 15 minutes.

La respiration rafraîchissante

Cette technique, qui est appelée en sanskrit *shitali*, doit son nom à l'effet rafraîchissant qu'elle a sur le corps et sur le mental. On dit traditionnellement de la respiration rafraîchissante qu'elle supprime la fièvre, qu'elle apaise la faim, qu'elle assouvit la soif, et soulage les maladies de la rate. Voici comment la pratiquer :

1. **Asseyez-vous dans une posture de Yoga confortable ou sur une chaise, et détendez votre corps.**

2. **Tirez votre langue, pliez-la en longueur, et faites-la dépasser de votre bouche.**

3. **Puis sucez lentement l'air par la gouttière formé par votre langue, et expirez-le doucement par le nez (Figure 5-8).**

   Répétez 10 à 15 fois.

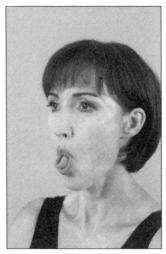

Figure 5-8 : La langue repliée pour la respiration rafraîchissante.

Si vous ne pouvez pas plier votre langue – certaines personnes en sont incapables pour des raisons génétiques –, vous pouvez alors pratiquer le Bec de la corneille. Cette technique est connue sous le nom de *kaki-mudra* (« geste de corneille »). Ici, vous plissez les lèvres en ne laissant que juste un petit espace pour permettre à l'air de passer. Inspirez par la bouche et expirez par le nez comme pour *shitali*.

Shitkari – l'inspiration par la bouche

Shitkari est une autre technique qui requiert l'inspiration par la bouche. Le terme signifie « ce qui fait un bruit de succion ». Ses effets sont similaires à ceux de la respiration rafraîchissante. Assis droit et décontracté, effectuez l'enchaînement suivant :

1. **Ouvrez la bouche mais gardez les dents serrées, comme si vous alliez vous brosser les dents de devant.**
2. **Placez le bout de la langue contre le palais derrière les dents du haut.**
3. **Inspirez à travers les dents et expirez par le nez.**

   Répétez l'inspiration et l'expiration 10 à 15 fois.

Si vos gencives sont sensibles ou si vous auriez dû depuis longtemps aller chez le dentiste, évitez cette pratique lorsque l'air est frais. Pour tout le monde, il vaut mieux exécuter cette pratique et la précédente par temps chaud.

Kapala-bhati – le nettoiement frontal du cerveau

Kapala-bhati signifie littéralement « le lustre du crâne ». Cette technique est aussi appelée *nettoiement frontal du cerveau*. Le nom sanskrit, curieux, s'explique par le fait que cette technique cause une sensation de luminosité dans la tête, de même que de l'étourdissement, notamment si vous exagérez. Cette méthode de respiration est parfois assimilée à tord à *bhastrika* (« soufflet de forge »), qui est une technique plus avancée de respiration rapide. *Kapala-bhati* appartient aux pratiques préparatoires du Hatha-Yoga traditionnel. Cette technique requiert une inspiration et une expiration rapide par le nez avec de courtes respirations saccadées, et met l'accent sur l'expiration. *Kapala-bhati* est une technique très énergisante que vous pouvez utiliser pour combattre la fatigue physique ou mentale

> ### Le monde entier dans ma respiration
>
> Selon le Yoga, nous sommes tous reliés les uns aux autres, et nous faisons tous partie de la même réalité unique. Vous pouvez rendre cette notion abstraite bien plus concrète et personnelle en considérant la respiration. Chaque inspiration que vous prenez contient environ dix mille trillions d'atomes (donc le nombre 1 suivi de 22 zéros). Chaque fois que vous respirez dans l'atmosphère, vous inspirez en moyenne un atome de chacune des 10 000 trillions de respirations des autres humains. Pendant l'expiration, vous donnez en moyenne un atome à chacune de ces respirations d'humains. En conséquence, la respiration que vous venez de prendre contient mille billions (le chiffre 1 suivi de 15 zéros) d'atomes respirés au cours des dernières semaines par les autres 5 milliards de membres de la famille humaine.
>
> Nous partageons donc littéralement la respiration et l'énergie vitale avec chacun.

ou pour réchauffer votre corps (mais évitez de pratiquer cette technique à l'air froid !). Si vous voulez bien dormir, ne pratiquez pas *Kapala-bhati* la nuit. Avant d'essayer d'exécuter l'exercice suivant, apprenez à détendre votre abdomen pendant l'inspiration et à le rentrer pendant l'expiration. Raccourcissez progressivement les expirations.

1. **Asseyez-vous, si vous le pouvez, confortablement dans une posture en tailleur, en maintenant votre colonne vertébrale droite, les mains reposant sur les genoux.**

2. **Respirez profondément plusieurs fois et, après la dernière inspiration, effectuez 15 à 20 courtes expirations suivies chacune d'une courte inspiration, en utilisant le nez pour inspirer et pour expirer.**

   Répétez deux fois. Avec chaque expiration, qui ne dure qu'une demi-seconde, rentrez l'abdomen.

Si vous contractez les muscles du visage ou des épaules pendant *Kapala-bhati*, vous ne l'exécutez pas correctement. Souvenez-vous de rester détendu et de laisser les muscles abdominaux faire la plus grande partie du travail.

Troisième partie
Postures pour conserver ou recouvrer la santé

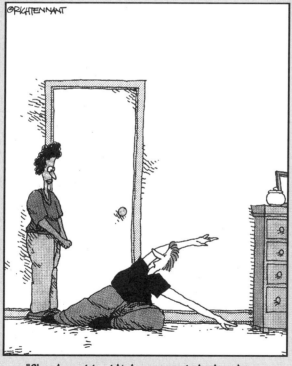

"C'est la position idéale pour atteindre le calme intérieur, la clarté mentale, et les bricoles qui ont roulé sous la commode."

Dans cette partie...

Cette partie, comme on dit, est celle où il y a de l'action. Nous supposons que vous avez vraiment lu les chapitres de la deuxième partie, de sorte que vous êtes maintenant correctement préparé aux six chapitres de cette partie substantielle.

Nous allons présenter ici des douzaines de postures de Hatha-Yoga afin de composer un programme d'exercices harmonieux et varié. Pour votre confort, nous avons classé les postures de Hatha-Yoga en catégories de base, comme les postures assises, les postures debout, les flexions et les équilibres.

Chapitre 6

Que faire à quel moment - l'importance de la mise en séquence

Dans ce chapitre :
- Élaboration d'un plan de Yoga personnel.
- Attention au cadre mental et au cadre horaire.
- Vous échauffer pour votre séance.
- Neutraliser la tension et le stress par des postures compensatrices.
- Prendre le temps de se reposer.

L'art et la science de la succession des poses en Yoga s'appelle *vinyasa-krama*. En sanskrit, le mot *vinyasa* signifie « placement » et le mot *krama* signifie « pas » ou « processus ». Avant que vous n'essayiez diverses postures de Yoga, vous devez apprendre comment combiner correctement les poses. L'ordre des postures est très important, et une succession dans un ordre convenable pourra vous aider à tirer le maximum de bienfaits de votre séance de Hatha Yoga.

Certains professeurs de Yoga sont assez doués et possèdent beaucoup de savoir dans l'art de l'élaboration des séries, alors que d'autres ne le sont malheureusement pas. Donc plus vous en saurez vous-même sur le sujet, mieux cela sera.
Comprendre la mise en séquence est un peu comme s'imaginer comment ouvrir une chambre forte. Vous pouvez avoir une liste de tous les numéros corrects, mais si vous ne connaissez pas la bonne combinaison, vous ne pourrez jamais ouvrir la

porte et accéder aux trésors de la chambre. Dans ce chapitre, nous allons vous donner la combinaison secrète, les règles essentielles de la mise en séquence des postures.

Concevez consciemment votre pratique

La succession des postures dépend du format global de votre séance de Yoga, qui dépend à son tour de vos objectifs spécifiques. Qu'attendez-vous de votre pratique du Yoga ? Qu'espérez-vous accomplir ? Vous intéressez-vous simplement à un programme de réduction du stress, ou voulez-vous élaborer un programme de mise en forme générale ? Après avoir fixé votre objectif, vous avez besoin d'un plan qui pourra vous faire atteindre votre objectif en toute sécurité et de façon intelligente. Un bon plan comprend les considérations suivantes :

- ✔ Votre point de départ.
- ✔ Votre prochaine activité.
- ✔ Votre temps disponible.

D'où venez-vous ?

Rien ne s'arrête. Chaque moment est unique. Le même principe s'applique à la forme de votre corps-mental, qui est en fluctuation continuelle. Pour pratiquer le Yoga intelligemment, il faut que vous vous observiez. Quel est votre état physique, mental et émotionnel au moment où vous vous préparez à votre séance de Yoga ? Si par exemple votre corps est endolori après une activité physique intense, il est conseillé de passer davantage de temps à l'échauffement. Ou si vous venez juste de raccrocher après une discussion téléphonique émotionnellement éprouvante, il est recommandé que vous vous allongiez pour vous relaxer avant de commencer. De nombreux facteurs personnels déterminent la meilleure approche de votre pratique du Yoga. Soyez conscient de la qualité du moment présent, et adaptez la séance à vos besoins.

Où allez-vous ?

Le contexte dans lequel vous créez une séance est aussi important que le point de départ. En d'autres termes, qu'envisagez-vous de faire après votre séance de Yoga ? Avez-vous du temps libre, ou devez-vous au contraire vous rendre à un important rendez-vous ?

Au début de ma carrière d'enseignement du Yoga, avant que je [Larry Payne] n'aie appris la mise en séquence, je reçus un appel téléphonique d'un cadre supérieur d'une grande entreprise. Il avait entendu parler de moi par un parent et me demanda de me rendre à son bureau dans l'après-midi pour lui donner une leçon particulière de Yoga. Il se plaignat principalement d'être surmené. Donc, pendant environ 30 minutes, je lui enseignai des postures variées et lui demandai ensuite de s'allonger au sol avec les pieds en hauteur sur une chaise. Je couvris ses yeux, lui recommandai de faire de longues expirations, et le fis ensuite effectuer une longue relaxation en le guidant. Il se relaxa tellement et eut l'air d'être tellement à l'aise que je ne voulus pas le déranger au moment de partir. Comme il m'avait déjà payé, je partis donc en pensant qu'il apprécierait de pouvoir continuer seul la relaxation. Malheureusement, il avait oublié de me dire qu'il allait effectuer une présentation devant le conseil d'administration de son entreprise peu de temps après la leçon. Sa secrétaire dut le réveiller en toute hâte, et il donna tellement l'impression d'être « parti » durant sa présentation qu'on l'accusa même de s'être drogué ! La morale de cette histoire : ne payez jamais d'avance votre professeur de Yoga ! C'était juste pour rire. Ce qu'il faut vraiment en retenir, c'est que pour élaborer votre séance de Yoga, vous devriez toujours tenir compte de l'activité qui la suivra.

Laissez-moi un peu m'exercer, je vous prie !

L'un des principaux obstacles auxquels se heurtent la plupart des débutants est la difficulté qu'ils éprouvent à réserver le temps nécessaire à leurs séances de Yoga, que la forme choisie soit un cours de groupe ou un exercice personnel. Dans le chapitre 5, nous avons souligné l'importance de ne jamais se presser durant la séance ni de l'entourer d'anxiété. Nous vous recommandons d'être réaliste quant à ce que vous pouvez faire sans penser à l'heure qui tourne. Créez-vous une « zone libérée du temps » – aussi courte soit-elle – au cours de laquelle tout ce à quoi vous penserez sera votre pratique du Yoga. Savourez-en chaque instant. Impliquez-vous dans ce que vous faites, en sachant que vous pourrez alors en tirer un plus grand plaisir.

Si vous allez à un cours de groupe, soyez prêt à y passer 60 à 90 minutes. Si vous vous exercez personnellement, ce que nous recommandons chaleureusement, accordez-vous au moins 15 à 30 minutes et, si vous le pouvez, faites-vous même cadeau d'une heure de Yoga.

Quelle que soit la durée de votre séance, gardez-y la place pour la relaxation ou le repos. En fait, pour une personne extrêmement occupée, rien que 3 à 5 minutes de respiration de relaxation peuvent constituer une séance précieuse. Une discipline bien établie dans un domaine de votre vie peut vous permettre d'exercer de la discipline dans d'autres domaines. Lorsque vous verrez tous les résultats positifs de vos séances de Yoga, vous trouverez bientôt des moyens pour y réserver plus de temps !

Après avoir fixé vos objectifs (voir le chapitre 2), vous êtes prêt à appliquer les lois de la mise en séquence pour arriver au meilleur enchaînement possible des exercices. Cette section va introduire les principes de l'art et de la science de la mise en séquence : laissez les concepts s'enraciner fermement dans votre esprit. Il existe de nombreuses approches de la mise en séquence, et nous vous encourageons à consulter un professeur qualifié (voir le chapitre 2). Toutefois, vous ne risquez pas vous tromper en gardant à l'esprit les quatre catégories de base suivantes :

- Échauffement ou préparation.
- Postures principales.
- Compensation.
- Repos.

Suivez soigneusement chaque instruction pas à pas pour éviter de vous blesser et pour tirer le maximum de bienfait de la séance. Prenez toujours lentement la posture et revenez aussi lentement à la position de départ, et faites une pause après l'inspiration et l'expiration (voir les détails sur la respiration correcte dans le chapitre 5).

Nous incluons dans ce chapitre quelques exemples de postures d'échauffement, de compensation et de repos. Les postures principales sont présentées dans les autres chapitres de cette partie du livre.

Préparez-vous aux exercices par des échauffements

Tout exercice physique requiert un échauffement adéquat, et le Yoga ne constitue pas une exception à cette règle. Si vous avez un instructeur de gymnastique, il ou elle vous suggère probablement de faire le train-train habituel avant de soulever des haltères. De même, avant de commencer une activité telle que la randonnée, l'instructeur vous demandera probablement d'exécuter d'abord une série d'exercices de stretching et d'échauffement. L'objectif des exercices d'échauffement est d'augmenter la circulation sanguine dans les parties de votre corps que vous allez utiliser, et aussi de vous rendre plus conscient de ces parties de votre moi physique. Ce qui diffère avec l'échauffement de Yoga, c'est que celui-ci est exécuté lentement et de manière délibérée, avec la respiration consciente et l'attention. Voici quelques-uns des bienfaits de l'échauffement yogique :

- Il apporte la conscience et la présence du mental (vous êtes ici et pas ailleurs).
- Il vous permet de tester votre corps avant d'exécuter les postures.
- Il fait monter la température des muscles, des articulations et du tissu conjonctif, et accroît l'afflux de sang vers ceux-ci.
- Il prépare votre corps à des efforts plus importants et réduit la probabilité de déchirement ou d'élongation musculaire. Il accroît l'approvisionnement en oxygène et en substances nutritives, et augmente donc la résistance pour la pratique.
- Il prévient les douleurs musculaires.

Les postures d'échauffement de Yoga sont aussi appelées *postures de préparation*, et sont habituellement exécutées de façon *dynamique*, avant les autres exercices. Les échauffements de Yoga les plus inoffensifs avant de commencer se composent en général de simples flexions vers l'avant et par des enchaînements faciles qui plient et déplient le corps. La figure 6-1 montre quelques-uns des exercices d'échauffement que nous recommandons. Dans ce chapitre, vous pourrez choisir parmi diverses positions allongées, assises et debout. L'échauffement ne doit pas nécessairement être monotone ni ennuyeux !

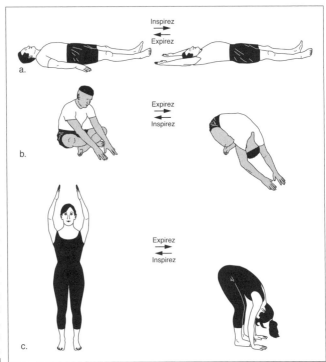

Figure 6-1 : Les flexions simples vers l'avant et les enchaînements faciles pour plier et déplier le corps constituent de bonnes préparations, que vous soyez allongé (a), assis (b), ou couché (d).

Si vous avez des ennuis discaux dans la région lombaire, il se peut que les flexions vers l'avant ne soient pas un bon échauffement pour vous. Consultez votre médecin à ce sujet.

En plus de l'échauffement au début d'une séance, les postures de préparation sont utilisées tout au long d'une série donnée pour précéder et améliorer les effets des postures principales (pour des exemples, reportez-vous à la figure 6-2). Le lever de jambe, par exemple, est utilisé pour étirer les tendons du jarret juste avant une flexion vers l'avant assise. La posture du demi-pont est très utile juste avant une chandelle du débutant sur les épaules.

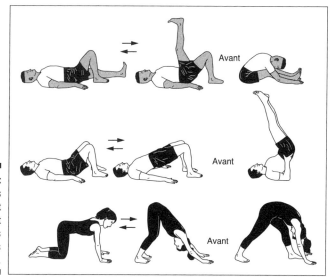

Figure 6-2 : Les postures d'échauffement vous préparent à des postures principales spécifiques.

Attention aux rotations complètes du cou en tant qu'échauffement. Elles sont effectuées en laissant votre tête s'affaler vers l'avant, puis en la faisant rouler vers un côté, puis en arrière, puis vers l'autre côté, en retournant finalement à la position de départ. Bien que tourner la tête d'un côté à l'autre ou d'avant en arrière ne pose habituellement aucun problème, nous pensons que les rotations complètes présentent des risques. Si vous avez un problème dans le cou, nous vous recommandons d'éviter complètement toute rotation. Au cours des 100 dernières années, le cou des Occidentaux (tout comme leur dos) est devenu assez faible et vulnérable en raison d'un style de vie pépère, de mauvais maintien du corps, et de trop de coups du lapin à la suite d'accidents de voiture. En outre, les rotations du cou peuvent comprimer ou obstruer d'importantes artères qui amènent le sang au cerveau. Si votre cou produit un grincement lorsque vous tournez la tête d'un côté ou de l'autre, la partie cervicale de votre colonne n'est pas dans la meilleure des conditions. Une rotation complète du cou ne ferait qu'aggraver la situation plutôt qu'y remédier.

Évitez de vous échauffer avec des postures plus complexes comme la chandelle du débutant sur les épaules (Figure 6-3a), les flexions vers l'arrière avancées (Figure 6-3b), ou les fortes torsions (Figure 6-3c). Nous vous conseillons également d'éviter toute séance de cardio-training intense avant une séance de Yoga énergique, car cela peut causer des crampes musculaires.

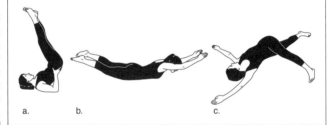

Figure 6-3 : Évitez de vous échauffer par des postures complexes comme celles-ci.

a.   b.   c.

Les postures couchées

La plupart des adeptes du Yoga apprécient les exercices en position couchée (étendu) sur le dos, parce que ceux-ci sont par nature relaxants. Lorsque vous les combinez à des échauffements, vous obtenez comme on dit à la fois « le beurre et l'argent du beurre ». La combinaison vous permet d'échauffer de façon efficace des muscles ou groupes musculaires spécifiques en laissant au repos les autres muscles.

Lever de bras en posture couchée

Les huit exercices d'échauffement suivants requièrent que vous démarriez par la posture du cadavre (ou pose du mort), que nous décrivons au chapitre 4. Ces exercices vous permettront de vous ranimer, même si vous commencez votre séance de Yoga en étant « mort de fatigue » !

1. **Allongez-vous à plat sur le dos dans la posture du cadavre, les bras détendus sur les côtés, les paumes des mains tournées vers le sol (Figure 6-4a).**

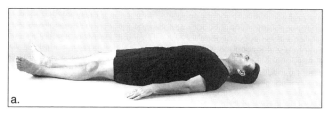

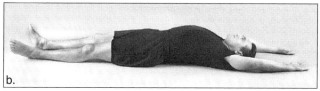

Figure 6-4 : Le lever des bras étire le dos et échauffe le cou.

2. **En inspirant, levez doucement les bras au-dessus de la tête et faites-les toucher le sol en arrière de la tête (Figure 6-4b).**

3. **En expirant, ramenez les bras sur les côtés comme à l'étape 1.**

4. **Répétez l'exercice 6 à 8 fois.**

La double respiration

Si vous avez envie de doubler votre plaisir, la double respiration vous procurera vraiment un double soulagement de la tension dans votre corps, et préparera vos muscles aux postures principales.

1. Répétez les étapes 1 et 2 du lever des bras en position couchée (exercice précédent).
2. Après avoir levé les bras et les avoir posé au sol derrière la tête, laissez-les dans cette position et expirez complètement.

   Vos bras doivent rester en place pendant une autre inspiration tandis que vous étirez profondément l'ensemble de votre corps, depuis la pointe des pieds jusqu'à celle des doigts.

3. Durant l'expiration suivante, ramenez les bras en position allongée sur les côtés et détendez les jambes ; répétez 3 à 4 fois cet exercice.

Genou-poitrine

Utilisez cet exercice soit pour l'échauffement, soit pour la compensation. La posture genou-poitrine est aussi un exercice classique des programmes destinés à la région lombaire.

1. Allongez-vous sur le dos, les genoux pliés, les pieds posés à plat au sol.
2. En expirant, amenez votre genou droit vers votre poitrine. Prenez votre jambe juste en dessous du genou (Figure 6-5a).

   Si vous avez des problèmes de genou, prenez l'arrière de votre cuisse à la place (Figure 6-5b).

Figure 6-5 : Utilisez cette posture pour accorder votre dos.

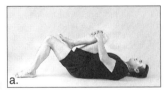 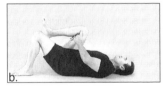

3. Si cela vous est possible de façon aisée, étirez votre jambe gauche au sol.

   Mais si vous avez des problèmes de dos, gardez le genou plié.

Double extension des jambes

Cet exercice, qui utilise simultanément les deux jambes, a une fonction double. Il prépare la région lombaire et étire doucement les tendons des jarrets. La double extension des jambes peut également être employée pour l'échauffement ou la compensation.

1. **Allongez-vous sur le dos et amenez les genoux pliés vers votre poitrine.**
2. **Prenez l'arrière de vos cuisses à la longueur des bras (Figure 6-6a).**

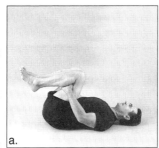
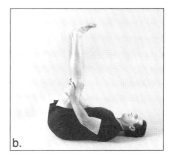

Figure 6-6 : Doublez votre plaisir : étirez votre dos et les tendons de vos jarrets.

a.   b.

3. **En inspirant, allongez les deux jambes perpendiculairement au sol ; en expirant, pliez-les à nouveau (Figure 6-6b).**
4. **Répétez les étapes 2 et 3 six à huit fois.**

L'extension des tendons du jarret

Il est impossible de marcher sans les jarrets (à la fois les muscles et les tendons associés). Les jarrets constituent une partie importante de votre anatomie, et cela vaut la peine de les préparer convenablement à l'exercice. Lorsque les muscles des jarrets ne sont pas échauffés, ils peuvent facilement être blessés, particulièrement si vous avez tendance à faire trop d'exercice (ce qui n'est de toute façon jamais une bonne idée).

1. **Allongé sur le dos jambes tendues, placez les bras sur les côtés, les paumes des mains tournées vers le sol.**
2. **Pliez juste le genou gauche et posez le pied sur le sol (Figure 6-7a).**
3. **En expirant, levez la jambe droite en la maintenant aussi tendue que possible (Figure 6-7b).**

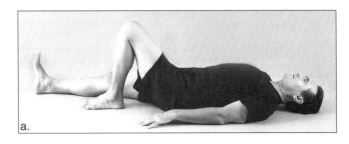

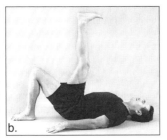

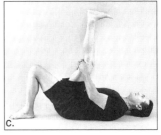

Figure 6-7 : Ouvrez les jarrets, et vous ouvrirez la porte à de nombreuses postures de Yoga.

4. **En inspirant, reposez la jambe au sol.**

   Gardez la tête et les hanches au sol.

5. **Répétez trois fois les étapes 3 et 4.**

   Puis avec les mains jointes, les doigts entrelacés à l'arrière de votre cuisse levée, maintenez votre jambe en place. (Figure 6-7c) pendant 6 à 8 respirations, et répétez la séquence de l'autre côté.

Mettez un coussin ou une couverture pliée sous votre tête si votre nuque ou votre gorge se raidit lorsque vous levez ou rabaissez la jambe.

Le demi-pont ou table à deux pieds – dvipada pitha

Vous pouvez utiliser cet exercice pour l'échauffement et la compensation. Le terme sanskrit *dvipada* signifie « à deux pieds », et *pitha* est un synonyme d'asana (posture).

1. **Allongez-vous sur le dos, les genoux pliés, les pieds à plat sur le sol avec un écartement identique à la largeur du bassin.**
2. **Placez les bras sur les côtés, paumes tournées vers le sol (Figure 6-8a).**

Figure 6-8 : Une posture souvent utilisée pour la préparation, la compensation, ou comme posture principale.

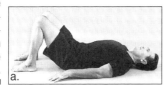 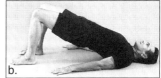

3. **En inspirant, levez le bassin à une hauteur confortable (Figure 6-8b).**
4. **En expirant, ramenez le bassin au sol.**
5. **Répétez les étapes 3 et 4 six à huit fois.**

Variante du demi-pont avec lever des bras

1. **Allongez-vous sur le dos, genoux pliés, les pieds à plat sur le sol avec un écartement identique à celui du bassin.**
2. **Placez les bras sur les côtés, paumes tournées vers le sol (Figure 6-9a).**

Figure 6-9 : Une belle variante de la posture du pont.

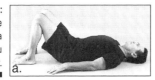 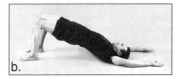

3. En inspirant, levez simultanément le bassin à une hauteur confortable et les bras au-dessus de la tête pour les amener au sol en arrière de la tête (Figure 6-9b).
4. En expirant, reposez les hanches au sol et ramenez les bras sur les côtés.
5. Répétez six à huit fois les étapes 3 et 4.

Tête vers genou dynamique

La posture dynamique tête vers genou est une forme un peu plus vigoureuse d'échauffement. N'exécutez pas cet exercice si vous avez des problèmes de cou.

1. **Allongez-vous à plat sur le dos dans la posture du cadavre, les bras détendus sur les côtés, les paumes des mains tournées vers le sol (Figure 6-4a).**
2. **En inspirant, levez lentement les bras au-dessus de la tête et amenez-les au sol derrière la tête (Figure 6-10a).**
3. **En expirant, tirez le genou droit vers la poitrine, levez la tête, puis saisissez le genou droit avec les deux mains.**

    Gardez les hanches au sol. Amenez votre tête aussi près du genou que possible, mais sans forcer (Figure 6-10b).
4. **En inspirant, lâchez le genou et ramenez la tête, les bras et la jambe au sol (la jambe en position tendue), pour retrouver la position atteinte à la fin de l'étape 2.**
5. **Répétez les étapes 2 à 4 six à huit fois de chaque côté, en alternant côté droit et côté gauche.**

Pour faciliter un peu l'exercice, gardez la tête au sol dans l'étape 3.

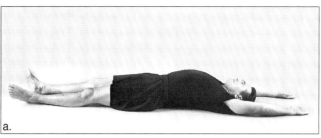

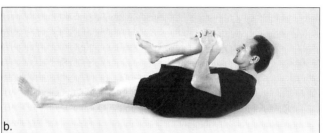

Figure 6-10 : Utilisez cet échauffement avant une séquence un peu plus exigeante sur le plan physique.

Postures debout

Lever des bras en position debout

1. **Tenez-vous debout tête haute, mais détendu, l'écartement des pieds identique à la largeur du bassin (Figure 6-11a).**

2. **Laissez tomber les bras sur les côtés, paumes tournées vers le corps.**

   Regardez droit devant vous.

3. **En inspirant, levez les bras en avant et puis au-dessus de la tête (Figure 6-11b).**

4. **En expirant, ramenez les bras en bas sur les côtés.**

5. **Répétez six à huit fois les étapes 3 et 4.**

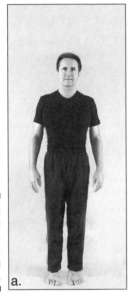
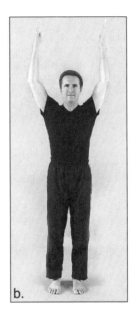

Figure 6-11 : Soulagez le foyer de tension le plus fréquent : le cou et les épaules.

Mouvement du cou

1. **Tenez-vous debout la tête haute, mais détendu, l'écartement des pieds identique à la largeur du bassin.**

2. **Laissez vos bras pendre sur les côtés, les paumes des mains vers le corps.**

   Regardez droit devant vous.

3. **En inspirant, levez votre bras droit devant vous et amenez-le au-dessus de la tête en tournant la tête vers la gauche (Figure 6-12).**

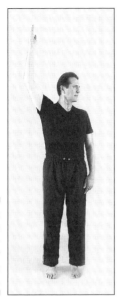

Figure 6-12 :
Cette posture est merveilleuse pour les cous un peu raides.

4. En expirant, rabaissez le bras et tournez la tête pour la ramener au milieu.

5. En inspirant, levez le bras gauche devant vous et amenez-le au-dessus de la tête en tournant la tête vers la droite.

6. Répétez les étapes 3 à 5 six à huit fois de chaque côté, en alternant côté gauche et côté droit.

Les roulements des épaules

1. Tenez-vous debout la tête haute, mais détendu, l'écartement des pieds identique à la largeur du bassin.

2. Laissez vos bras pendre sur les côtés, les paumes vers le corps.

3. En inspirant, roulez les épaules vers le haut, puis en arrière (Figure 6-13) ; en expirant, laissez tomber les épaules.

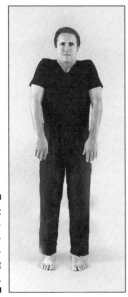

Figure 6-13 : Bougez doucement, en coordonnant respiration et mouvement.

4. **Répétez l'étape 3 six à huit fois.**

   Changez de sens 6 à 8 fois.

Flexion dynamique vers l'avant en position debout

1. **Tenez-vous debout la tête haute, mais détendu, l'écartement des pieds identique à la largeur du bassin.**

2. **Laissez pendre les bras sur les côtés, les paumes tournées en arrière.**

3. **En inspirant, levez les bras vers l'avant et au-dessus de la tête (reportez-vous à la Figure 6-11b).**

4. **En expirant, penchez-vous vers l'avant, et lorsque vous sentirez une traction à l'arrière des jambes, pliez légèrement les jambes et les bras – on appelle ça les « membres indulgents » (Figure 6-14).**

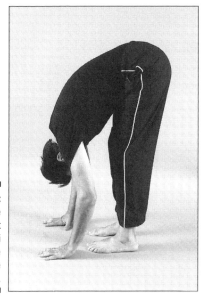

Figure 6-14 : La manière de remonter est tout aussi importante que la manière de descendre.

5. **En inspirant, enroulez-vous doucement vers le haut, en empilant une à une les vertèbres de la colonne de bas en haut, et puis en levant les bras au-dessus de la tête.**

   Finalement, relaxez les bras et mettez-les sur les côtés.

6. **Répétez les étapes 3 à 5 six à huit fois.**

S'enrouler vers le haut dans l'étape 5 est la manière de remonter la plus inoffensive. Si vous n'avez pas de problèmes de dos, vous pourriez avoir envie d'essayer deux techniques plus avancées au bout de quelques semaines de pratique : en remontant, déployez les bras comme des ailes sur les côtés puis vers le haut ; ou bien, en inspirant, étirez les bras légèrement pliés vers l'avant puis vers le haut jusqu'à ce qu'ils soient parallèles à vos oreilles. Puis levez le haut de votre dos, la partie médiane de votre dos, puis la région lombaire, jusqu'à ce que vous soyez complètement redressé avec les bras au-dessus de la tête.

Postures assises

Flexion avant en tailleur

1. **Asseyez-vous au sol jambes croisées dans la posture facile, *sukhasana* (reportez-vous au chapitre 7).**
2. **Placez les mains au sol devant vous, les paumes sur le sol (Figure 6-15a).**

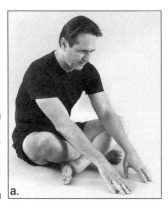
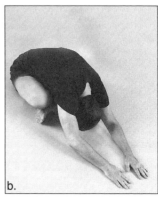

Figure 6-15 : Faites glisser les mains en avant sur le sol en expirant.

a. b.

3. **En expirant, faites glisser les mains le long du sol et pliez-vous en avant au niveau des hanches.**

   Si possible, amenez votre tête au sol, ou bien allez aussi près du sol que possible de façon confortable (Figure 6-15b).

4. **En inspirant, revenez à la position de départ de l'étape 2 en enroulant votre buste et votre tête.**

5. **Répétez les étapes 3 et 4 quatre à six fois ; puis changez le croisement des jambes et répétez quatre à six fois.**

Ailes et prière en position assise

1. **Asseyez-vous au sol jambes croisées dans la posture facile (reportez-vous au chapitre 7).**

Chapitre 6 : Que faire à quel moment   143

2. **Joignez les paumes des mains dans la position de prière, pouces au sternum (Figure 6-16a).**

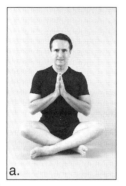
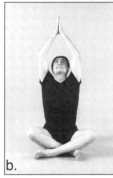

Figure 6-16 : Pour une pause rapide au bureau, vous pouvez aussi essayer cette posture assis sur un siège.

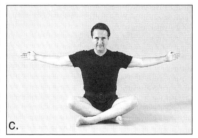

3. **En inspirant, levez les mains jointes au-dessus de la tête.**

   Suivez les pouces des yeux (Figure 6-16b).

4. **En expirant, ramenez les mains au sternum (reportez-vous à la Figure 6-16a).**

5. **En inspirant, séparez les mains et déployez les bras comme des ailes sur les côtés à la hauteur des épaules.**

   Regardez droit devant vous (Figure 6-16c).

6. **En expirant, joignez à nouveau les paumes des mains au sternum (reportez-vous à la Figure 6-16a).**

7. **Répétez les étapes 3 à 6 six à huit fois.**

Série de préparation pour postures assises avancées (bercez le bébé)

Si vous ne pouvez pas exécuter sans douleur la séquence qui suit, n'essayez pas les postures assises plus avancées du chapitre 7. Nous vous recommandons en outre d'éviter la séquence « bercez le bébé » si vous avez des problèmes de genou.

1. **Asseyez-vous au sol les jambes tendues devant vous.**

   Appuyez les mains au sol derrière vous pour vous soutenir (Figure 6-17a).

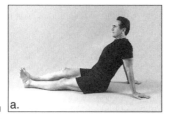
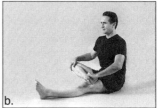
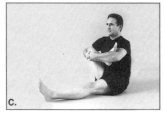

Figure 6-17 : Il faut d'abord que vous soyez à l'aise avec les étapes 1 à 4 avant de passer aux étapes 5 à 7.

2. **Secouez les jambes.**

3. **Pliez le genou droit et placez le pied droit juste au-dessus du genou gauche, la cheville droite vers l'extérieur du genou.**

4. **Stabilisez le pied droit avec la main gauche et le genou droit avec la main droite ; faites effectuer à votre genou droit un mouvement de va-et-vient de haut en bas 6 à 8 fois en pressant doucement, puis en relâchant l'intérieur de la cuisse droite (Figure 6-17b).**

5. **Levez votre pied droit avec précaution et placez-le dans le creux de votre coude gauche.**

6. **Placez le genou droit dans le creux du coude droit et, si vous le pouvez, entrelacez les doigts.**

7. **Levez la colonne vertébrale et bercez doucement votre jambe de droite d'un côté à l'autre 6 à 8 fois (Figure 6-17c).**

    Répétez l'exercice avec la jambe de gauche (en inversant le berceau).

8. **Secouez les jambes.**

Préparez-vous à choisir vos principales postures

Les postures principales sont les asanas types que vous trouverez présentées dans les textes classiques du Yoga et dans les manuels modernes. Ces asanas constituent l'apogée de votre séance, et requièrent de vous que vous fassiez un peu plus d'efforts. Les autres chapitres de la troisième partie décrivent de nombreuses postures principales que nous recommandons aux débutants. Quelles que soient les asanas que vous choisirez, souvenez-vous de bien les adapter à vos objectifs spécifiques.

Chaque fois que c'est possible, nous faisons précéder la posture principale par une posture d'échauffement et la faisons suivre d'une posture de compensation.

Retournez à la case départ avec des exercices de compensation

Le but des postures de compensation est d'augmenter les effets positifs des postures de Yoga et de neutraliser les tensions et les efforts. Par exemple, si vous ressentez une raideur dans la région lombaire après avoir exécuté une flexion en arrière exigeante comme le cobra, n'oubliez pas de poursuivre par une posture pliée simple pour compenser, comme la posture de l'enfant. Vous devez non seulement explorer les principales postures du Yoga, mais aussi comprendre comment compenser ou faire revenir votre corps au point de départ.

La plupart des centres de Yoga établis enseignent de bonnes postures de compensation. Nous vous donnons ici les informations sur les postures de compensation pour vous permettre de vous protéger contre d'éventuels professeurs mal entraînés.

- Utilisez une ou deux postures simples de compensation pour neutraliser la tension que vous ressentez dans n'importe quelle partie du corps après une posture ou une séquence de Yoga.
- Les postures de compensation sont normalement exécutées de façon dynamique, sauf quelques exceptions, mais toujours avec la respiration consciente (voir le chapitre 5).
- Exécutez des postures de compensation qui sont plus simples ou moins difficiles que la posture principale, directement après la posture principale (voir la figure 6-18).

- Ne faites pas suivre une posture fatigante par une autre posture fatigante dans le sens opposé. Certains instructeurs de Yoga enseignent la posture du poisson comme compensation de la chandelle du débutant sur les épaules. Cette combinaison peut toutefois causer des problèmes, spécialement aux débutants, et nous recommandons donc d'utiliser à la place la posture moins astreignante du cobra.
- Exécutez les postures de compensation même si vous n'en ressentez pas immédiatement le besoin. Cette règle de tandem (posture principale et posture de compensation) s'applique spécialement aux flexions accentuées vers l'arrière, aux torsions, et aux postures inversées.
- Les flexions vers l'arrière, les torsions et les flexions latérales sont habituellement suivies de douces flexions du buste vers avant.
- De nombreuses flexions du buste vers l'avant sont auto-compensatrices, mais nous les faisons parfois suivre de légères flexions vers l'arrière.

- Reposez-vous après des postures fatigantes, telles que les postures inversées ou les flexions accentuées vers l'arrière avant de commencer les postures de compensation.

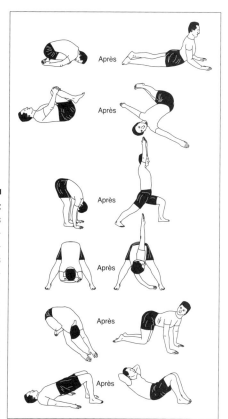

Figure 6-18 : Les postures de compensation pour beaucoup de nos postures principales de Yoga. Souvenez-vous que les postures de compensation sont souvent exécutées de façon dynamique (en mouvement).

Postures de compensation

Le chat dynamique

1. À quatre pattes, regardez droit devant vous.

2. Placez les genoux de telle sorte que leur écartement soit identique à la largeur du bassin, les mains se trouvant au-dessous des épaules.

Redressez-vous, mais ne bloquez pas les coudes (Figure 6-19a).

Figure 6-19 :
Vous n'êtes pas obligé de vous asseoir complètement en arrière, adoptez simplement une distance confortable.

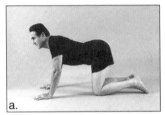
a.

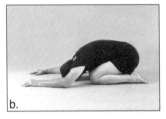
b.

3. **En expirant, asseyez-vous sur les talons et regardez le sol (Figure 6.19b).**
4. **En inspirant, revenez lentement à la position de départ.**

   Regardez à nouveau droit devant vous.
5. **Répétez les étapes 3 et 4 six à huit fois.**

La foudre ou le diamant – vajrasana

1. **Agenouillez-vous à terre, les genoux écartés à la hauteur des hanches.**
2. **Asseyez-vous en arrière sur les talons, et laissez les bras pendre librement sur les côtés (Figure 6-20a).**

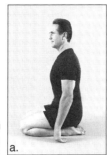
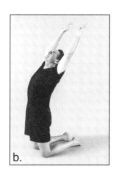
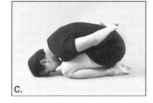

Figure 6-20 : Prenez un rythme agréable. Inspirez quand vous vous ouvrez et expirez en vous pliant.

3. **En inspirant, montez le bassin et levez les bras au-dessus de la tête en un mouvement circulaire.**

   Penchez-vous en arrière et regardez vers le ciel (Figure 6-20b).

4. **En expirant, rasseyez-vous sur les talons, pliez la poitrine vers les cuisses, et placez les bras derrière le dos (Figure 6-20c).**

5. **Répétez les étapes 3 et 4 six à huit fois.**

N'exécutez pas la Foudre si vous avez des problèmes de genoux.

Posture dynamique genoux-poitrine

1. **Allongez-vous sur le dos et pliez les genoux vers la poitrine.**

2. **Saisissez les jambes juste au-dessous des genoux, une main sous chaque genou (Figure 6-21).**

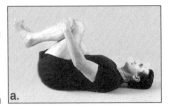
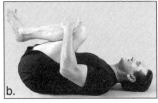

Figure 6-21 : Tenez chaque jambe séparément.

3. **En expirant, tirez les genoux vers la poitrine (Figure 6-21b).**
4. **En inspirant, repoussez les genoux de la poitrine.**
5. **Répétez les étapes 3 et 4 six à huit fois.**

Repos et relaxation

- Avant le début d'un cours pour changer de vitesse et établir l'union entre votre corps, votre respiration et votre mental.
- Entre les postures pour vous revigorer et vous préparer à la posture suivante.
- Comme faisant partie de phase de compensation après des postures astreignantes.
- Pour restaurer une respiration correcte.
- Pour l'observation de soi.
- Pour vous préparer aux techniques de relaxation.

Savoir quand s'arrêter et quand reprendre

Les deux meilleurs indicateurs du besoin de repos sont votre *respiration* et votre *niveau d'énergie*. Surveillez-vous continuellement au cours de la séance. Si votre respiration n'est pas profonde et régulière, reposez-vous. Si vous vous trouvez un peu fatigué après une posture, reposez-vous. La figure 6-22 vous montre quelques-unes des postures de repos recommandées.

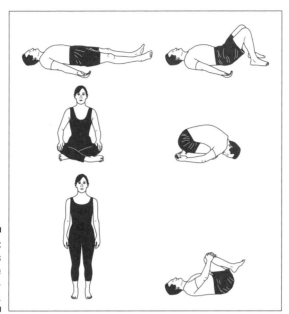

Figure 6-22 : Quelques postures de repos recommandées.

Bien sûr, si vous avez débuté vraiment fatigué, avec un manque de sommeil, vous dormirez ou vous vous reposerez la plupart du temps de votre séance. Si vous vous accordez 30 à 60 minutes pour votre séance, commencez par vous reposer et par quelques exercices de respiration, qui pourront vous aider à ressusciter rapidement vos énergies.

Postures de repos

Vous pouvez rester dans n'importe laquelle des poses de repos pendant 6 à 12 respirations ou jusqu'à ce que vous vous sentiez reposé, ce qui peut dépendre du temps que vous avez et à quel endroit de la série vous vous trouvez. Gardez à l'esprit que le Yoga ne devrait jamais vous donner l'impression d'être pressé.

La posture du cadavre – shavasana

Le mot *shava* signifie « cadavre » ; cette posture est aussi appelée la pose du mort, ou *mritasana*, de *mrita,* qui signifie « mort » et *asana*, qui signifie « posture ».

1. **Asseyez-vous au sol les genoux pliés, les pieds à plat sur le sol.**

   Appuyez les paumes des mains derrière vous contre le sol pour vous soutenir.

2. **Glissez légèrement les hanches vers l'avant et appuyez-vous en arrière sur les avant-bras.**

3. **Amenez le haut de votre dos et votre tête au sol**

4. **Étendez les jambes, puis écartez les pieds à la hauteur des hanches et tournez les pieds vers l'extérieur.**

5. **Croisez les bras sur la poitrine et embrassez-vous vous-même, en élargissant le haut du dos.**

6. **Dégagez les bras et posez-les sur le sol, en les déroulant vers le bas des épaules jusqu'aux mains.**

   Tournez les paumes des mains vers le haut (Figure 6-23).

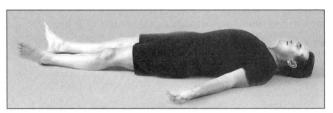

Figure 6-23 : La plus populaire des postures de Yoga.

7. **Tournez plusieurs fois lentement la tête d'un côté à l'autre, pour venir vous reposer au milieu sur le dos de votre tête.**

8. **Fermez les yeux et détendez-vous.**

Variante de shavasana avec jambes pliées

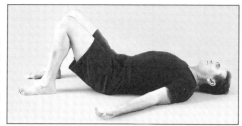

Figure 6-24 : Utilisez cette variante pour tout problème de dos.

Pour améliorer si nécessaire le confort de votre dos, placez un coussin ou une couverture enroulée au-dessous des genoux. Si votre nuque ou votre gorge est tendue, placez une couverture pliée ou un petit coussin sous votre tête.

La posture facile – sukhasana

1. **Assis sur le sol jambes droit devant vous, placez les mains au sol derrière les hanches, les paumes au sol et les doigts pointés vers l'avant.**

2. **Secouez les jambes.**

3. **Croisez les chevilles, la cheville gauche en haut et la cheville droite en bas.**

4. **Appuyez les paumes vers le bas et croisez les jambes un peu davantage jusqu'à ce que votre pied droit soit sous votre genou gauche et que votre pied gauche soit sous votre genou droit.**

5. **Reposez vos mains avec les paumes sur le haut des genoux, la main droite sur le genou droit, la main gauche sur le genou gauche.**

    Si les genoux sont plus hauts que les hanches, asseyez-vous sur une couverture pliée ou sur un coussin.

6. **Redressez bien votre dos, votre cou et votre tête, et regardez droit devant vous (Figure 6-25).**

    Vous pouvez garder les yeux ouverts ou fermés.

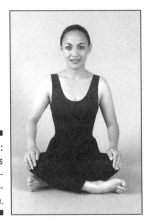

Figure 6-25 : La plupart des débutants utilisent cette posture assise.

La posture de la montagne – tadasana

1. **Tenez-vous debout la tête haute, mais détendu, l'écartement des pieds identique à la largeur du bassin.**

   Les bras sont sur les côtés, les paumes des mains tournées vers les jambes.

2. **Visualisez une ligne verticale reliant le trou de votre oreille, l'articulation de votre épaule, et les côtés de votre hanche, de votre genou et de votre cheville.**

3. **Regardez droit devant vous, les yeux ouverts ou fermés (reportez-vous à la figure 6-11a, plus haut dans ce chapitre).**

La posture de l'enfant – balasana

1. **Commencez à quatre pattes.**

2. **Placez les genoux écartés à la hauteur des hanches, les mains juste sous les épaules.**

   Gardez les épaules droites mais pas bloquées.

3. **En expirant, asseyez-vous en arrière sur les talons ; reposez de la sorte votre buste sur les cuisses et votre front sur le sol.**

4. **Posez les bras sur le sol à côté du torse, les paumes vers le ciel (Figure 6-26).**

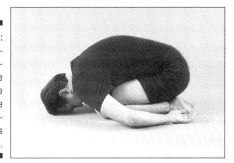

Figure 6-26 : C'est la position que la plupart d'entre nous ont prise dans le ventre de leur mère - elle est très maternelle.

5. **Fermez les yeux et respirez facilement.**

La posture de l'enfant bras en avant

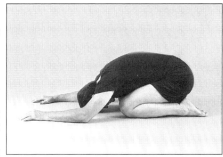

Figure 6-27 : Avec les bras devant vous, vous sentirez davantage d'étirement dans le haut du dos.

Posture genoux-poitrine – apasana

1. **Allongez-vous sur le dos et pliez les genoux vers votre poitrine.**

2. **Prenez les tibias juste au-dessous des genoux (Figure 6-28).**

Si vous avez des problèmes de dos, quels qu'ils soient, prenez à la place l'arrière de vos cuisses.

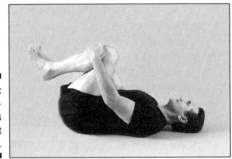

Figure 6-28 :
Tenez simplement vos jambes, et détendez-vous.

Chapitre 7
S'asseoir devient facile

Dans ce chapitre :
- Découvrez l'objectif traditionnel des postures et les effets bénéfiques qu'elles apportent.
- Commencez lentement et sûrement par des postures faciles.

La culture environnante influence grandement la manière avec laquelle nous nous asseyons, nous autres humains. En Orient, les gens aiment s'accroupir sur leur arrière-train ou s'asseoir sur le sol les jambes croisées, tandis que la plupart des Occidentaux ne se sentent à l'aise qu'assis sur des chaises ou dans des fauteuils – comme c'est probablement votre cas à cet instant tandis que vous lisez ce livre. En fait, nos préférences journalières de positions assises ont une influence incontestable sur notre capacité à nous sentir stables et à l'aise dans les postures de Yoga, qu'elles soient debout ou assises.

Si vous débutez dans le Yoga et découvrez ses postures assises, vous allez bientôt vous rendre compte qu'une vie passée assise dans un fauteuil réclame un prix élevé. Votre travail avec les postures de ce livre pourra vous aider progressivement à vous asseoir sur le sol. Mais tant que vous ne serez pas prêt à faire la transition et à vous asseoir sur le sol, utilisez une chaise lorsque vous vous asseyez pour la pratique formelle. Après tout, deux des plus grandes organisations de Yoga dans le monde, la Self-Realization-Fellowship (SFR) et la Méditation transcendantale (TM) encouragent leurs adeptes occidentaux à utiliser une chaise pour la méditation et les exercices de respiration.

Dans ce chapitre, nous allons décrire les postures assises suivantes, que vous pourrez utiliser pour la relaxation, la méditation, le contrôle de la respiration, diverses pratiques de nettoyage, ou comme point de départ pour d'autres postures.

- la posture assise sur une chaise.
- la posture facile.
- la posture de la foudre ou du diamant.
- la posture favorable.
- la posture parfaite.

Il existe de nombreuses autres postures assises. Vous pourrez progressivement élargir cette gamme au fur et à mesure que les articulations retrouveront leur souplesse et que les muscles de votre dos gagneront de la force.

Comprendre la philosophie des postures

Les postures, ou *asanas* en sanskrit, sont probablement la partie du Yoga qui vous est la plus familière. Ce sont ces poses qui ont l'air impossibles à prendre, mais qui sont exécutées avec facilité par de nombreux élèves pratiquant le Yoga. Outre qu'elles vous étirent et augmentent votre force et votre souplesse, les postures de Yoga vous aident à vous accorder avec vous-même, avec votre corps et avec votre environnement. Grâce aux *asanas*, vous pouvez commencer à vous considérer comme ne faisant qu'un avec votre environnement.

Selon les manuels de Yoga traditionnel, l'objectif principal des *asanas* est de préparer le corps à s'asseoir calmement, facilement et avec stabilité pour les exercices de respiration et la méditation. La manière dont nous sommes assis constitue en fait une importante technique de base pour ces pratiques. Si vous les exécutez correctement, la posture assise agit comme un « tranquillisant » naturel pour le corps, et lorsque le véhicule physique est calme, le mental ne tarde pas à suivre.

Voici une anecdote concernant un célèbre couple propriétaire d'un centre de Yoga qui accueille plus de 1 100 élèves par semaine. Comme ils sont tous deux professeurs de Yoga et enseignent des *asanas* avancées, ils ont besoin de maintenir la souplesse de leurs hanches et de leurs jambes. En consé-

Le mot « asana » signifie posture

Le terme *asana* signifie simplement « siège » en sanskrit. Il peut s'agir aussi bien de la surface sur laquelle l'adepte du Yoga s'assoit que de la posture du corps. Certaines postures sont appelées *mudras* ou « sceaux », en raison de leur efficacité à conserver l'énergie vitale (*prana*) à l'intérieur du corps, ce qui apporte une plus grande vitalité et une meilleure concentration mentale. L'énergie vitale est partout, à la fois à l'intérieur et à l'extérieur de nos corps, mais elle doit être correctement « harnachée » à l'intérieur du corps pour promouvoir la santé et le bonheur.

quence, ils évitent de s'asseoir sur des chaises ou dans des fauteuils et préconisent de s'asseoir par terre – ils n'ont donc presque aucun meuble dans leur appartement.

Si les genoux sont bien plus hauts que les hanches lorsque vous êtes assis par terre jambes croisées, c'est un signe que les articulations de vos hanches manquent de souplesse. Si vous essayez de vous asseoir pendant un long moment dans cette position pour méditer ou exécuter des exercices de respiration, vous pourriez bien vous retrouver avec un dos endolori. Ne vous en faites pas, vous n'êtes pas le seul. Acceptez vos limitations actuelles dans cette région de votre corps et utilisez un support, tel qu'un coussin ferme ou une couverture pliée pour former un support bien épais, afin d'élever suffisamment les fesses et d'obtenir que les genoux se retrouvent au moins au niveau des hanches.

Essayez les postures assises

Posture assise sur une chaise

1. **Utilisez une chaise solide et asseyez-vous près du bord avant, sans vous appuyer contre le dossier.**

Assurez-vous que les pieds soient bien posés à plat sur le sol. S'ils n'atteignent pas vraiment le sol, posez-les sur un annuaire téléphonique, par exemple.

2. **Reposez les mains sur les genoux, les paumes tournées vers le bas, et fermez les yeux.**

3. **Faites balancer plusieurs fois votre colonne vertébrale, en vous affaissant vers l'avant et en vous courbant vers l'arrière en alternance, pour explorer l'étendue complète du mouvement possible.**

Mettez-vous finalement dans une position droite confortable, à mi-chemin entre les deux extrêmes.

4. **Levez la poitrine sans exagérer la cambrure de votre région lombaire, et équilibrez la tête au-dessus du torse.**

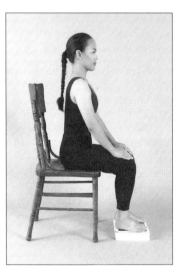

Figure 7-1 : De façon idéale, votre oreille, votre épaule et votre hanche sont alignées, comme le montre cette vue de profil.

La posture facile - sukhasana

Selon le maître de Yoga Patanjali, toute posture devrait être « stable » (*sthira*) et « facile, agréable et confortable » (*sukha*). La position assise de base du Yoga est appelée de façon appropriée la posture facile (*sukhasana*). Les Occidentaux l'appellent parfois « s'asseoir en tailleur ». Nous recommandons vivement que les débutants commencent leur pratique assise avec la posture facile (Figure 7-2).

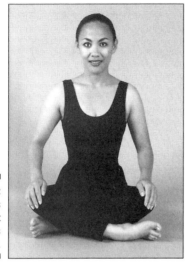

Figure 7-2 : Assurez-vous d'être stable et à l'aise dans cette posture.

La posture facile est stable et confortable pour la méditation et les exercices de respiration. Cette posture vous aide également à devenir plus conscient de la souplesse de vos hanches et de votre colonne vertébrale et vous permet en fait de l'augmenter ; elle constitue donc une bonne préparation pour les postures plus avancées.

1. **Asseyez-vous au sol les jambes tendues devant vous.**

   Placez les mains sur le sol à côté des hanches, les paumes vers le bas et les doigts pointés vers l'avant ; secouez plusieurs fois les jambes vers le bas et le haut pour en éliminer les tensions.

2. **Croisez les jambes aux chevilles avec la jambe gauche sur la droite.**

3. **Appuyez maintenant les paumes des mains sur le sol et faites glisser chaque pied vers le genou opposé, jusqu'à ce que le pied droit soit au-dessous du genou gauche et le pied gauche au-dessous du genou droit.**

4. **Allongez la colonne vertébrale en étirant votre dos dans un mouvement vers le haut, et équilibrez la tête au-dessus du torse.**

N'oubliez pas d'alterner le croisement des jambes de jour en jour en pratiquant n'importe laquelle des postures assises, pour éviter de devenir asymétrique.

La posture de la foudre – vajrasana

La posture de la foudre est l'une des postures assises les plus sûres pour les élèves avec des problèmes de dos. *Vajrasana* augmente la souplesse des chevilles, des genoux et des cuisses, elle améliore l'afflux sanguin vers l'abdomen, et elle favorise la digestion.

1. **Agenouillez-vous au sol et asseyez-vous en arrière sur les talons.**

   Placez chaque talon sous la fesse du même côté et reposez les paumes des mains sur les hauts des genoux, coudes fléchis.

2. **Allongez votre colonne vertébrale en étirant le dos dans un mouvement vers le haut, équilibrez la tête au-dessus du torse, et regardez droit devant vous (Figure 7-3).**

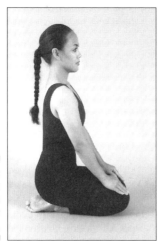

Figure 7-3 : Une posture assise sans danger pour les dos fragiles.

Si vous avez des difficultés à vous asseoir en arrière sur les talons, que ce soit à cause des muscles des cuisses raidis ou de douleurs dans les genoux, placez un coussin ou une couverture pliée entre les cuisses et les mollets. Augmentez l'épaisseur du support jusqu'à ce que la position soit confortable. Si le devant des chevilles n'est pas à l'aise, placez dessous une serviette ou une couverture enroulée.

Le mot sanskrit *vajra* signifie à la fois « diamant » et « foudre ».

La posture propice – svastikasana

Utilisez la « série de préparation pour postures assises avancées » (voir chapitre 6) pour améliorer votre exécution de cette posture.

1. **Asseyez-vous au sol les jambes tendues devant vous ; placez les paumes des mains au sol à côté des hanches, les doigts pointés en avant.**

   Secouez plusieurs fois les jambes de haut en bas pour vous débarrasser des tensions.

2. **Pliez le genou gauche et placez la plante du pied gauche contre le côté intérieur de la cuisse droite avec le talon gauche près de l'aine. (Si cette étape est difficile, n'utilisez pas cette pose).**

3. **Pliez le genou droit vers vous et prenez le pied droit à deux mains.**

4. **Prenez l'avant de la cheville avec la main droite et la partie charnue du gros orteil avec la main gauche.**

   Maintenant, glissez le pied côté petit orteil entre la cuisse et le mollet droits ; le gros orteil reste visible. Si vous le pouvez, remuez le côté du gros orteil du pied vers le haut entre la cuisse et le mollet droits.

5. **Reposez les mains avec les paumes sur les genoux, bras détendus.**

6. **Allongez la colonne vertébrale en étirant le dos dans un mouvement ascendant, équilibrez la tête au-dessus du torse et regardez droit devant vous (Figure 7-4).**

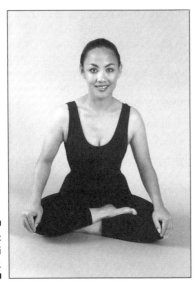

Figure 7-4 :
La posture qui porte bonheur.

Jnana mudra, qui signifie « sceau de la sagesse », est l'une des nombreuses positions de la main utilisées en Yoga. Pour exécuter cette mudra, amenez le bout de votre index vers le bout de votre pouce pour que les deux doigts forment un cercle ; étirez les trois doigts restants en les gardant serrés l'un contre l'autre (Figure 7-5). Ce geste de la main forme un circuit subtil qui isole l'énergie vitale (*prana*) dans votre corps (voir chapitre 5).

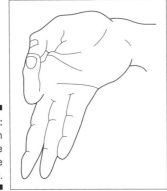

Figure 7-5 :
Cette position de la main isole l'énergie vitale appelée prana.

La posture parfaite – siddhasana

Le mot sanskrit *siddha* signifie à la fois « parfait » et « expert ». De nombreux maîtres de Yoga du passé préféraient la posture parfaite (ou posture de l'accord parfait) à la posture du lotus, et l'utilisaient souvent à sa place. Dans ce livre, nous ne traitons ni de la posture du demi-lotus ni de la posture du lotus, car elles ne conviennent qu'à des élèves plus expérimentés.

Utilisez la « série de préparation pour postures assises avancées » (voir chapitre 6) pour améliorer votre exécution de cette posture.

1. **Assis sur le sol les jambes tendues devant vous, placez les mains sur les côtés près des hanches avec les paumes tournées vers bas, les doigts vers l'avant.**

   Secouez plusieurs fois les jambes devant vous.

2. **Pliez le genou gauche et amenez le talon gauche dans l'aine, près du périnée (la zone comprise entre l'anus et les parties génitales).**

   Stabilisez la cheville gauche avec la main gauche.

3. **Pliez le genou droit et faites glisser le talon droit vers le devant de la cheville gauche.**

4. **Levez le pied droit et positionnez la cheville droite juste au-dessus de la cheville gauche, et amenez le talon droit dans la zone des parties génitales.**

5. **Placez le côté du petit orteil de votre pied droit entre la cuisse gauche et le mollet gauche.**

6. **Placez les paumes des mains sur les genoux avec les bras détendus.**

7. **Redressez et étirez le dos et le cou, en amenant la tête en une belle position droite et haute ; regardez droit devant vous (Figure 7-6).**

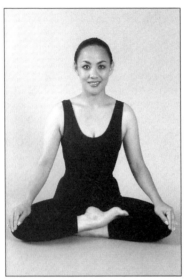

Figure 7-6 :
La posture parfaite.

Vous pouvez utiliser un coussin pour élever les hanches, de telle sorte qu'elles soient à la même hauteur que les genoux.

Chapitre 8

Debout la tête haute

Dans ce chapitre :
- L'art de se tenir debout.
- Des louanges chantées des postures debout.
- La pratique des postures debout.

La position debout est une caractéristique propre aux humains, comme le Yoga. Dans ce chapitre, nous allons parler de cette position dans la perspective du Yoga, en mettant l'accent sur les différentes façons de se tenir debout, de la plus simple à la plus « essentielle ». L'acte simple de se tenir debout dépend de la colonne vertébrale, des muscles, des tendons et des ligaments. D'ordinaire, ces éléments exécutent les tâches qui leur sont assignées assez automatiquement. Mais pour tenir debout de façon efficiente et élégante, vous avez aussi besoin d'accompagner cet acte de la conscience. Et c'est ici que le Yoga entre en jeu.

Nous vous présentons dix postures debout de Yoga parmi les plus courantes et les plus appréciées. Elles vous aideront à découvrir l'art de se tenir debout consciemment, de façon efficiente et admirable.

Identifions ce bipède

Nous sommes des humains en grande partie parce qu'il y a des centaines de milliers d'années nos ancêtres ont découvert comment se tenir sur leurs deux pieds. Les postures yogiques debout sont à raison considérées comme la base de la pra-

> ### Ayez les pieds sur terre !
>
> Appeler une posture yogique *asana* (« siège ») peut sembler contradictoire, mais la posture vous aidera en fait à vous relier fermement à la terre. En Yoga, se relier à la terre est aussi important que s'étirer vers le ciel. Vous ne pourrez atteindre les hauteurs du Yoga que si vous êtes aussi solide qu'une montagne ou qu'un séquoia.

tique des asanas. L'une de ces capacités qui nous rendent le plus humains – se tenir debout – nous prépare aussi pour cet effort des plus humains : le Yoga.

La manière dont vous vous tenez debout en dit long. De nos jours, une personne qui se tient debout creuse habituellement le ventre en bombant la poitrine et le menton d'une manière militaire. Mais il est possible de se tenir debout et droit, la tête haute, tout en étant détendu.

Souvenez-vous-en, le corps et le mental forment une unité ; ils constituent l'extérieur et l'intérieur de la même personne : vous-même. D'une certaine façon, votre corps est une carte de votre mental.

Par une pratique régulière du Yoga, vous pouvez utiliser la réponse de votre corps pour discipliner votre esprit, et la réponse de votre esprit (et spécialement vos émotions) pour entraîner votre corps.

Debout la tête haute

Les postures debout constituent une sorte de microcosme de l'ensemble de la pratique des asanas (sauf pour les inversions, ou postures la tête en bas) ; vous allez voir que vous pouvez dériver des postures debout tout ce dont vous avez besoin pour maîtriser votre pratique physique. Les postures debout vous aident à renforcer les jambes et les chevilles, à ouvrir les hanches et l'aine, et à améliorer votre sens de l'équilibre. A votre tour, vous développerez la capacité de « tenir bon » et de vous « tenir au repos », ce qui est capital dans une vie yogique.

Dis donc, c'est vraiment ce qu'on appelle s'étirer !

Une très belle jeune femme, Heather, vint à mon (Larry Payne) cours de Yoga à Brentwood, en Californie, pour y prendre sa « toute première » leçon de Yoga. Dès le début, il s'avéra qu'elle n'était pas très souple. En fait, elle était peut-être la jeune personne la moins souple que je n'avais jamais vue. Au moment où j'amenais le groupe à prendre la pose de flexion du buste en avant en position assise, par exemple, elle ne put littéralement pas toucher ses genoux. À ce moment-là, réalisant à quel point elle était raide, elle éclata en sanglots. Après la leçon, je lui parlai, et j'appris qu'elle était impliquée dans des sports de compétition depuis l'âge de 5 ans, et que maintenant âgée de 17 ans, elle jouait dans une équipe de volley qui était championne de l'État. Tout aussi athlétique qu'elle fût, elle n'avait fait que peu d'étirements au cours de toutes ces années, et ça se voyait.

Je lui recommandai d'appuyer ses fesses contre un mur, les pieds à environ 90 cm du mur, et de juste se laisser pendre vers le bas, en gardant les genoux à l'aise, comme c'est le cas avec « les membres indulgents » (voir chapitre 6). Dans cette posture debout modifiée, elle avait un angle qui facilitait la flexion du buste vers l'avant et libérait son dos et les tendons de ses jarrets. Elle pratiqua chaque jour cette posture debout, et un changement spectaculaire se produisit en l'espace de trois semaines. Au milieu d'un cours, elle put pour la première fois s'asseoir jambes tendues et atteindre ses orteils. L'ensemble du groupe se mit à l'applaudir, et Heather se mit une nouvelle fois à pleurer, de joie cette fois-ci.

Les postures debout sont d'emploi très varié. Elles peuvent être utilisées des manières suivantes :

- Comme échauffement général pour votre séance.
- En préparation pour un groupe spécifique de postures (nous considérons par exemple les flexions en position debout comme une sorte de « bretelle d'accès » aux flexions en position assise).
- Comme compensation (ou pour contrebalancer une autre posture, comme l'extension ou la flexion latérale). Pour plus d'information, reportez-vous au chapitre 6.

- Pour se reposer.
- En tant que partie principale de votre séance.

Vous pouvez adapter de manière créative de nombreuses postures d'autres groupes de postures pour en faire des poses debout, que vous pourrez ensuite utiliser comme outil d'apprentissage ou à des fins thérapeutiques. Prenez par exemple la posture bien connue du cobra, une extension du dos qui pose problème dans la région lombaire à beaucoup de débutants (voir chapitre 12). En exécutant la même posture en position debout contre un mur, vous pouvez utiliser le rapport modifié à la gravité, la liberté de ne pas avoir les hanches bloquées par le sol, et la pression des mains contre le mur pour libérer la région lombaire. Vous pouvez ensuite appliquer cette compréhension de votre dos nouvellement gagnée pour pratiquer la forme plus exigeante de la posture traditionnelle du cobra, ou de toute autre posture que vous choisissez de modifier au mur.

Faites usage de vos options

- La manière la plus facile et la plus sûre est d'enrouler le corps comme une poupée de chiffons, en empilant les vertèbres l'une après l'autre.
- Le niveau de difficulté suivant consiste à amener les bras comme des ailes sur les côtés et vers le haut en inspirant et en redressant le dos.
- La troisième et la plus désirable manière, si elle vous est possible, consiste à commencer par l'inspiration et à étendre les bras en avant puis vers le haut le long des oreilles. Ensuite, continuez en redressant le haut du dos, le milieu du dos et la région lombaire jusqu'à ce que vous soyez debout droit avec les bras au-dessus de la tête.

La montagne (tadasana) constitue la base d'autres postures

La posture de la montagne constitue le point de départ de toutes les postures debout. La *tadasana* aligne le corps, améliore le maintien et l'équilibre, et facilite la respiration. Bien que cet exercice soit habituellement appelé « posture de la montagne », son nom signifie en fait « posture du palmier », d'après le mot sanskrit *tada*. Certaines autorités du Yoga l'appellent également « posture de l'arbre ».

1. **Tenez-vous debout la tête droite, mais détendu, avec les pieds écartés à la hauteur des hanches.**

   Laissez pendre les bras sur les côtés, les paumes vers les jambes.

2. **Visualisez une ligne verticale reliant le trou de votre oreille, l'articulation de votre épaule et les côtés de votre hanche, de votre genou et de votre cheville.**

   Regardez droit devant vous, les yeux ouverts ou fermés (Figure 8-1).

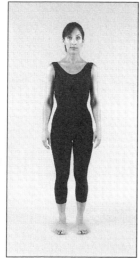

Figure 8-1 : Commencez vos postures debout par la posture de la montagne.

3. **Restez dans cette posture pendant 6 à 8 respirations.**

Flexion debout – *uttanasana*

La flexion du buste vers l'avant étire tout l'arrière du corps et décomprime le cou en créant un espace entre les vertèbres (Figure 8-2). Dans la posture verticale, la partie cervicale de la colonne et les muscles du cou doivent puissamment travailler pour équilibrer la tête. Étant donné que nous ne portons habituellement pas suffisamment attention à cette partie de notre anatomie, nous avons tendance à accumuler beaucoup de tension dans le cou, ce qui peut causer des maux de tête. Cette posture libère la partie cervicale de la colonne et permet aux muscles du cou de se détendre. Elle améliore également de partout la circulation sanguine, et elle possède un effet calmant sur le corps et sur le mental.

Soyez très prudent avec toutes les flexions du buste en avant si vous avez des problèmes de disque intervertébral. En cas de doute, demandez à votre docteur ou à un professionnel de la santé.

1. **Commencez par la posture de la montagne (Figure 8-1) et, en inspirant, levez les bras vers l'avant, puis au-dessus de la tête (Figure 8-2a).**

2. **En expirant, penchez-vous en avant depuis les hanches.**

    Si vous sentez une traction à l'arrière des jambes, assouplissez les genoux (voir la section « membres indulgents » au chapitre 6) et laissez les bras pendre.

3. **Si votre tête n'est pas près des genoux, pliez-les davantage.**

    Si vous possédez la souplesse suffisante, tendez les genoux, mais gardez-les souples.

    Laissez pendre la tête et le cou vers le bas (Figure 8-2b).

4. **En inspirant, enroulez doucement le corps vers le haut, en empilant les vertèbres l'une sur l'autre de bas en haut, et en levant ensuite les bras au-dessus de la tête.**

5. **Répétez les étapes 1 à 4 trois fois, puis restez en position fléchie (étape 3) pendant 6 à 8 respirations.**

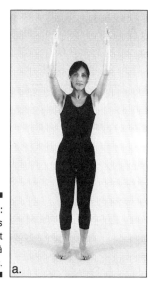
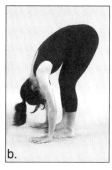

Figure 8-2 : Plier les genoux peut vous aider à étirer le dos.

a.   b.

S'enrouler vers le haut dans l'étape 4 est la manière la plus inoffensive de remonter. Si vous n'avez pas de problèmes de dos, vous pourriez avoir envie d'essayer deux techniques plus avancées au bout de quelques semaines de pratique : en remontant, déployez les bras comme des ailes sur les côtés puis vers le haut ; ou, en inspirant, étirez les bras légèrement pliés vers l'avant puis vers le haut jusqu'à ce qu'ils soient parallèles à vos oreilles. Puis levez le haut du dos, le milieu de votre dos, et la région lombaire, jusqu'à ce que vous soyez complètement redressé avec les bras au-dessus de la tête.

Le mot sanskrit *uttana* signifie « étirement intense ».

Demi-flexion debout – ardha uttanasana

La demi-flexion du buste vers l'avant en position debout fortifie les jambes, le dos, les épaules et les bras, et elle améliore la résistance.

1. **Commencez dans la posture de la montagne (voir figure 8-1) et, en inspirant, levez les bras en avant, puis au-dessus de la tête (voir figure 8-2a).**
2. **En expirant, penchez-vous en avant à partir du bassin.**

   Assouplissez les genoux et laissez pendre les bras.
3. **Pliez les genoux et, en inspirant, relevez le buste et les bras vers l'avant jusqu'à ce qu'ils soient parallèles au sol (Figure 8-3).**

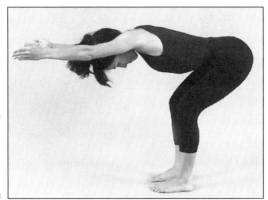

Figure 8-3 : Cette posture est excellente pour améliorer la résistance.

Si vous avez des problèmes de dos, gardez les bras sur les côtés, puis étirez-les progressivement devant vous vers la parallèle.

4. **Amenez votre tête dans une position neutre, de telle sorte que les oreilles soient entre les bras.**

   Regardez vers le bas un peu en avant. Pour faciliter l'exécution de la posture, mettez les bras un peu en arrière vers les hanches – plus ils sont en arrière, plus c'est facile.
5. **Répétez les étapes 1 à 4 trois fois, puis gardez la pose de l'étape 4 pendant 6 à 8 respirations.**

Le mot sanskrit *ardha* signifie « demi ».

Flexion debout asymétrique – parshva uttanasana

La flexion vers l'avant en position debout asymétrique étire séparément chaque côté du dos et les tendons du jarret correspondant. Cette posture ouvre le bassin, tonifie l'abdomen, décomprime le cou, améliore l'équilibre et augmente l'afflux sanguin vers le haut du buste et vers la tête (Figure 8-4).

1. **Tenez-vous debout dans la posture de la montagne et, en expirant, faites un pas en avant d'environ 90 à 105 cm (soit la longueur d'une jambe) avec votre pied droit.**

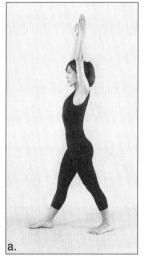
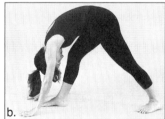

Figure 8-4 : Cet exercice étire séparément chaque côté du dos et les tendons du jarret correspondant.

Votre pied gauche tournera naturellement vers l'extérieur, mais si vous avez besoin de plus de stabilité, tournez-le davantage (de telle sorte que les orteils soient dirigés vers la gauche).

2. **Placez les mains à la taille et remettez le bassin dans l'axe de la jambe avancée ; puis relâchez les mains et laissez pendre les bras.**

3. **En inspirant, levez les bras vers l'avant puis au-dessus de la tête (Figure 8-4a).**

4. **En expirant, penchez-vous en avant à partir du bassin, assouplissez le genou droit, et pliez-le davantage.**

   Si vous possédez la souplesse suffisante, tendez le genou droit mais toujours en le gardant souple.

5. **En inspirant, enroulez lentement vers le haut, en empilant les vertèbres l'une après l'autre de bas en haut, puis en levant les bras au-dessus de la tête.**

   Relâchez la tête et le cou vers le bas.

6. **Répétez les étapes 3 à 4 trois fois, puis gardez la pose de l'étape 4 pendant 6 à 8 respirations.**

   Répétez la même séquence sur le côté gauche.

S'enrouler vers le haut dans l'étape 4 constitue la manière la plus inoffensive de remonter. Si vous n'avez pas de problèmes de dos, vous pourriez avoir envie d'essayer deux techniques plus avancées au bout de quelques semaines de pratique : en remontant, déployez les bras comme des ailes sur les côtés puis vers le haut ; ou, en inspirant, étirez les bras légèrement pliés vers l'avant puis vers le haut jusqu'à ce qu'ils soient parallèles à vos oreilles. Levez ensuite le haut de votre dos, le milieu de votre dos, puis la région lombaire, jusqu'à ce que vous soyez complètement redressé avec les bras au-dessus de la tête.

Le mot sanskrit *parshva* signifie « côté » ou « flanc ».

La posture en triangle debout – utthita trikonasana

La posture du triangle étire les côtés de la colonne vertébrale, l'arrière des jambes et les hanches. Cette posture étire également les muscles intercostaux (entre les côtes), ce qui ouvre la poitrine et améliore la capacité respiratoire (Figure 8-5).

Chapitre 8 : Debout la tête haute *177*

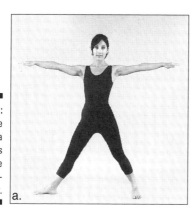
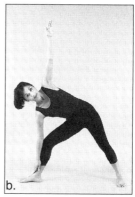

Figure 8-5 :
Le triangle debout ouvre la poitrine et vous permet de respirer profondément.

1. **Tenez-vous debout dans la posture de la montagne (voir Figure 8-1), expirez, puis avec votre pied droit effectuez un pas sur la droite d'environ 90 à 105 cm (soit la longueur d'une jambe).**

2. **Tournez le pied droit de 90 degrés et le pied gauche de 45 degrés.**

   Une ligne imaginaire allant du talon droit vers le pied gauche devrait couper le milieu de l'arc du pied gauche.

3. **Refaites face et, en inspirant, levez les bras sur les côtés à hauteur des épaules et parallèlement au sol, de telle sorte qu'ils forment un « T » avec le torse (Figure 8-5a).**

4. **En expirant, allongez la main droite vers le tibia droit pour l'amener aussi près que possible de la cheville sans créer de gêne ; puis levez le bras gauche vers le ciel.**

   Pliez légèrement le genou droit si l'arrière des jambes se tend (voir Figure 8-5b).

   Autant que possible, amenez les côtés de votre torse dans une position parallèle au sol.

5. **Assouplissez le bras gauche et regardez en haut en direction de votre main gauche.**

   Si votre cou est douloureux, regardez en bas vers le sol.

6. Répétez les étapes 3 à 5 trois fois, puis gardez la pose de l'étape 5 pendant la durée de 5 à 6 respirations.

Répétez la même séquence du côté gauche.

En sanskrit, *utthita* signifie « lever », et *trikona* signifie « triangle ».

La posture en triangle inversé – parivritta trikonasana

L'action des torsions, y compris du triangle inversé, sur les disques intervertébraux (entre les vertèbres) est souvent comparée à celle que l'on exerce sur une éponge humide en la pressant puis en la relâchant : vous évacuez d'abord l'eau sale en pressant, puis vous « absorbez » l'eau propre. L'action de tordre et détordre augmente l'afflux de sang frais vers ces disques et en conserve la souplesse tandis que vous vieillissez. Le triangle inversé étire également l'arrière des jambes, il ouvre le bassin et fortifie le cou, les épaules et les bras (Figure 8-6).

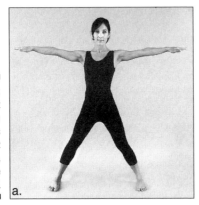
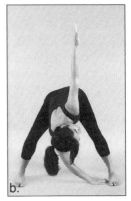

Figure 8-6 : Si votre cou est trop tendu lorsque vous exécutez l'étape 4, tournez la tête vers le sol.

1. Debout dans la posture de la montagne (voir Figure 8-1), expirez et, avec votre pied droit, effectuez un pas sur la droite d'environ 90 à 105 cm (soit la longueur d'une jambe).

2. En inspirant, levez les bras sur les côtés à la hauteur des épaules et parallèlement au sol, de telle sorte qu'ils forment un « T » avec le torse (Figure 8-5a).

3. **En expirant, penchez-vous vers l'avant à partir du bassin, puis placez la main droite à plat sur le sol à côté de l'intérieur du pied gauche.**

4. **Levez le bras gauche vers le plafond et regardez en haut en direction de votre main gauche.**

   Assouplissez les genoux et les bras. Pliez le genou gauche, ou enlevez la main droite d'à côté du pied gauche pour la placer plus directement sous le torse si nécessaire (Figure 8-6b).

5. **Répétez les étapes 2 à 4 trois fois, puis gardez la pose de l'étape 4 pendant 6 à 8 respirations.**

   Répétez la même séquence sur le côté gauche.

Le mot sanskrit *parivritta* signifie « tourné ».

La posture du guerrier – vira bhadrasana

1. **Tenez-vous debout dans la posture de la montagne (voir Figure 8-1) et, en expirant, faites un pas en avant d'environ 90 à 105 cm (soit la longueur d'une jambe) avec votre pied droit (Figure 8-7a).**

   Votre pied gauche tournera naturellement vers l'extérieur, mais si vous avez besoin de davantage de stabilité, tournez-le davantage vers l'extérieur (de telle sorte que les orteils pointent vers la gauche).

2. **Placez les mains à la taille et remettez le bassin dans l'axe de la jambe avancée ; puis relâchez les mains et laissez pendre les bras.**

3. **En inspirant, levez les bras vers l'avant puis au-dessus de la tête et pliez le genou droit à angle droit, de telle sorte que le genou soit directement au-dessus de la cheville et que la cuisse soit parallèle au sol (Figure 8-7b).**

   Si vous ressentez de la gêne dans la région lombaire, penchez légèrement le torse en avant au-dessus de la jambe jusqu'à ce que la tension dans le dos soit supprimée.

Figure 8-7 :
Le guerrier est une position de puissance et de force.

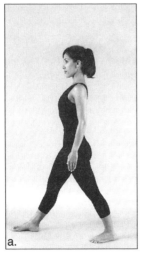
a.
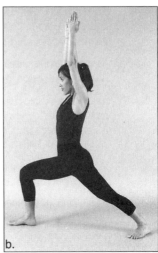
b.

4. **En expirant, revenez à la position de départ comme dans la Figure 8-7a. Assouplissez les bras et mettez les paumes des mains l'une en face de l'autre. Regardez droit devant vous.**

5. **Répétez les étapes 3 et 4 trois fois, puis gardez la pose de l'étape 4 pendant 6 à 8 respirations.**

   Répétez la même séquence du côté gauche. Lorsque vous gardez cette posture, si vous ressentez de la gêne dans la région lombaire, penchez légèrement le torse en avant au-dessus de la jambe jusqu'à ce que la tension dans le dos soit supprimée.

Le mot sanskrit *vira* est souvent traduit par « héros », et *bhadra* signifie « favorable ».

Flexion debout jambes écartées – prasarita pada uttanasana

Cette posture étire les tendons des jarrets et les muscles adducteurs (sur les côtés intérieurs des cuisses) et ouvre le bassin. La flexion en avant augmente l'afflux de sang vers le haut du torse et allonge la colonne vertébrale.

Chapitre 8 : Debout la tête haute *181*

1. **Tenez-vous debout dans la posture de la montagne, expirez, et, avec votre pied droit, faites un pas vers la droite d'environ 90 à 105 cm (soit la longueur d'une jambe).**
2. **En inspirant, levez les bras vers l'extérieur sur les côtés à la hauteur des épaules et parallèlement au sol, de telle sorte qu'ils forment un « T » avec le torse (voir Figure 8-6).**
3. **En expirant, penchez-vous en avant à partir du bassin, et assouplissez les genoux.**
4. **Maintenez chaque coude plié avec la main du côté opposé, et laissez pendre votre torse et vos bras (Figure 8-8).**
5. **Restez dans la pose de l'étape 4 pendant 6 à 8 respirations.**

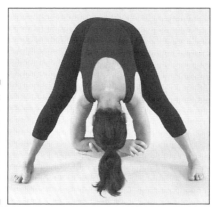

Figure 8-8 : Une merveilleuse manière de soulager la pression dans la région lombaire.

En sanskrit, *prasarita* signifie « grand ouvert » et *pada* signifie « pied ».

Posture de la demi-chaise – ardha utkatasana

La posture de la demi-chaise fortifie le dos, les jambes, les épaules et les bras, et donne de partout de la résistance. Si vous trouvez cette posture difficile, ou si vous avez des « genoux à problèmes », vous pouvez sauter cette position pour l'instant et y revenir une fois que les muscles de vos jambes seront devenus un peu plus forts. N'exagérez pas cet exercice (que ce soit en maintenant la position ou en la répétant davantage que ce que nous recommandons), sous peine d'avoir des muscles douloureux le lendemain. Mais ce n'est pas grave non plus d'avoir quelques courbatures, surtout si vous n'avez pas pris d'exercice depuis longtemps.

1. **Commencez dans la posture de la montagne (voir Figure 8-1) et, en inspirant, levez les bras en avant puis au-dessus de la tête, les paumes des mains l'une en face de l'autre (voir Figure 8-2a).**

2. **En expirant, pliez les genoux et accroupissez-vous à demi.**

3. **Assouplissez les bras mais gardez-les au-dessus de la tête (Figure 8-9).**

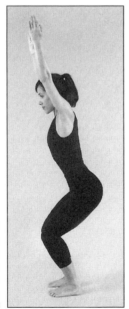

Figure 8-9 :
La demi-chaise est une posture géniale pour les skieurs.

Regardez droit devant vous.

Chapitre 8 : Debout la tête haute 183

4. **Répétez les étapes 1 à 3 trois fois, puis restez dans la pose de l'étape 3 pendant 6 à 8 respirations.**

En sanskrit, *ardha* signifie « demi », tandis que *utkata* peut être traduit par « puissant ».

Posture du chien museau face au sol – adhomukha shvanasana

La pratique du chien museau face au sol étire tout l'arrière du corps et fortifie poignets, bras et épaules. Cette posture constitue une bonne alternative pour les élèves débutants qui ne sont pas encore prêts à exécuter des inversions comme l'équilibre sur les mains et la pose sur la tête. Étant donné que la tête est plus basse que le cœur, cette *asana* fait affluer du sang frais au cerveau, et agit comme un rapide « remontant » lorsque vous êtes fatigué (Figure 8-10).

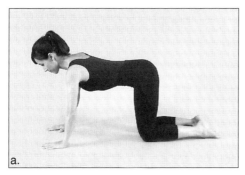

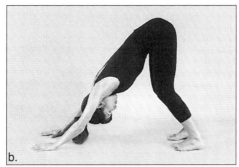

Figure 8-10 : Relevez le défi, mais ne forcez pas.

1. **Commencez à quatre pattes, et tendez les bras mais sans bloquer les coudes (Figure 8-10a).**

   Assurez-vous que les mains soient directement sous les épaules, les paumes à plat au sol, et les genoux directement sous les hanches.

2. **En expirant, soulevez et tendez les genoux (mais sans les bloquer).**

   En montant les hanches, amenez votre tête dans une position neutre de telle sorte que les oreilles soient entre les bras.

3. **Si possible, appuyez les talons contre le sol et dirigez votre tête vers les pieds (Figure 8-10b).**

   N'effectuez pas l'étape 3 si cela fatigue votre cou.

4. **Répétez les étapes 1 à 3 trois fois, puis restez dans la pose de l'étape 3 pendant 6 à 8 respirations.**

Ne maintenez pas cette posture pendant trop longtemps si vous avez des problèmes de cou, d'épaules, de poignets ou de coudes.

En sanskrit, *adhomukha* signifie « orienté vers le bas », et *shvan* signifie « chien ».

Chapitre 9

Stable comme un arbre : la maîtrise de l'équilibre

Dans ce chapitre :
- La psychologie de l'équilibre.
- Six exercices d'équilibre.

L'équilibre (appelé en sanskrit samata ou samatva) est fondamental pour le Yoga. Une approche équilibrée de la vie implique une humeur égale et la capacité de percevoir l'unité dans toute la diversité. Pour être équibré, il suffit de ne pas porter de jugement et de traiter les autres avec une impartialité, une gentillesse et une compassion égales.

Une manière pour commencer à acquérir cet équilibre est de pratiquer les postures d'équilibre. Souvenez-vous que, selon le Yoga, le corps et le mental forment une unité de travail. Les déséquilibres du corps sont reflétés dans le mental, et vice-versa. Ce chapitre met l'accent sur l'importance de l'équilibre dans le Yoga et propose six postures qui sont autant d'exemples de samata.

Aux racines de la posture

Lorsque vous regardez un arbre, vous ne voyez que ce qui est au-dessus du sol : le tronc vertical avec sa couronne de branches, le feuillage et peut-être quelques oiseaux en train de gazouiller. Les arbres semblent être comme perchés au-dessus du sol, et on se demande comment une chose si lourde peut bien rester debout. Tout le monde sait que le secret de l'équilibre de l'arbre, c'est son réseau de racines souterraines qui ancrent solidement la partie visible de la plante dans la terre. Dans les postures d'équilibre, vous pourrez vous-même découvrir comment faire pousser vos "racines" dans la terre et vous tenir debout avec autant de stabilité qu'un arbre.

Ces postures d'équilibre constituent les plus plaisantes et les plus spectaculaires de toutes. Bien qu'elles soient relativement simples, elles peuvent produire des effets profonds. Comme vous pouvez vous y attendre, elles visent à améliorer votre sens général de l'équilibre, de la coordination, et de votre rapport à la terre. Votre conscience étant focalisée sur ces trois aspects, vous pourrez avancer plus facilement et plus efficacement, que ce soit dans vos affaires quotidiennes ou en pratiquant des activités qui exigent une grande coordination, telles que le sport ou la danse. Les postures yogiques d'équilibre ont aussi des applications thérapeutiques, par exemple pour les problèmes de dos ou pour rééduquer des groupes musculaires.

En améliorant votre équilibre de façon naturelle, vous pouvez vous attendre à profiter d'un équilibre mental amélioré. Les postures d'équilibre sont des « semences » exceptionnelles pour la concentration, et lorsqu'elles sont maîtrisées, elles génèrent un sentiment de confiance et d'accomplissement.

Postures d'équilibre pour une force élégante

La vie quotidienne est aussi exigeante que sressante ; si vous n'êtes pas solidement relié à la terre, vous courez constamment le risque d'être poussé au déséquilibre. « Relié à la terre » signifie que vous êtes centré et ferme, mais sans manquer de souplesse ; et cela signifie que vous savez qui vous êtes et ce que vous voulez, et que vous avez le sentiment de pouvoir d'atteindre les buts de votre vie. Un bon moyen de renforcer votre lien à la terre consiste à améliorer votre sens physique de l'équilibre, qui vous aide à synchroniser le mouvement des bras et des jambes, et vous donne de l'équilibre. Si vous êtes capable de vous tenir debout et de vous déplacer de manière équilibrée, votre mental est automatiquement influencé. Vous vous *sentez* plus équilibré.

Le sens de l'équilibre est relié à l'oreille interne. Vos oreilles vous informent de votre position dans l'espace. Les oreilles sont aussi connectées à l'espace social ; si vous n'êtes pas bien équilibré, il se peut que vous vous sentiez – ou que vous soyez réellement – un peu mal à l'aise dans vos relations sociales. Le travail de mise en équilibre et de renforcement du lien à la terre peut remédier à ce problème. Ce n'est que lorsque vous êtes capable de vous tenir immobile – en équilibre – que vous êtes également capable de vous déplacer harmonieusement dans e monde.

Imaginez que vous êtes un arbre, et posez-vous les questions suivantes :

- Où sont mes racines ?
- Mes racines me nourrissent-elles ?
- Mes racines sont-elles fortes ?
- Mes racines sont-elles enchevêtrées avec d'autres racines concurrentes ?
- Est-ce que je me sens soutenu ?
- Est-ce que je me sens capable de grandir ?
- Qu'est-ce qui bloque, le cas échéant, ma croissance future ?
- De quelle façon est-ce que je souhaite grandir ?
- Que dois-je faire pour grandir davantage ?

Les postures suivantes sont présentées dans l'ordre de la plus facile à la plus difficile à exécuter. Nous vous recommandons, dans le cas où vous essayez les postures séparément plutôt qu'intégrées à une séance, de les tenir pendant la durée de 6 à 8 respirations. Respirez librement par le nez, et prenez une brève pause entre l'inspiration et l'expiration.

Le guerrier appuyé au mur (variante de vira bhadrasana III)

Cette posture améliore votre équilibre et votre stabilité en général. Elle fortifie les jambes, les bras et les épaules, et elle étire les cuisses – aussi bien l'avant que l'arrière – et les hanches. Comme pour les poses d'équilibre sur une jambe, cette posture améliore l'attention et la concentration.

1. **Tenez-vous debout dans la posture de la montagne (voir chapitre 8), à environ 90 cm en face d'un mur.**
2. **En expirant, penchez-vous en avant à partir du bassin et étendez les bras en avant jusqu'à ce que les bouts des doigts touchent le mur.**

   Ajustez-vous de telle sorte que les jambes soient perpendiculaires et que le torse et les bras soient parallèles au sol.

3. **En inspirant, levez la jambe gauche en arrière jusqu'à ce qu'elle soit parallèle au sol (Figure 9-1).**

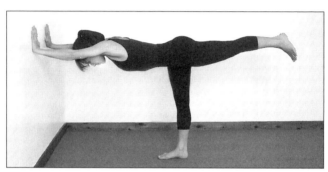

Figure 9-1 : Une posture sans danger pour les débutants.

4. **Restez à l'étape 3 pendant 6 à 8 respirations ; puis recommencez avec l'autre jambe.**

En sanskrit, *vira* signifie « héros », et *bhadra* signifie « favorable ».

Le chat en équilibre

La pose du chat en équilibre fortifie les muscles le long de la colonne vertébrale, les bras et les épaules, et elle ouvre le bassin. Cette posture améliore l'attention et la concentration, et génère un sentiment de confiance.

1. **En commençant à quatre pattes, positionnez les mains directement sous les épaules, les paumes à plat sur le sol et les genoux directement sous les hanches.**

   Tendez les bras, mais ne bloquez pas les coudes.

Chapitre 9 : Stable comme un arbre : la maîtrise de l'équilibre 189

2. **En expirant, faites glisser la main droite en avant et la jambe gauche en arrière, en gardant la main et les orteils au sol.**

3. **En inspirant, levez le bras droit et la jambe gauche à une hauteur qui ne cause pas de gêne, ou aussi haut qu'il vous est possible (Figure 9-2).**

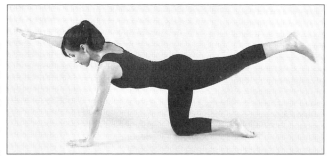

Figure 9-2 : Étendez complètement votre bras et votre jambe au sol avant de les lever.

4. **Restez dans la pose de l'étape 3 pendant 6 à 8 respirations, puis recommencez avec la paire de membres opposés (bras gauche et jambe droite).**

L'arbre – vrikshasana

La posture de l'arbre améliore globalement l'équilibre, la stabilité et le calme. Elle fortifie les jambes, les bras et les épaules, et « ouvre » (détend et desserre) les hanches et l'aine. Cette posture, comme les autres poses d'équilibre sur une jambe, améliore l'attention et la concentration.

1. **Tenez-vous debout dans la posture de la montagne (voir chapitre 8).**

2. **En expirant, pliez le genou gauche et placez la plante du pied gauche, orteils vers le bas, sur l'intérieur de la jambe droite entre le genou et l'aine.**

3. **En inspirant, amenez les bras au-dessus de la tête et joignez les paumes des mains.**

4. **Assouplissez les bras et concentrez-vous sur un point au sol à environ 1,80 m à 2,40 m de vous (Figure 9-3).**

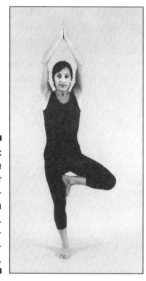

Figure 9-3 : Fixez votre attention sur un point à environ 1,80 m à 2,40 m de vous. Concentrez-vous et respirez lentement.

5. **Gardez la pose de l'étape 4 pendant 6 à 8 respirations, puis recommencez avec la jambe opposée.**

Le mot sanskrit *vriksha* signifie « arbre ».

Le karaté kid

Le karaté kid augmente globalement l'équilibre et la stabilité. Cette pose fortifie les jambes, les bras et les épaules, et ouvre le bassin. Comme les autres poses d'équilibre sur une jambe, cette posture améliore l'attention et la concentration et produit un effet calmant sur le corps et le mental.

1. **Tenez-vous debout dans la posture de la montagne, que nous décrivons au chapitre 8.**

2. **En inspirant, levez les bras vers l'extérieur sur les côtés à la hauteur des épaules et parallèlement au sol, de telle sorte qu'ils forment un « T » avec le torse.**

3. **Stabilisez-vous, et fixez votre attention sur un point au sol à environ 3 m à 3,60 m devant vous.**

Chapitre 9 : Stable comme un arbre : la maîtrise de l'équilibre *191*

4. En expirant, pliez le genou gauche en le levant vers la poitrine.

Gardez la jambe droite tendue (Figure 9-4).

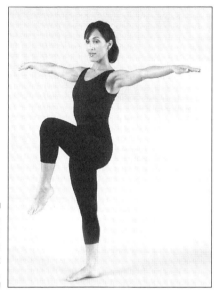

Figure 9-4 :
Le karaté kid célèbre au cinéma était aussi un yogi.

5. Restez à l'étape 4 pendant 6 à 8 respirations ; puis recommencez avec le genou droit.

Posture de Shiva

La posture de Shiva augmente globalement l'équilibre et la stabilité. Elle fortifie les jambes, les bras et les épaules, et étire les cuisses. Comme les autres poses d'équilibre sur une jambe, cette posture améliore l'attention et la concentration.

1. Tenez-vous debout dans la posture de la montagne (voir chapitre 8).

2. En inspirant, levez le bras droit devant vous puis au-dessus de la tête.

3. Stabilisez-vous et fixez votre attention sur un point au sol à environ 3 m à 3,60 m devant vous.

4. **En expirant, pliez le genou gauche et amenez le talon gauche vers la fesse gauche, en gardant la jambe droite tendue.**

   Prenez la cheville gauche avec la main gauche (Figure 9-5).

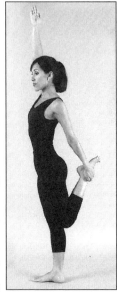

Figure 9-5 : Cette pose peut améliorer votre équilibre pour les postures plus avancées.

5. **Gardez la pose de l'étape 4 pendant 6 à 8 respirations ; puis recommencez avec le pied droit.**

Le scorpion

1. **À quatre pattes, placez les mains directement sous les épaules, les paumes à plat sur le sol, les genoux directement sous les hanches.**

   Tendez les bras, mais ne bloquez pas les coudes.

2. **Placez l'avant-bras droit sur le sol, la main droite juste derrière le poignet gauche.**

   Tendez la main gauche derrière vous, en tordant légèrement le torse vers la gauche, et prenez la cheville droite.

3. **En inspirant, soulevez le genou droit du sol, levez la poitrine jusqu'à ce qu'elle soit parallèle au sol, et regardez vers le haut.**

   Trouvez une hauteur confortable pour votre poitrine et pour votre jambe levée, et stabilisez-vous en appuyant l'avant-bras droit et le pouce droit sur le sol (Figure 9-6).

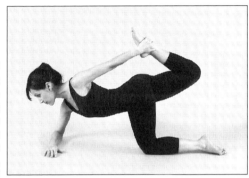

Figure 9-6 : Stabilisez-vous en appuyant l'avant-bras droit et le pouce droit contre le sol.

4. **Restez dans la pose de l'étape 3 pendant 6 à 8 respirations, puis recommencez avec les membres opposés (avant-bras gauche et pied droit).**

Chapitre 10

Les abdos, absolument !

Dans ce chapitre :
- L'importance de l'abdomen.
- La récompense que vous procureront six exercices simples des abdominaux.
- Le son pendant l'expiration.

De nombreux systèmes orientaux d'exercices spirituels et de santé considèrent le bas de l'abdomen comme le centre vital de l'être tout entier – corps, mental et âme. Les Japonais appellent cette puissante région hara, ce qui veut dire « ventre ». En tant qu'Occidentaux, nous devons modifier l'idée que nous avons de notre ventre.

De nombreuses personnes sont partagées entre l'amour et la haine de leur ventre. Bien que les gens soient obsédés par la volonté d'avoir le ventre « parfait », ils ont tendance à négliger ou même à maltraiter cette partie de leur corps. Ils en remplissent l'intérieur de cochonneries, en bien trop grandes quantités, et en laissent l'extérieur se ramollir. Attention ! comme nous préviennent les maîtres de Yoga, lorsque cette région est « polluée » par des impuretés, elle devient un foyer de maladies.

Outre ces maladies, la faiblesse musculaire du ventre cause des problèmes dans la région lombaire. Des études montrent qu'une grande majorité de personnes souffrent de problèmes de dos, qui constituent la deuxième cause de l'absentéisme au travail (après les problèmes respiratoires ou le simple rhume).

Dans ce chapitre, nous allons décrire des exercices qui fonctionnent avec trois groupes de muscles abdominaux :

Le secret du nombril

Une fois que le cordon ombilical d'un bébé a été sectionné, en créant donc son nombril, personne ne fait plus attention à cette cavité de naissance. Et pourtant, le nombril est un élément très important de votre anatomie. Selon le Yoga, un centre psycho-énergétique spécial y est situé.

Ce centre est connu sous le nom de *manipura-cakra*, ce qui signifie littéralement le « centre de la cité ornée de joyaux ». Le centre correspond (mais n'est pas identique) au *plexus solaire*, qui est un vaste réseau de nerfs qu'on a appelé le « deuxième cerveau » du corps. Il contrôle les organes abdominaux et régule le flux d'énergie à travers le corps tout entier. Le centre du nombril est associé aux émotions et à la volonté. Vous pouvez avoir « trop de nombril » (être arriviste) ou « pas assez de nombril » (être une bonne poire).

- Le *grand droit*, qui est bandé verticalement le long de la partie antérieure du ventre du bas du sternum au pubis.
- Les *obliques* internes et externes, qui, comme leur nom l'indique, ont un parcours « oblique » le long des côtés de l'abdomen et vont des côtes inférieures au bord supérieur du pelvis.
- Les *muscles transversaux*, qui se trouvent derrière les obliques internes.

Prenez soin de votre abdomen : c'est un système très actif

L'abdomen est un réseau étonnant, avec son usine agro-alimentaire (l'estomac), plusieurs unités annexes (foie, rate, reins, etc.) et un système d'égouts long de plus de 7,50 m (les intestins). Tant que la somme de ses parties n'est pas surmenée et qu'il n'existe aucune prédisposition génétique, tout reste en ordre de marche pendant la plus grande part de la vie. Toutefois, étant donné que la plupart des gens ont de mauvaises habitudes alimentaires, des pannes se produisent assez

Le son yogique

Un producteur de cinéma bien connu de Malibu me fut envoyé (Larry Payne) par son médecin. Ce producteur souffrait d'une affection chronique du cou, et de stress. Il avait également une petite amie qui le taquinait sans cesse à propos de son « petit ventre mou ». Son entraîneur de gymnastique lui avait fait faire des redressements assis normaux, ce qui n'avait fait qu'aggraver son problème de cou. Pour compliquer les choses, il était en plein milieu d'un grand projet de film, et ne disposait que de très peu de temps pour s'entraîner. Je lui donnai à exécuter une succession de poses de Yoga de 12 mn, qui incluait l'ouverture assise de yogi et l'utilisation du son. Ces exercices firent un miracle. Son problème de cou disparut, et son ventre s'affermit. Il aimait en outre tellement utiliser le son que de nombreux membres de son équipe de tournage le rejoignirent l'après-midi pour « produire ensemble un peu de son ».

fréquemment : constipation, diarrhée, dérangements intestinaux, ulcères de l'estomac, et cancer du côlon. La pratique régulière du Yoga permet aux organes de l'abdomen de bien remplir leurs tâches tout au long de la vie. Vous n'aurez pas besoin d'antiacide, d'enzymes digestives ni de laxatifs.

Entraînez-moi ces abdominaux !

Nos postures yogiques pour les muscles abdominaux comprennent une « approche de groupe », qui privilégie les mouvements lents et conscients, les mécanismes de la respiration correcte, et l'utilisation du son. L'accent est mis ici sur la qualité du mouvement plutôt que sur la simple quantité – nous pensons que quelques mouvements exécutés avec une grande attention présentent bien moins de danger et sont bien plus efficaces que des douzaines, voire des centaines de répétitions stupides. Nous pensons également que la respiration consciente, et particulièrement la douce contraction de la face antérieure du ventre à chaque expiration peut encourager puis soutenir la force et le tonus des abdominaux. L'utilisation du son, dont nous parlerons plus tard dans ce chapitre, améliore encore ce type de respiration.

Les pressions du bassin au sol (ou en arrière)

Les pressions du bassin fortifient en particulier le bas de l'abdomen. En plus d'un exercice au sol, vous pouvez exécuter des pressions du bassin en arrière en position assise en poussant la région lombaire contre le dossier de votre chaise. Vous pouvez exécuter cet exercice en étant assis dans une voiture, dans un avion, ou au bureau.

1. **Allongez-vous sur le dos, genoux pliés, l'écartement des pieds identique à la largeur du bassin.**

   Reposez les bras sur les côtés, les paumes des mains au sol.

2. **En expirant, poussez le bassin vers le sol pendant 3 à 5 secondes (Figure 10-1).**

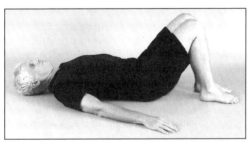

Figure 10-1 : Poussez le bassin au sol en expirant.

3. **En inspirant, relâchez le dos.**
4. **Répétez les étapes 2 et 3 six à huit fois.**

Essayez les redressements assis de yogi

Les redressements assis de yogi fortifient l'abdomen, particulièrement sa partie supérieure, les adducteurs (muscles des côtés intérieurs des jambes), le cou et les épaules.

1. **Allongez-vous sur le dos, genoux pliés et pieds au sol, l'écartement des pieds identique à la largeur du bassin.**
2. **Tournez les orteils pour avoir les pieds en dedans, et faites se toucher les côtés intérieurs des genoux.**
3. **Mettez les paumes des mains derrière la tête avec les doigts croisés, et gardez les coudes largement ouverts.**
4. **En expirant, pressez fermement les genoux, basculez l'avant du pelvis en direction du nombril, et avec les hanches au sol, asseyez-vous lentement à demi.**

   Gardez les coudes alignés avec les épaules sur les côtés. Regardez au plafond. *Ne tirez pas votre tête vers le haut avec les bras* ; au contraire, soutenez la tête avec les mains et montez en contractant les muscles abdominaux (Figure 10-2).

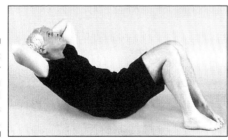

Figure 10-2 : Faites glisser les yeux au plafond en vous redressant.

5. **En inspirant, revenez lentement au sol en vous déroulant.**
6. **Répétez les étapes 4 et 5 six à huit fois.**

Fortifiez vos abdominaux avec les ouvertures assises de yogi

Les ouvertures assises de yogi fortifient à la fois la partie supérieure et la partie inférieure de l'abdomen (Figure 10-3). Cette posture est une variante de *navasana*. Le mot sanskrit *nava* signifie « bateau ».

Figure 10-3 :
Abaissez le menton et gardez le dos arrondi en « C ».

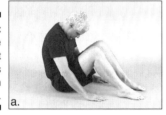 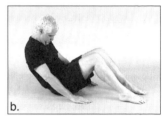
a. b.

1. **Asseyez-vous par terre genoux fléchis, les pieds au sol écartés à la largeur des hanches.**
2. **Placez les mains paumes à plat sur le sol, près des hanches.**
3. **Abaissez le menton et arrondissez le dos dans une courbe en « C » (Figure 10-3a).**
4. **En inspirant, roulez doucement sur l'arrière de votre pelvis, en entraînant avec vous les mains au sol.**

   Gardez le reste du dos loin du sol pour maintenir la contraction des abdominaux, mais *ne forcez pas* pour maintenir cette position ; si vous sentez de la tension, réduisez légèrement l'ouverture en vous redressant (Figure 10-3b).

5. **En expirant, revenez vers le haut en roulant, tout en faisant glisser les mains vers l'avant.**
6. **Répétez les étapes 4 et 5 six à huit fois.**

Les ouvertures assises sollicitent moins le cou que la plupart des redressements assis. Toutefois, si vous avez des problèmes dans la région lombaire, soyez prudent avec les ouvertures assises. Si vous ressentez une douleur dans le dos, quelle qu'elle soit, arrêtez tout de suite. À la place, travaillez avec les autres exercices de ce chapitre.

Les abdominaux jambe tendue main glissée

Les abdominaux jambe tendue main glissée sont des variantes de *navasana*, et fortifient à la fois la partie supérieure et la partie inférieure de l'abdomen, ainsi que le cou (Figure 10-4).

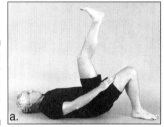
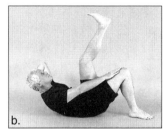

Figure 10-4 : Faites travailler les abdos et les tendons des jarrets.

a.   b.

1. **Allongez-vous sur le dos genoux pliés et pieds à plat sur le sol, l'écartement des pieds identique à la largeur du bassin.**

2. **Pliez le coude gauche et placez la main gauche derrière la tête, juste derrière l'oreille gauche.**

   Levez la jambe gauche et approchez-la autant que possible de la verticale (90 degrés), mais gardez les genoux légèrement pliés.

3. **Tirez le haut du pied vers le tibia pour fléchir la cheville, et placez la paume de la main droite sur la cuisse droite près du pelvis (Figure 10-4b).**

4. **En expirant, asseyez-vous lentement à demi et faites glisser la main droite vers le genou.**

   Gardez le coude gauche à l'arrière aligné sur l'épaule, et regardez le plafond. Ne redressez pas la tête en avant (Figure 10-4b).

5. **Répétez les étapes 1 à 4 six à huit fois, puis recommencez la séquence de l'autre côté.**

Courbez-vous en posture d'aspiration des abdominaux

La posture d'aspiration fortifie et tonifie les muscles abdominaux et les organes internes. Cette posture est particulièrement bonne pour soulager la constipation.

1. **Commencez à quatre pattes, les mains juste en dessous des épaules, l'écartement des genoux identique à la largeur du bassin.**

2. **Inspirez profondément par le nez.**

3. **Expirez par la bouche et courbez le dos comme un dromadaire en abaissant le menton.**

   Après avoir expiré à fond, retenez votre respiration et aspirez votre ventre vers le haut vers la colonne vertébrale (Figure 10-5).

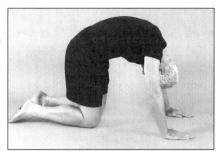

Figure 10-5 : Assurez-vous de bien avoir expiré à fond avant d'aspirer votre ventre vers le haut.

   Attendez deux à trois secondes le ventre en haut en retenant la respiration, seulement si cela ne vous fait pas suffoquer.

4. **En inspirant, revenez à la position de départ.**

5. **Répétez les étapes 2 à 4 quatre à six fois, en faisant une pause pour respirer une ou deux fois entre chaque répétition.**

N'exécutez cet exercice que l'estomac vide, et évitez-le si vous avez des douleurs ou des crampes d'estomac, quelle qu'en soit la sorte. Évitez cet exercice pendant la menstruation.

Sortir un son sur l'expiration

 L'usage d'exercices faisant appel au son fortifie et donne du tonus à l'abdomen et à ses organes internes, et renforce en outre les muscles du diaphragme.

1. **Asseyez-vous sur une chaise ou au sol avec la colonne vertébrale bien droite et bien à l'aise.**

2. **Placez la paume de la main droite sur le nombril de telle sorte que vous puissiez sentir votre abdomen se contracter quand vous expirez.**

3. **Inspirez profondément par le nez et, en expirant, prononcez le son *ah*, *ma* ou *sa*.**

   Continuez à faire sonner cette syllabe aussi longtemps que vous le pouvez dans le confort.

4. **Répétez les étapes 2 et 3 six à huit fois.**

   Faites une pause pour une respiration de repos ou deux entre deux sons.

 Si vous suivez un programme de désintoxication quel qu'il soit, et que le son vous donne mal à la tête, travaillez alors avec les autres exercices de ce chapitre au lieu de celui-ci.

Chapitre 11
Les flexions faciles

Dans ce chapitre :
- Respecter votre colonne vertébrale.
- Présentation de six flexions vers l'arrière.
- Présentation de trois flexions latérales.
- Risquer quatre flexions vers l'avant.

Ce chapitre présente plusieurs flexions yogiques : considérez-les comme de simples extensions de la respiration. L'inspiration vous amène naturellement en flexion vers l'arrière, l'expiration naturellement en flexion vers l'avant (pour davantage d'explications, reportez-vous au chapitre 5). Vous pouvez exécuter les postures de flexion dans la pratique du Yoga en partant de nombreuses positions différentes – debout, agenouillé, assis, allongé ou même la tête en bas (voir chapitre 11). Étant donné que nous présentons les postures debout au chapitre 8 et les flexions les plus appréciées en tant qu'échauffement au chapitre 6, ce chapitre met en vedette les postures classiques de flexion exécutées au sol.

Pour acquérir une colonne vertébrale forte (et une certaine compréhension de soi)

Sans la colonne vertébrale, vous ne pourriez pas marcher debout – ni faire l'expérience des douleurs de dos ! Se tenir debout semble être une contrepartie raisonnable au risque éventuel de douleurs associées à la colonne vertébrale. La colonne vertébrale vous permet de vous pencher en avant, en arrière, sur les côtés, et de vous tordre. Vous effectuez tous

> ### La colonne vertébrale est l'axe de votre monde
>
> Selon le symbolisme du Yoga, la colonne vertébrale correspond à l'axe de l'univers, qui est décrit comme une gigantesque montagne appelée Mont *Meru*. Au sommet de cette montagne (donc dans votre tête) réside le paradis, où sont assises toutes les divinités.

ces mouvements chaque jour, mais il se peut que vous les fassiez inconsciemment et sans soutien musculaire approprié. Le Yoga utilise le mouvement naturel de la colonne vertébrale pour entraîner les différents muscles qui la soutiennent, ce qui contribue à maintenir le dos en bonne santé.

Bien que la colonne vertébrale, avec sa courbe élégante, soit bien conçue pour la position debout, les gens ne savent pas toujours l'utiliser correctement. Et surtout, de nombreuses personnes ne réalisent pas que leurs 33 vertèbres (dont 24 composent la partie souple de la colonne), sont maintenues en place par une série de muscles et de ligaments puissants qui exigent d'être entraînés régulièrement pour une marche impeccable.

De nombreux muscles maintiennent la colonne vertébrale en position. Ils sont arrangés en plusieurs couches à l'avant, à l'arrière, dans le cou et dans le périnée. S'ils s'affaiblissent à la suite d'un usage inadéquat ou s'ils sont endommagés par un usage incorrect ou une blessure, n'importe lequel de ces muscles peut tirer la colonne en dehors de son alignement. Ce mauvais alignement provoque de la gêne, de la douleur, et une communication nerveuse inadéquate avec les autres parties du corps qui peut entraîner des complications.

La colonne vertébrale est particulièrement importante, car elle protège la moelle épinière – un faisceau de nerfs qui traverse l'épine dorsale. Les nerfs alimentent le tronc et les membres avec des informations provenant du cerveau, et le cerveau renvoie l'ascenseur. Si la liaison nerveuse est interrompue à un endroit, vous perdez le contrôle conscient de la partie correspondante du corps.

La colonne vertébrale possède aussi une signification psychologique. On dit d'une personne intègre et possédant une force de caractère qu'elle « ne plie pas l'échine », tandis qu'on dit d'un lâche qu'il « courbe l'échine ». Étant donné que les gens croient que la présentation extérieure reflète les influences intérieures, ils ont tendance à juger l'état mental d'une personne à son comportement corporel. Si vous avez de façon chronique le dos rond, vous signalez aux autres que vous êtes aussi effondré à l'intérieur. Par contre, si vous vous tenez debout droit et la tête haute, vous donnez aux autres le signal de la confiance en soi, de l'énergie et du courage.

Du point de vue yogique, la colonne vertébrale est importante pour une autre raison : c'est l'aspect physique du sentier énergétique subtil qui part de la base de la colonne pour atteindre le sommet de la tête. Ce sentier est connu sous le nom de *canal central*, ou *sushumna-nadi*. Dans le Hatha-Yoga traditionnel et dans le TantraYoga, la « Puissance du serpent » réveillée, ou *Kundalini-shakti*, monte par ce canal. Lorsque cette énergie de conscience pure atteint le sommet de la tête, vous faites l'expérience du sublime état d'extase. Nous parlerons davantage du canal central au chapitre 14.

Les flexions vers l'arrière

Que vous en soyez conscient ou non, vous vous penchez souvent en avant en vaquant à vos activités quotidiennes. En enfilant une paire de pantalons, en laçant vos chaussures, en prenant des objets au sol, en étant assis au bureau en face d'un ordinateur, en travaillant au jardin, et même en pratiquant de nombreux sports qui impliquent de se pencher en avant à de degrés variés.

Dans la vie, tout excès peut causer des problèmes. Se pencher en avant a tendance à fermer l'avant du torse (et donc à raccourcir l'avant de la colonne vertébrale) et à arrondir le dos. Cette fermeture et cette rondeur sont exagérées par l'habitude malsaine de se pencher en avant depuis la taille au lieu de le faire depuis les articulations des hanches.

Pour faire personnellement l'expérience de la différence entre un mouvement de flexion partant de la taille et un mouvement de flexion partant du bassin, exécutez l'exercice suivant : asseyez-vous droit sur une chaise les pieds à plat sur le sol, et placez les mains à l'extérieur des os des hanches, les doigts tournés vers l'intérieur. En inspirant, déplacez la colonne vertébrale vers le haut, levez la poitrine et regardez droit devant vous. En expirant, gardez la poitrine soulevée, et penchez-vous en avant : vous effectuerez alors un mouvement de flexion vers l'avant partant des hanches. Par contraste, asseyez-vous sur la chaise et déplacez les mains de quelques centimètres vers le haut, jusqu'à ce qu'elles soient juste en dessous de la cage thoracique. En expirant, amenez le menton sur la poitrine et baissez la tête vers les cuisses, en courbant la colonne vertébrale en arrière. C'est ce qu'on appelle un mouvement de flexion vers l'avant partant de la taille. Au cours des années, cette habitude de se pencher conduit inévitablement à ce qui est souvent appelé un *dos voûté*, qui est caractérisé par l'effondrement de la poitrine et par la tête penchée en avant – et toutes les douleurs, maux et respirations superficielles qui l'accompagnent.

Bougez lentement et avec précaution dans toutes les postures de cobra et de sauterelle. Évitez toutes les postures qui vous causent de la douleur dans la région lombaire, le haut du dos ou le cou.

Lorsque vous êtes allongé sur le ventre avec le visage face au sol en levant la poitrine et la tête et en utilisant une combinaison des bras, quelle qu'elle soit, vous êtes en train d'exécuter une forme quelconque de la posture du cobra ; en levant les jambes, ou une combinaison des jambes, de la poitrine et des bras, vous êtes en train d'exécuter une forme quelconque de la posture de la sauterelle.

Le cobra 1

La posture du cobra augmente la souplesse et la force des muscles des bras, de la poitrine, des épaules et du dos. Le cobra 1, en particulier, privilégie surtout le haut du dos (Figure 11-1). Le cobra ouvre la poitrine, augmente la capacité pulmonaire, et stimule les reins et les glandes surrénales.

Chapitre 11 : Les flexions faciles 209

1. Allongez-vous sur le ventre, jambes écartées, dessus des pieds au sol, l'écartement des pieds identique à la largeur du bassin.

2. Reposez votre front au sol et relâchez les épaules ; pliez les coudes et placez les avant-bras au sol, les paumes des mains au sol et positionnées près des côtés de la tête (Figure 11-1a).

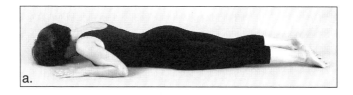

Figure 11-1 :
Le cobra 1 privilégie le haut du dos ; il est moins difficile que le cobra 2.

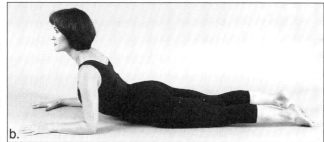

3. En inspirant, engagez les muscles du dos, appuyez les avant-bras contre le sol, et levez la poitrine et la tête.

   Regardez droit devant vous, comme le montre la Figure 11-1b. Gardez les avant-bras et l'avant du pelvis au sol en gardant les épaules relaxées.

4. En expirant, abaissez lentement le torse et la tête et ramenez-les au sol.

5. Répétez les étapes 3 et 4 trois fois ; puis restez dans la pose de l'étape 3 (la dernière position élevée) pendant 6 à 8 respirations.

Faut-il ou non serrer les fesses ?

Dans le vaste monde du Yoga, vous pourrez trouver des ateliers de week-end sur les flexions vers l'arrière dont le thème unique consistera à s'efforcer de répondre à la question : « Les fesses doivent-elles être fermes ou non lors de l'exécution de la posture du cobra ? » (Entre nous, quelle manière de passer un week-end !) L'instruction traditionnelle est de raffermir les fesses. Toutefois, au cours des 15 dernières années, les travaux de Robert McKenzie, un physiothérapeute d'origine néo-zélandaise, ont révolutionné les soins du dos – et par là même nos idées sur les flexions vers l'arrière. Dans sa propre version du cobra, qui s'appelle *technique McKenzie*, il suggère de laisser les fesses relâchées, afin de faciliter la guérison de nombreux maux de la région lombaire. Essayez le cobra des deux façons, les fesses fermes ou décontractées, et choisissez celle que vous sentez le mieux !

Si vous avez des problèmes dans la région lombaire, écartez les jambes plus largement que le bassin, et laissez les talons se tourner vers l'extérieur.

Cette posture est aussi appelée le sphinx. Il s'agit d'une variante de la version modifiée de *bhujangasana*, que nous décrivons dans la section suivante.

Le cobra 2 – bhujangasana

Cette posture vous récompense par la plupart des effets bénéfiques du cobra 1, que nous avons décrits dans la section précédente. En plus, le cobra 2 privilégie la souplesse de la région lombaire (voir figure 11-2).

1. **Allongez-vous sur le ventre, dessus des pieds sur le sol, l'écartement des pieds identique à la largeur du bassin.**

2. **Pliez les coudes et placez les paumes des mains sur le sol avec les pouces près des aisselles.**

   Reposez la tête sur le sol et relâchez les épaules, comme le montre la figure 11-2a.

Chapitre 11 : Les flexions faciles *211*

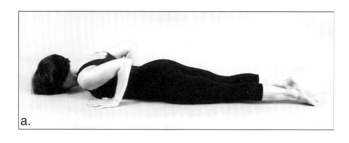

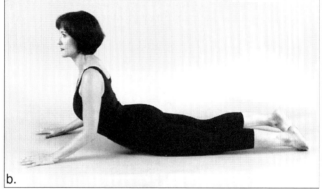

Figure 11-2 :
Le cobra 2 privilégie la flexibilité de la région lombaire.

3. **En inspirant, engagez les muscles du dos, appuyez les paumes des mains contre le sol, et levez la poitrine et la tête.**

   Regardez droit devant vous (Figure 11-2b). Gardez la partie avant supérieure du pelvis au sol et les épaules détendues. À moins que vous ne soyez très souple, gardez les coudes légèrement pliés.

4. **En expirant, abaissez lentement le torse et la tête, et ramenez-les au sol.**

5. **Répétez les étapes 3 et 4 trois fois ; puis gardez la pose de l'étape 3 (la dernière position élevée) pendant 6 à 8 respirations.**

Si vous mettez les mains plus en avant, le cobra devient moins difficile ; si vous les mettez plus en arrière, des deux côtés du torse à la hauteur du nombril, vous augmentez sa difficulté d'exécution.

Le mot sanskrit *bhujangasana* est composé de *bhujang* (« serpent ») et de *asana* (« posture »).

Le cobra 3

Le cobra 3, qui est une autre version du classique *bhujangasana*, est unique en ce sens qu'il ne demande pas de placer les mains sur le sol. L'accent est mis sur le renforcement à la fois de la région lombaire et du haut du dos (Figure 11-3).

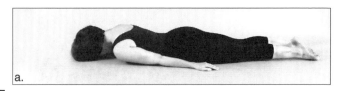

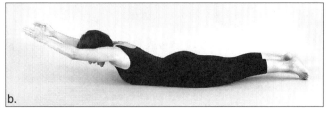

Figure 11-3 : Le cobra 3 renforce la région lombaire, le haut du dos et le cou.

1. **Allongez-vous sur le ventre jambes écartées à la hauteur des hanches, les dessus des pieds au sol ; reposez le front contre le sol.**

2. **Étendez les bras en arrière, des deux côtés du torse, les paumes des mains au sol (Figure 11-3a).**

3. **En inspirant, levez la poitrine et la tête, puis déployez les bras sur les côtés comme des ailes et amenez-les devant vous.**

   Gardez les jambes au sol, comme le montre la Figure 11-3b.

La sauterelle 1 – shalabhasana

La posture de la sauterelle fortifie le torse tout entier, y compris la région lombaire et le cou (voir figure 11-4). De plus, elle affermit les fesses, les jambes, et améliore la digestion et l'élimination.

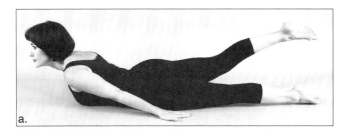

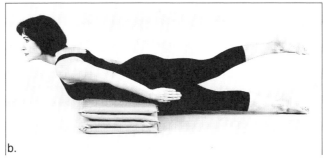

Figure 11-4 : Essayez cette posture avec et sans couverture pour évaluer votre confort personnel.

1. **Allongez-vous sur le ventre jambes écartées à la hauteur des hanches, les dessus des pieds sur le sol.**

    Reposez le front contre le sol (reportez-vous à la Figure 11-3a).

2. **Étendez les bras le long du corps, les paumes des mains au sol.**

3. **En inspirant, levez la poitrine, la tête et une jambe au-dessus du sol aussi haut que possible en étant à l'aise (voir Figure 11-4a).**

4. **En expirant, abaissez simultanément et lentement la poitrine, la tête et la jambe et reposez-les au sol.**

Recommencez avec l'autre jambe.

5. **Répétez les étapes 3 et 4 trois fois ; puis gardez la pose de l'étape 3 (la dernière position levée) pendant 6 à 8 respirations.**

Vous pouvez augmenter le niveau de difficulté en levant les deux jambes à la fois à l'étape 3.

Pour faciliter cette position et toutes les autres variantes de la sauterelle et du cobra, placez un petit coussin ou une couverture pliée sous votre corps, entre l'abdomen et la poitrine. Vous pouvez avancer ou reculer un peu la couverture pour l'adapter à vos besoins (Figure 11-4b).

Le mot sanskrit *shalabha* signifie « sauterelle ».

La sauterelle 2

La posture de la sauterelle fortifie le dos, le cou, les fesses et les jambes. Cette posture, qui est une autre variante de *shalabhasana*, enseigne aussi aux deux côtés du corps comment travailler indépendamment l'un de l'autre. De nombreux problèmes de dos sont dus au déséquilibre de la musculature de chaque côté de la colonne vertébrale. Dans les milieux des professionnels de la santé, on appelle souvent cela un problème d'asymétrie. La sauterelle 2 redonne la symétrie à votre dos, et améliore aussi votre coordination (Figure 11-5).

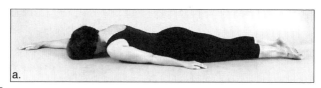

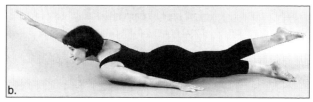

Figure 11-5 : Cette posture équilibre les muscles de chaque côté de votre dos.

Chapitre 11 : Les flexions faciles *215*

1. **Allongez-vous sur le ventre, dessus des pieds sur le sol, l'écartement des pieds identique à la largeur du bassin.**

   Reposez le front contre le sol.

2. **Étendez le bras droit en avant, la paume reposant au sol ; étendez le bras gauche le long du torse, la paume au sol (Figure 11-5a).**

3. **En inspirant, soulevez lentement du sol la poitrine, la tête, le bras droit et la jambe gauche, et amenez-les aussi haut que cela vous est possible sans causer de gêne.**

   Essayez de garder le haut du bras droit et l'oreille droite alignés, et levez le pied gauche et la main droite à la même hauteur au-dessus du sol (Figure 11-5b).

4. **En expirant, baissez lentement et simultanément le bras droit, la poitrine, la tête et la jambe gauche, et ramenez-les au sol.**

5. **Répétez les étapes 3 et 4 trois fois ; puis gardez la pose de l'étape 3 pendant 6 à 8 respirations.**

6. **Recommencez la même séquence avec la paire de membres opposés (bras gauche et jambe droite).**

La sauterelle 2 présente des aspects biomécaniques intéressants. En levant la poitrine et le bras droit, vous fortifiez le côté droit du haut du dos. En levant la jambe gauche, vous fortifiez le côté droit de la région lombaire. Donc, bien que cette posture utilise respectivement le bras et la jambe de côtés opposés, elle fortifie un seul côté à la fois du haut et du bas du dos.

Évitez les variantes de la sauterelle qui ne font lever que les jambes. Le lever des jambes seules augmente la pression sur la poitrine, le rythme cardiaque, et la tension dans le cou.

La sauterelle 3 – la posture de Superman

Cette posture, une autre variante de *shalabhasana*, tire son nom de l'image que nous avons de Superman volant à travers les airs à la vitesse de l'éclair, les bras tendus en avant. Cette pose constitue la flexion du dos la plus difficile que nous présentions. L'extension complète des bras et des jambes applique une grande charge sur le dos tout entier (Figure 11-6). N'utilisez cette pose qu'une fois que vous serez déjà à l'aise avec la sauterelle 1 et la sauterelle 2.

Cette posture est difficile sur le plan physique. Ne l'essayez pas si vous souffrez de problèmes de dos ou de cou.

1. **Allongez-vous sur le ventre, dessus des pieds sur le sol, l'écartement des pieds identique à la largeur du bassin. Étendez les bras sur les côtés le long du torse, paumes des mains au sol ; reposez le front au sol (Figure 11-6a).**

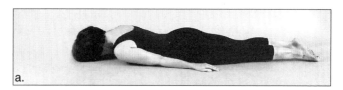

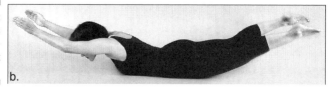

Figure 11-6 : N'essayez pas cette « super-posture » avant d'être prêt !

2. **En inspirant, levez la poitrine, les jambes et la tête, et déployez les bras comme des ailes sur les côtés puis devant vous (Figure 11-6b).**

3. **En expirant, ramenez les bras sur les côtés en suivant le même chemin à l'envers, et abaissez lentement et simultanément au sol le torse, les jambes et la tête.**

4. **Répétez les étapes 2 et 3 trois fois ; puis gardez la pose de l'étape 2 (la dernière position levée) pendant 6 à 8 respirations.**

Au début, pour l'étape 2, essayez de n'amener les bras qu'à mi-chemin en les déployant pour former un « T ». La position en T permet aux muscles du dos de s'habituer progressivement aux exigences physiques de cette posture sur le dos.

Se courber d'un côté à l'autre

La colonne vertébrale peut bouger de quatre manières principales : elle peut se pencher en avant (*flexion*), se pencher en arrière (*extension*), se pencher sur les côtés (*flexion latérale*) et se tordre (*torsion*). Parmi ces quatre possibilités, la flexion latérale est la plus négligée dans la pratique du Yoga. Cette opportunité manquée est malheureuse, car les flexions latérales aident à étirer et à tonifier le muscles le long de l'abdomen, de la cage thoracique et de la colonne vertébrale, ce qui fait conserver la taille svelte, la respiration pleine, et la colonne vertébrale souple.

Une véritable flexion latérale contracte complètement un côté du corps en étirant l'autre. Faites tout de suite l'expérience d'une flexion latérale : que vous soyez en train de lire en étant assis sur une chaise ou par terre, penchez-vous simplement sur la droite (ou sur la gauche) avec une expiration et allongez le bras du même côté vers le bas. Pour obtenir l'effet complet de l'étirement, allongez le bras du côté opposé vers le plafond. Dans cette section, nous présenterons quelques manières créatives et sans danger d'utiliser les flexions latérales au sol.

Assis courbé sur le côté

Toutes les flexions latérales apportent des bénéfices similaires. Elles étirent et tonifient les muscles sur les côtés du torse et accroissent la souplesse de la colonne vertébrale.

1. **Asseyez-vous confortablement dans une position jambes simplement croisées (reportez-vous au chapitre 7 pour la posture simple, ou *sukhasana*).**

   Placez la paume de la main droite au sol, à côté de la hanche droite.

2. **En inspirant, levez le bras gauche sur le côté puis au-dessus de la tête à côté de l'oreille gauche.**

3. **En expirant, faites glisser la main droite sur le sol vers la droite.**

   Laisser suivre le torse, la tête et le bras gauche, en vous penchant sur le côté droit (Figure 11-7).

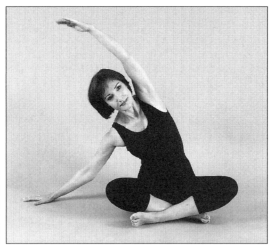

Figure 11-7 : Les fesses doivent rester au sol !

4. **En inspirant, revenez à la position droite (celle dans laquelle vous étiez au début de l'étape 2).**

5. **Répétez les étapes 2 à 4 trois fois ; puis restez en position fléchie (étape 3) pendant 6 à 8 respirations.**

   Recommencez la même séquence de l'autre côté.

Flexion latérale à quatre pattes

Les effets bénéfiques de cette flexion latérale, qui est une variante de *cakravakasana*, sont les mêmes que ceux de la flexion latérale en position assise. De nombreuses personnes souffrant de problèmes de dos ou de hanches éprouvent des difficultés à s'asseoir droit sur le sol. La position à quatre pattes donne davantage de liberté à la colonne vertébrale et constitue une flexion latérale au sol facile à effectuer.

1. **Commencez à quatre pattes, les genoux au-dessous des hanches et les mains au-dessous des épaules, paumes au sol.**

    Tendez les coudes sans les bloquer. Regardez droit devant vous.

2. **En expirant, fléchissez le torse et la tête sur le côté droit et regardez en direction du coccyx (Figure 11-8).**

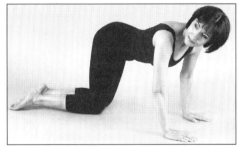

Figure 11-8 : Regardez ce qui fut il y a bien longtemps une queue.

3. **En inspirant, retournez à la position de départ de l'étape 1.**

4. **Répétez les étapes 2 et 3 trois fois ; puis gardez la pose de l'étape 2 pendant 6 à 8 respirations.**

    Recommencez la même séquence de l'autre côté.

Flexion latérale en posture de feuille pliée

Les effets bénéfiques de cette flexion latérale, qui est une variante de *balasana*, la posture de l'enfant (voir chapitre 6), sont les mêmes que ceux de la flexion latérale en position assise (Figure 11-9). Le mot sanskrit *bala* signifie « enfant ». Cette pratique fut inspirée par la position repliée du bébé dans l'utérus.

Figure 11-9 : Attendez quelques instants avant de vous étirer davantage sur le côté.

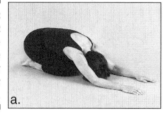
a.
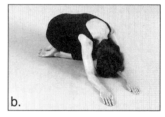
b.

1. **Asseyez-vous sur les talons, les orteils pointés en arrière, et pliez-vous en avant en couchant l'abdomen sur les cuisses et la tête sur le sol.**

   Étirez les bras en avant avec les paumes des mains sur le sol (Figure 11-9a).

2. **En expirant, restez en position pliée et faites glisser la partie supérieure du tronc, la tête, les bras et les mains vers la droite aussi loin que possible, comme le montre la Figure 11-9b.**

   Attendez quelques secondes et, avec une autre expiration, glissez encore plus vers la droite, si vous pouvez le faire sans forcer.

3. **Retournez au centre (comme dans l'étape 1) et recommencez la séquence sur le côté gauche.**

   Restez dans la pose de l'étape 2 pendant 6 à 8 respirations de chaque côté.

Se pencher en avant

En sanskrit, la flexion en avant typique s'appelle *pashcimotta-nasana*, ce qui signifie « posture de l'extension de l'Ouest ». En jargon yogique, l'Ouest signifie le dos, tandis que l'Est signifie la face avant du corps. Ce symbolisme se réfère aux deux effets, physique et psychologique, de cette posture : elle étire l'arrière du corps, et particulièrement l'arrière de la colonne vertébrale et des jambes, et tout comme le soleil se couche à l'Ouest, la « lumière » de notre conscience se retire vers l'intérieur tandis que nous nous replions sur nous-mêmes.

Soyez très prudent avec toutes les flexions en avant en position assise si vous avez des problèmes de dos relatifs aux disques intervertébraux.

La pince assise – pashcimottanasana

Cette flexion du buste en avant en position assise étire tout l'arrière du corps, y compris l'arrière de la colonne vertébrale et des jambes. Elle tonifie aussi les muscles et les organes de l'abdomen et possède un effet calmant et tranquillisant.

1. **Asseyez-vous par terre, jambes étirées devant vous, l'écartement des pieds identique à la largeur du bassin.**

    Redressez bien le dos et placez les paumes des mains sur le sol à côté des cuisses.

2. **En inspirant, levez les bras en avant et au-dessus de la tête jusqu'à ce qu'ils soient à côté des oreilles (Figure 11-10a).**

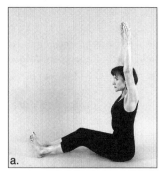
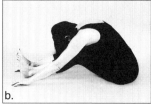
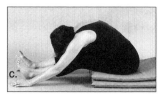

Figure 11-10 :
Si votre tête n'arrive pas près des genoux, pliez-les davantage.

Gardez les bras et les jambes souples et légèrement pliés (en « membres indulgents », dont nous donnons la description dans le chapitre 6).

3. **En expirant, penchez-vous en avant depuis les hanches ; amenez les mains, la poitrine et la tête vers les jambes.**

   Reposez les mains sur le sol, ou sur les cuisses, les genoux, les tibias ou les pieds. Si votre tête n'est pas près des genoux, pliez-les davantage jusqu'à ce que vous sentiez votre dos s'étirer (Figure 11-10b).

4. **Répétez les étapes 2 et 3 trois fois, puis restez plié (étape 3) pendant 6 à 8 respirations.**

Si vous avez des problèmes à vous tenir assis droit sur le sol dans la posture de pince assise ou dans toute autre des postures de flexion du buste vers l'avant qui suivent, élevez le bassin avec des couvertures pliées ou des coussins fermes, comme le montre la Figure 11-10c.

Le mot sanskrit *pashcimottanasana* est formé par *pashcima* (« Ouest »), *uttana* (« étiré ») et *asana* (« posture »).

Chapitre 11 : Les flexions faciles **223**

La demi-pince – janushirshasana

1. **Asseyez-vous sur le sol, jambes tendues devant vous, pliez le genou gauche et amenez votre talon gauche vers l'aine droite.**

2. **Reposez le genou gauche plié au sol (mais ne le forcez pas à atteindre le sol), et placez la plante du pied gauche à l'intérieur de la cuisse droite.**

   Les orteils du pied gauche sont pointés vers le genou droit.

3. **Redressez le dos pour qu'il soit bien droit ; en inspirant, levez les bras devant vous puis au-dessus de la tête jusqu'à ce qu'ils soient à côté des oreilles (Figure 11-11a).**

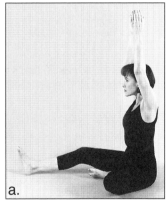
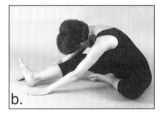

Figure 11-11 : Cette posture étire davantage le dos du côté de la jambe étendue.

a.   b.

Gardez les bras et la jambe droite souples et légèrement pliés en « membres indulgents », que nous décrivons au chapitre 6.

4. **En expirant, penchez-vous en avant depuis les hanches.**

   Amenez les mains, la poitrine et la tête vers votre jambe droite. Reposez les mains au sol, ou sur votre cuisse, votre genou, votre tibia ou votre pied. Si votre tête n'est pas proche du genou droit, pliez davantage le genou jusqu'à ce que vous sentiez que votre dos s'étire du côté droit (Figure 11-11b).

5. **Répétez les étapes 3 et 4 trois fois ; puis gardez la pose de l'étape 4 (la flexion vers l'avant finale) pendant 6 à 8 respirations.**

   Recommencez la même séquence de l'autre côté.

Gardez les muscles du dos aussi détendus que possible, ce qui vous permettra de réaliser une meilleure extension.

En sanskrit, *janu* signifie « genou » et *shirsha* signifie « tête ».

Le volcan – mahamudra

Les textes anciens de Hatha-Yoga font l'éloge de la posture du volcan. Elle fortifie le dos, étire les jambes, et ouvre le bassin et la poitrine. Cette posture est unique en ce sens qu'elle possède à la fois les qualités d'une flexion vers l'avant et d'une flexion vers l'arrière.

1. **Assis sur le sol, les jambes étendues devant vous, pliez le genou gauche et amenez le pied gauche vers l'aine droite.**

2. **Reposez le genou gauche plié au sol vers la gauche (mais ne le forcez pas à atteindre le sol), et placez la plante du pied gauche à l'intérieur de la cuisse droite, la cheville dans l'aine.**

   Les orteils du pied gauche sont pointés vers le genou droit. Redressez le dos pour qu'il soit bien droit.

3. **En inspirant, levez les bras devant vous et au-dessus de la tête jusqu'à ce qu'ils soient à côté des oreilles (reportez-vous à la figure 11-11a).**

   Gardez les bras et la jambe gauche souples et légèrement pliés en « membres indulgents », comme nous le décrivons au chapitre 6.

4. **En expirant, penchez-vous en avant depuis les hanches, levez la poitrine en avant et étirez le dos, mais ne le laissez pas s'arrondir.**

Placez les mains sur le genou droit, le tibia ou les orteils et regardez droit devant vous (voir Figure 11-12).

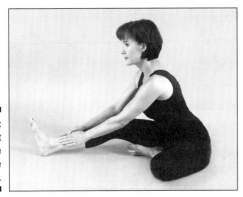

Figure 11-12 :
Le volcan est une formidable posture universelle.

5. **Répétez les étapes 3 et 4 trois fois ; puis gardez la pose de l'étape 4 pendant 6 à 8 respirations.**

   Recommencez la même séquence du côté opposé.

Le terme sanskrit *mahamudra* signifie littéralement « grand sceau ».

Étirement du dos et des jambes écartées – upavishta konasana

Cette flexion vers l'avant jambes écartées étire l'arrière et l'intérieur des jambes (tendons des jarrets et adducteurs) et augmente la souplesse de la colonne vertébrale et des articulations des hanches (voir Figure 11-13). Elle améliore la circulation vers l'ensemble de la région pelvienne, tonifie l'abdomen, et possède un effet calmant sur le système nerveux.

Figure 11-13 :
La densité musculaire peut rendre cette posture difficile pour la plupart des hommes.

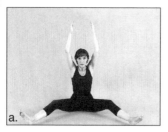
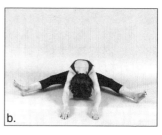

a.   b.

1. **Asseyez-vous au sol, jambes tendues et très écartées (mais pas à plus de 90 degrés).**

   Comme cette posture est très difficile, trichez un peu en tirant en arrière la chair des fesses de dessous les os et en pliant légèrement les genoux. À la place, vous pouvez aussi vous asseoir sur des couvertures pliées.

2. **En inspirant, levez les bras en avant et en l'air au-dessus de la tête jusqu'à ce qu'ils soient à côté des oreilles.**

   Gardez les bras souples et les jambes légèrement pliées en « membres indulgents », comme nous le décrivons au chapitre 6. Redressez le dos pour qu'il soit bien droit (Figure 11-13a).

3. **En expirant, penchez-vous vers l'avant en partant du bassin, et amenez les mains, la poitrine et la tête vers le sol.**

   Reposez les bras et les mains étirées sur le sol, les paumes sur le sol. Si vous êtes suffisamment souple, placez aussi le front sur le sol (Figure 11-13b).

4. **Répétez les étapes 2 et 3 trois fois ; puis gardez la pose de l'étape 3 (la position pliée) pendant 6 à 8 respirations.**

En sanskrit, *upavishta* signifie « assis », et *kona* signifie « triangle ».

Quatrième partie
Le Yoga créatif

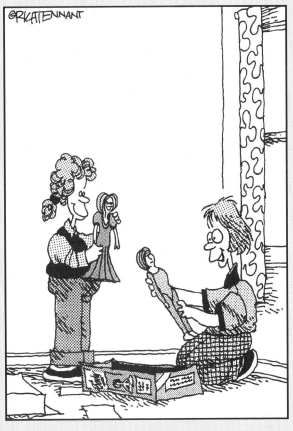

"...et elle, c'est Barbie yogini. Elle n'a pas beaucoup
d'accessoires, mais on peut la plier dans
13 positions différentes sans rien casser."

Dans cette partie...

Étant donné que les séries intégrées peuvent rapidement sembler monotones, il peut devenir important d'ajouter le piment de la variété à votre pratique du Yoga. Dans la troisième partie, nous vous avons présenté un large éventail de postures de toutes les catégories, telles que positions assises, flexions, torsions, etc., et vous avons également proposé plusieurs séries intégrées. Dans cette partie, nous faisons un pas de plus pour vous permettre d'exercer le contrôle sur votre pratique personnelle du Yoga, en vous donnant les principes qui vous serviront à élaborer une série intégrée efficace pour vous-même.

Chapitre 12

Composez votre propre programme de Yoga

Dans ce chapitre :
- La recette classique.
- Profils de séries intégrées de 30 à 60 mn.
- Présentation de séries intégrées de 15 mn.
- Des séries de 5 mn pour se rafraîchir.

S i vous êtes comme la plupart des gens, vous n'avez de cesse que de composer vos propres séries d'exercices intégrés. Il existe de nombreuses opinions relatives à la création d'un programme de Hatha-Yoga efficace. Dans ce chapitre, nous allons vous donner quelques lignes directrices pratiques, dont une formule classique, que vous pourrez utiliser pour combiner un grand nombre de séries intégrées.

Nous n'avons pas la prétention de vous fournir la panacée. Certaines situations exigent une grande personnalisation. Nous n'offrons pas la solution miracle aux lecteurs souffrant de sérieux problèmes musculaires ou squelettiques, comme des douleurs de dos aiguës, ou à ceux souffrant de graves maladies. Mais donner une formule qui convienne à tous les maux possibles et toutes les circonstances imaginables dépasserait le cadre de ce livre – de n'importe quel livre, d'ailleurs.

Si vous faites face à un problème de santé spécifique, vous devrez prendre des leçons particulières avec un thérapeute de Yoga ou avec un autre professionnel de la santé, en suivant les conseils de votre médecin. Ce chapitre se concentre sur le

Hatha-Yoga que l'on pratique soi-même, pour se mettre en forme et réduire le stress. Nous privilégions la prévention plutôt que la thérapie.

Dans le chapitre 6, nous avons examiné plusieurs éléments, qui comprennent :

- La détermination de vos objectifs pour chaque séance.
- Les règles de la mise en séquence, y compris l'échauffement ou préparation, la compensation et le repos.
- Votre point de départ.
- Votre activité après la séance.
- Votre temps disponible.

Puis, dans le chapitre 7, nous avons décrit pas à pas des procédures pour utiliser les postures principales. Bien que tous les chapitres de ce livre soient conçus pour être indépendants, vous tirerez davantage de la lecture de ce chapitre en lisant ou relisant les chapitres 5 et 6 et en utilisant les chapitres restants de la troisième partie comme référence.

Concoctez-vous un plat créatif d'exercices avec la recette classique

La composition de votre propre programme de Yoga n'est pas sans ressembler à la préparation de vos propres succulents repas. Vous déterminez de combien de temps vous disposez et quelle est la cuisine que vous allez probablement le plus apprécier. Dans votre livre de cuisine, vous consultez les principes de combinaison des plats principaux et des plats d'accompagnement, de même que la façon de préparer correctement chacun d'eux. Une fois que le repas est prêt, vous vous mettez à table, pour en savourer chaque bouchée. Vous mangez lentement pour savourer séparément chaque morceau. Une fois que vous avez terminé, vous ne quittez pas tout de suite la table, mais au contraire vous vous calez bien sur votre chaise et vous vous détendez un moment en laissant votre estomac commencer son travail de digestion.

Pour créer votre propre programme de Yoga avec notre recette classique :

- Déterminez combien de temps la série intégrée va durer.
- Sélectionnez les postures principales dans la gamme des postures présentées dans les chapitres 7 à 11 (ou bien sûr dans toute source que vous considérez fiable).
- Décidez de la manière dont vous voulez vous préparer et/ou compenser pour chaque catégorie de posture principale.
- Allouez du temps pour le repos et la relaxation à la fin, pour digérer le repas nutritionnel des exercices de Yoga que vous vous êtes préparés.

Ce que nous appelons recette classique se compose des 12 catégories suivantes :

1. Mise en harmonie (du corps, du mental et de la respiration).
2. Préparation ou échauffement (utilisé également entre les principaux exercices chaque fois que c'est nécessaire).
3. Postures debout.
4. Postures d'équilibre (facultatives).
5. Abdominaux.
6. Inversions (facultatives).
7. Flexions vers l'arrière.
8. Flexions vers l'avant.
9. Torsions.
10. Repos (à insérer entre les exercices principaux chaque fois que vous en ressentez le besoin).
11. Compensation (à insérer après les principaux exercices).
12. Relaxation finale.

Vous n'êtes pas obligé d'utiliser toutes ces catégories tant que vous suivez le bon ordre (de 1 à 9 en terminant toujours par 12). Les catégories *repos, préparation/échauffement* et *compensation* sont répétées là où c'est approprié. Les postures d'équilibre et les inversions sont *facultatives*, parce que leur intégration dépend de votre temps disponible.

La recette classique est optimale pour les programmes de mise en forme générale de 30 à 60 mn, mais nous nous y référons aussi dans les programmes de 15 et de 5 mn. L'avantage de notre formule, c'est qu'au fil des années de votre pratique du Yoga, vous pourrez explorer sans danger des postures de n'importe quel livre ou système et les insérer aux endroits appropriés dans notre module de 12 catégories.

Un festin de postures : la série intégrée de mise en forme générale de 30 à 60 minutes

Un vieux dicton dit que vous pouvez donner un poisson à quelqu'un, ou que vous pouvez au contraire lui donner une canne à pêche et lui apprendre à pêcher. De la même manière, nous pouvons vous proposer les séries intégrées de Yoga précuites, ou bien vous enseigner comment élaborer vous-même vos propres festins de postures. La plupart des élèves de Yoga débutants trouvent difficile de poursuivre tout seul une pratique de plus de 30 mn ; toutefois, si votre appétit s'accroît, nous voulons que vous ayez les instruments pour un festin de gourmet de 60 mn. Suivez simplement les recettes de chaque catégorie pour créer votre succulente série intégrée personnalisée.

Si vous vivez 70 ans, vous passez en moyenne 23 ans à dormir et environ 6 ans à préparer des repas et à manger. Si vous ne regardez la télévision qu'une heure par jour (et beaucoup de personnes la regardent bien plus longtemps), cela représente en moyenne le nombre stupéfiant de trois ans de votre vie. Et combien de temps passons-nous à faire des courses, à faire des trajets, à lire des publicités, etc. ? Effrayant, n'est-ce pas ? Sous cette lumière, rien que 30 à 60 mn de Yoga par jour semblent plus que raisonnables, surtout si l'on considère que, justement, le Yoga pourrait très bien allonger la durée de votre vie.

Environ 2 mn en moyenne pour chaque posture sélectionnée constituent une bonne mesure pour vous permettre de prévoir le temps nécessaire à votre pratique. Certaines postures prennent plus de temps que cette moyenne, d'autres moins. Une posture asymétrique ou prise des deux côtés (gauche et droit) comme le guerrier compte comme un exercice ou une posture.

Note : Beaucoup de ces postures sont universelles ; vous pouvez souvent utiliser certaines postures dans plus d'une catégorie en mettant au point une série intégrée de mise en forme générale.

La mise en harmonie

Pour vous aider à comprendre le terme de *mise en harmonie* – votre état de connexion personnel –, pensez-y de cette manière : se mettre en harmonie, c'est comme se connecter à l'Internet. Votre « mot de passe », c'est le type de respiration que vous choisissez d'utiliser pour votre mise en harmonie et le reste de votre programme. Après vous être connecté et avoir établi le lien conscient entre votre corps, votre respiration et votre mental, tous les effets bénéfiques de l'univers du Yoga sont les vôtres. Si vous oubliez l'étape de mise en harmonie, vous « travaillerez hors connexion » à l'Internet cosmique avant même d'avoir eu l'opportunité de recevoir tous les effets bénéfiques de votre séance de Hatha-Yoga.

D'abord, pour les séries intégrées de n'importe quelle durée, choisissez un style de respiration dans le chapitre 5. Si vous êtes débutant, choisissez quelque chose de simple comme la respiration focalisée ou la respiration avec le ventre. Plus tard, vous pourrez essayer soit la respiration classique en trois phases, soit la respiration poitrine vers abdomen, ou adopter la technique de l'*ujjayi*.

Ne confondez pas ces styles de respiration avec la technique traditionnelle de contrôle du souffle *pranayama* que nous décrivons également au chapitre 5.

Puis choisissez l'une des postures de repos du chapitre 6, ou une posture assise du chapitre 7, selon votre humeur, votre condition physique, ou selon ce que vous avez prévu pour le reste de la série intégrée. La posture du cadavre (allongé à plat sur le dos) constitue toujours un bon point de départ pour les débutants. À cause de nos styles de vie trépidants, nous avons habituellement besoin de changer de vitesse et de ralentir notre rythme avant de pouvoir commencer nos exercices posturaux. tre étendu à plat sur le dos change sans le moindre doute votre état d'esprit et le dispose à la relaxation. Cependant, la posture facile assise ou la posture de la montagne (debout) sont elles aussi d'excellents points de départ. La figure 12-1 montre quelques exemples de postures de repos que vous pouvez utiliser pour la mise en harmonie.

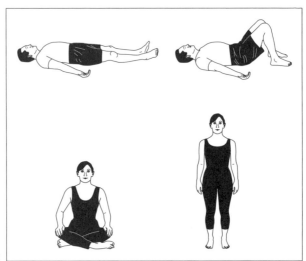

Figure 12-1 : Ces postures de repos constituent d'excellents points de départ pour réaliser la mise en harmonie.

Utilisez 8 à 12 respirations pour réaliser la mise en harmonie. Plus vous accorderez d'attention à la respiration et à la mise en harmonie, et plus nombreux seront les effets bénéfiques que vous pourrez espérer tirer de votre programme.

L'échauffement

Vous remarquerez peut-être que la plupart des échauffement du chapitre 6 sont des mouvements qui plient et ouvrent le corps (flexion et extension). Les deux mouvements constituent la manière la plus simple pour votre corps de se préparer à la respiration et au mouvement. Choisissez une posture ou une séquence d'échauffement dans le Chapitre 6 exécutée dans une position *similaire* à la posture de mise en harmonie.

Rendez votre pratique du Yoga aussi douce que possible. Elle doit couler doucement comme un fleuve tranquille. Par exemple, les étapes de votre mise en harmonie et de votre échauffement peuvent toutes les deux avoir lieu au sol. Puis vous pouvez vous lever pour effectuer toutes les postures debout. Évitez de vous lever et de vous coucher comme un yo-yo. L'économie de mouvement constitue l'un des principes d'une bonne pratique du Hatha-Yoga.

Si vous composez une série intégrée de 30 mn ou davantage, vous aurez normalement le temps d'y inclure au moins deux postures d'échauffement. Étant donné que le cou est l'un des endroits de tension les plus fréquents, nous suggérons souvent d'utiliser des postures d'échauffement qui incluent des mouvements des bras. Outre le fait qu'ils étirent la colonne vertébrale, les mouvement des bras préparent le cou et les épaules et contribuent à relâcher la tension. Les échauffements qui bougent les bras et préparent la région lombaire sont également utiles pour les postures debout qui habituellement les suivent. La figure 12-2 vous donne quelques exemples d'échauffements courants en position allongée, assise et debout. Le chapitre 6 vous procure des descriptions complètes de tous les échauffements que nous recommandons.

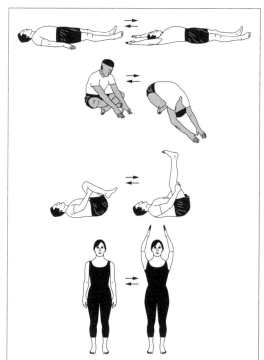

Figure 12-2 : Des exemples de postures d'échauffement.

Postures debout

Les postures debout ont tendance à constituer la partie la plus « physique » d'un programme. Si vous exécutez une série intégrée de 30 mn, vous aurez normalement le temps de prendre 3 à 4 postures debout. Dans un programme de 60 mn, vous pourrez prendre jusqu'à 6 ou 7 *asanas* principales. Vous pouvez choisir toute posture debout du chapitre 8 pour cette partie de votre série intégrée.

Avant que vous ne commenciez à choisir les postures, rappelez-vous une règle simple de mise en séquence : *flexions vers l'arrière, torsions et flexions latérales sont habituellement suivies par des flexions vers l'avant.* Vous inclurez donc les flexions vers l'avant en position debout après la plupart des postures debout que vous choisirez. La figure 12-3 montre des exemples de postures debout qui conviennent à un programme de 30 mn ou de 60 mn.

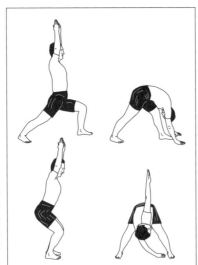

Figure 12-3 : Exemples de postures debout habituelles.

Si vous souhaitez rendre votre série intégrée plus exigeante sur le plan physique, exécutez simplement deux groupes de postures debout.

La manière la plus simple d'allonger une série intégrée de 30 mn pour la faire passer à 45 mn est d'exécuter deux groupes de postures debout que vous avez choisies et d'ajouter une posture supplémentaire aux catégories des abdominaux, des flexions vers l'arrière et des flexions vers l'avant.

Postures d'équilibre (facultatives)

Les postures d'équilibre sont facultatives et dépendent de votre temps et de votre résistance. Il s'agit souvent des postures les plus athlétiques, qui requièrent une coordination d'ensemble. Les postures d'équilibre sont très gratifiantes, parce que vous pouvez immédiatement voir vos progrès. Elles s'insèrent bien dans votre séance après les postures debout, car vous êtes parfaitement échauffé à ce stade. De plus, toutes les postures d'équilibre que nous recommandons sont des postures exécutées debout ou agenouillé, ce qui signifie qu'elles s'intègrent facilement à la série. Choisissez l'une des postures d'équilibre du chapitre 9 pour une série intégrée de 30 ou de 60 mn (Figure 12-4).

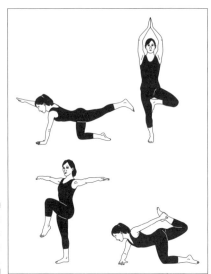

Figure 12-4 : Exemples de postures d'équilibre.

Le repos

La plupart des personnes apprécient habituellement un moment de repos à ce stade, et le repos est bien utile après toute partie astreignante de votre série intégrée. Le repos est habituellement pris en position allongée, assise ou agenouillée. Nous mettons l'accent sur l'importance de ne pas avoir le sentiment d'être pressé au cours de la séance de Yoga. Au moins pendant la brève durée de votre série intégrée, pensez que vous avez tout le temps du monde. Dans une série de 30 à 60 mn, le premier repos arrive habituellement au milieu. Ce temps de repos vous donne l'occasion de vous observer vous-même pour voir si vous avez déjà une réponse sur le plan physique, mental ou émotionnel résultant de votre pratique.

Souvenez-vous de vous reposer jusqu'à ce que vous vous sentiez prêt à reprendre. Si vous manquez vraiment de temps, ce premier repos majeur constitue aussi l'endroit logique où stopper la séance. Choisissez dans le chapitre 6 l'une de nos postures de repos recommandées, ou toute posture assise du chapitre 7 dans laquelle vous êtes à l'aise, ou optez pour une posture de la figure 12-1.

Abdominaux

Comme nous le disons au chapitre 10, le ventre constitue un sujet central pour beaucoup d'Occidentaux qui font de l'exercice. Nous vous recommandons d'inclure au moins 1 et au maximum 2 postures abdominales dans n'importe quel programme de 30 mn ou davantage. Pensez à votre abdomen comme étant le « devant de votre dos » - un endroit très important. Choisissez une des postures abdominales que nous décrivons au chapitre 10 pour une série de 30 mn et 1 ou 2 postures pour une série de 60 mn, ou reportez-vous à la figure 12-5.

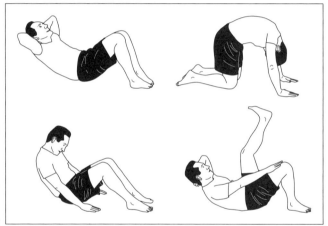

Figure 12-5 : Les postures abdominales fortifient « l'avant de votre dos ».

Compensation et préparation

Prenez un bref moment de repos après avoir terminé les exercices abdominaux, puis utilisez 6 à 8 fois le demi-pont ou table à deux pieds, sa variante avec lever des bras, ou le lever des bras en position allongée (voir le chapitre 6 et la figure 12-6). L'action du demi-pont possède ici une fonction double : il *compense* l'abdomen et le ramène à l'état neutre, et il échauffe ou *prépare* le dos et le cou pour le cas ou vous choisiriez d'inclure une posture d'inversion ou de continuer par une flexion vers l'arrière.

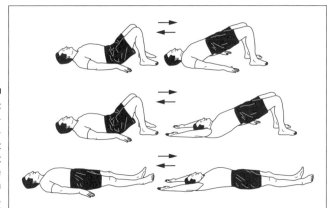

Figure 12-6 :
La compensation des abdominaux peut également constituer une préparation aux inversions.

Note : La compensation et la préparation sont habituellement effectuées de façon dynamique (en mouvement).

Inversion (facultative)

Les professeurs indiens de Yoga enseignent souvent les postures inversées au début ou vers la fin d'un cours. Pour les Occidentaux, nous préférons inclure les postures inversées vers le milieu d'un programme, c'est-à-dire au moment où leur dos et leur cou ont été correctement préparés et où ils ont encore tout le temps nécessaire à la compensation adéquate. Les postures inversées, comme celles que nous montrons dans la figure 12-7, sont facultatives, et nous recommandons aux débutants d'éviter la chandelle du débutant et la chandelle du débutant au mur avant d'avoir pratiqué le Yoga pendant 6 à 8 semaines.

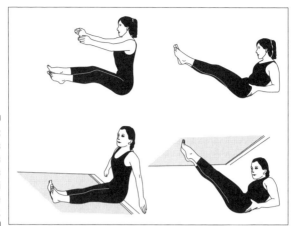

Figure 12-7 : Les inversions sont des postures puissantes qui méritent le respect.

Même une fois que vous serez bien à l'aise dans votre pratique yogique, n'essayez des inversions que si vous n'avez aucun problème de cou. Il vaut mieux que les postures inversées vous imposent un respect bien compris plutôt qu'elles vous inspirent la crainte. Ce sont de puissantes postures, mais elles exigent un bon sens de l'équilibre, et des muscles forts.

Nous vous conseillons de ne pas pratiquer la chandelle du débutant ou la chandelle du débutant au mur si l'une des conditions suivantes s'applique à votre cas : glaucome, tension artérielle élevée, un passé de crises cardiaques ou d'apoplexie, hernie hiatale, les premiers jours des menstruations, la grossesse, ou si vous êtes actuellement obèse de 20 kg ou davantage.

Compensation des inversions et préparation aux flexions vers l'arrière

Vous devriez vous reposer après les postures inversées simples, normalement dans la posture du cadavre (voir chapitre 4). Après la chandelle du débutant, reposez-vous puis compensez encore avec l'une des postures du cobra (voir chapitre 11) ou la posture de la foudre (voir chapitre 7). Les postures du cobra et de la foudre vous préparent également à davantage de flexions vers l'arrière. La figure 12-8 vous montre ces exemples.

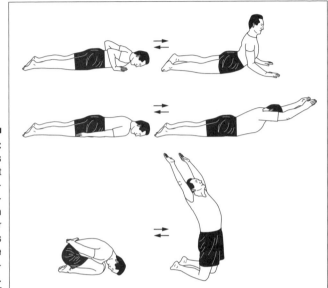

Figure 12-8 : Ces postures vous aideront soit à compenser une inversion, soit à vous préparer à des flexions vers l'arrière plus accentuées.

Flexions vers l'arrière

Vérifiez par vous-même les effets des flexions vers l'arrière après une posture inversée, et que le cobra apporte aussi une excellente compensation à la chandelle. Le cobra, cette flexion douce vers l'arrière, constitue également une bonne préparation à des flexions vers l'arrière plus physiques, telles que la posture de la sauterelle. Les Occidentaux que nous sommes nous penchons trop en avant – cet état des choses fait des flexions vers l'arrière une partie vitale de notre pratique du Hatha-Yoga.

Chaque fois que c'est possible dans une série de Yoga de mise en forme, sélectionnez une flexion vers l'arrière du chapitre 11 ; pour les séances de plus de 30 mn, sélectionnez deux flexions vers l'arrière. La figure 12-9 montre quelques flexions vers l'arrière courantes que vous pouvez essayer.

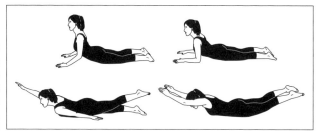

Figure 12-9 : Exemples de flexions vers l'arrière courantes.

Compensation des flexions vers l'arrière

La compensation des flexions vers l'arrière sur le ventre est habituellement une forme de flexion vers l'avant en position agenouillée (Figure 12-10). Nous recommandons souvent la posture genoux-poitrine ou la posture de l'enfant (voir chapitre 6). Après des flexions vers l'arrière plus astreignantes, telle que n'importe quelle variante de la posture de la sauterelle, nous suggérons un bref repos,

suivi par l'une des flexions vers l'avant en position agenouillée, puis par la posture dynamique du demi-pont comme deuxième posture compensatrice. Cette séquence contribue à neutraliser les effets sur le haut du dos et le cou.

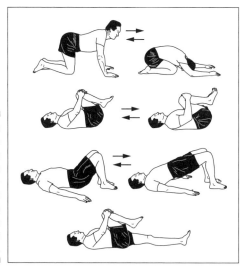

Figure 12-10 : La compensation des flexions vers l'arrière constitue une partie importante de votre programme de Yoga.

Préparation aux flexions vers l'avant

La compensation est particulièrement cruciale dans l'exécution des flexions en avant avec jambe tendue. Effectué juste avant n'importe laquelle des postures recommandées de flexion vers l'avant assise (voir chapitre 11), l'étirement des tendons des jarrets ou des hanches améliore non seulement la posture, mais aussi la sécurité de votre dos. Utilisez l'étirement des tendons des jarrets ou la double extension des jambes pour une série intégrée de 30 mn. Pour une série plus longue, utilisez les deux et/ou la séquence « bercez le bébé », que nous décrivons toutes au chapitre 6 (Figure 12-11).

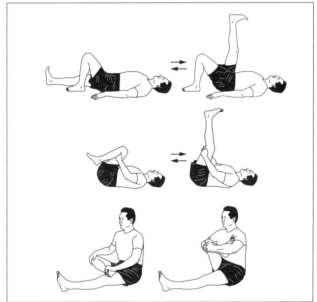

Figure 12-11 : Ces postures contribuent à vous préparer aux flexions vers l'avant.

Flexions vers l'avant

Les flexions vers l'avant en position assise sont normalement exécutées vers la fin d'un programme d'exercices parce qu'elles possèdent un effet calmant. De toutes les postures décrites dans ce livre, c'est la flexion vers l'avant en position assise qui divise le plus les deux sexes. Les hommes ont une densité musculaire plus élevée, particulièrement dans la région de la hanche et de l'aine, et les tendons de leurs jarrets sont habituellement moins souples. La préparation des tendons des jarrets est particulièrement importante. Si vous avez des difficultés avec cette catégorie de postures, pliez davantage les genoux et, si nécessaire, placez quelques couvertures sous votre bassin pour vous donner un meilleur angle (voir le chapitre 11). Pour une série intégrée de 30 minutes, choisissez une seule flexion vers l'avant dans le chapitre 11. Pour une série intégrée de 60 mn, choisissez deux flexions vers l'avant (Figure 12-12). Pour compenser, vous pouvez tour à tour substituer une des flexions latérales en position agenouillée ou assise du chapitre 11, et une flexion vers l'avant agenouillée ou assise du chapitre 6.

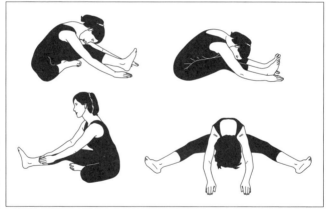

Figure 12-12 : Des exemples de flexions vers l'avant.

Compensation des flexions vers l'avant

Les flexions vers l'avant sont habituellement autocompensatrices. Vous pourrez cependant utiliser parfois une flexion vers l'arrière légère comme le demi-pont ou table à deux pieds comme contre-pose (voir chapitre 6).

Préparation aux torsions

La préparation à toute torsion est une flexion vers l'avant. Dans la « recette classique », il est donc naturel de passer de la catégorie des flexions vers l'avant aux torsions.

Torsions

Les torsions, comme les flexions vers l'avant, possèdent un effet général calmant. Les torsions au sol constituent les desserts de notre programme, parce qu'elles sont tellement agréables à la fin d'une série intégrée. Choisissez une torsion au sol pour une série intégrée de 30 mn, et une ou deux torsions pour une série de 60 mn. La figure 12-13 montre quelques torsions courantes.

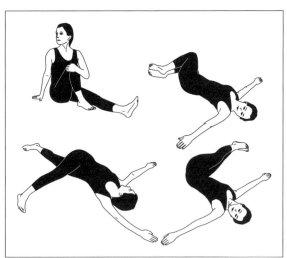

Figure 12-13 : Les torsions sont des postures calmantes, et elles sont très agréables.

Compensation des torsions

La compensation des torsions est toujours une flexion vers l'avant. Après une torsion au sol, nous recommandons habituellement de choisir l'une des postures genoux-poitrine en position allongée ou la posture genou-poitrine (voir chapitre 6 et figure 12-14).

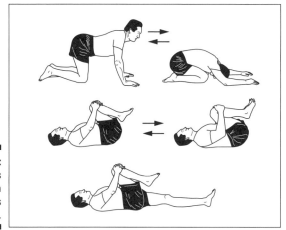

Figure 12-14 : Ces postures contribuent à compenser les torsions.

Relaxation

Votre séance peut être courte, voire très courte, mais souvenez-vous toujours d'y inclure une forme de relaxation. Le repos procure l'espace dans lequel l'« absorption » peut avoir lieu : vous digérez toutes les merveilleuses énergies libérées par votre pratique du Yoga.

Cette catégorie finale de notre recette classique peut prendre plusieurs formes : une technique de relaxation (voir chapitre 6), la respiration yogique appelée *pranayama* (voir chapitre 5), ou la méditation (voir chapitre 14).

D'abord, choisissez l'une des postures de repos du chapitre 6 ou l'une des postures assises du chapitre 7. Ensuite, sélectionnez l'une des techniques de respiration ou *pranayama* du chapitre 5, une technique de relaxation du chapitre 4, et/ou une technique de méditation du chapitre 14. Pour une série intégrée de 60 mn, vous pouvez choisir une technique de respiration et une technique de relaxation.

Quelle que soit la technique choisie, utilisez-la pendant 2 à 3 minutes au minimum et 15 minutes au maximum.

Le maximum en peu de temps : une série intégrée de 15 minutes

Soyons réalistes. Le temps disponible est souvent limité. Mais plutôt que de mettre votre pratique du Yoga (et votre bien-être) en sommeil, vous pouvez opter avec bonheur pour une mini-série intégrée. Même rien que 15 mn de Hatha-Yoga peuvent vous remettre en équilibre ou rappeler à votre corps et à votre mental combien il est bon de s'étirer, de bouger et de respirer.

Si nous sommes honnêtes avec nous-mêmes, il nous faut reconnaître que la plupart d'entre nous ont tendance à passer une bonne partie du temps à faire des mouvements paresseux – donc sans être vraiment en train de se reposer ni être non plus véritablement en train de travailler. Pour illustrer cela, représentez-vous simplement le moteur de votre voiture qui s'emballerait, la voiture étant au stationnement. Nous disposons tous d'au moins 15 mn chaque jour dont nous pouvons faire bon usage pour fortifier notre santé physique et mentale et/ou placer un Euro sur notre compte d'épargne spirituel.

Si vous optez pour un programme de 15 mn, vos objectifs doivent être très précis. Une série intégrée peut normalement remplir les fonctions suivantes :

- Courte mise en forme générale.
- Relaxation et réduction du stress.
- Préparation à la respiration yogique ou à la méditation.

Mise en forme générale

Pour composer un programme court de mise en forme générale, choisissez des postures dans les catégories suivantes, et exécutez-les dans l'ordre indiqué. Vous pouvez aussi utiliser les illustrations précédentes de ce chapitre.

Chapitre 12 : Composez votre propre programme de Yoga 249

La technique pour chacune des postures suivantes de même que le nombre des répétitions recommandées sont indiqués dans les chapitres correspondants.

- Une posture de repos debout ou assis pour la mise en harmonie (voir chapitres 7, 8, et figure 12-1) et une technique de respiration yogique du Chapitre 5.

- Une série dynamique, comme la Salutation au Soleil en position de départ agenouillé ou debout (voir Chapitre 14), la séquence de rajeunissement, qui compte comme 3 ou 4 postures, ou 3 ou 4 postures debout (voir le chapitre 8 et la figure 12-3), pendant 6 à 8 minutes.

- Une torsion couchée (voir la figure 12-13).

- Compensez avec des postures genoux-poitrine ou genou-poitrine (voir chapitre 6 et figure 12-14).

- Une posture de repos allongée ou assise (voir chapitre 6 et figure 12-1).

- Un exercice de respiration (voir chapitre 5) et/ou une technique de relaxation (voir chapitre 4).

Préparation à la méditation et à la respiration de Yoga

Si vous recherchez une série intégrée pour réduire le stress, et donc juste vous détendre complètement, ou vous préparer à la méditation et à la respiration de Yoga, choisissez les éléments suivants, et exécutez-les dans l'ordre indiqué :

- Une posture allongée ou couchée pour la mise en harmonie (voir les chapitres 7, 8, et la figure 12-1) et une technique de respiration yogique du chapitre 5.

- Deux postures d'échauffement en position allongée, une faisant bouger les bras et l'autre faisant bouger les jambes (voir le chapitre 6 et la figure 12-2).

- Une posture ventrale de flexion vers l'arrière telle que le cobra ou la sauterelle (voir le chapitre 12 et la figure 12-9) ou une flexion vers l'arrière en position allongée telle que le demi-pont (voir le chapitre 6 et la figure 12-6).

- ✔ Un exercice de compensation agenouillé tel que la pose de l'enfant ou la posture genoux-poitrine (voir le chapitre 6 et la figure 12-10).
- ✔ Une posture allongée d'extension des tendons du jarret (voir le chapitre 6 et la figure 12-11).
- ✔ Une torsion couchée (voir la figure 12-13).
- ✔ Un exercice de compensation agenouillé (voir le chapitre 6 et la figure 12.14).
- ✔ Une posture de repos allongée ou assise (voir les chapitres 7, 8 et la figure 12-1) avec un exercice de respiration (voir chapitre 5) et/ou une technique de relaxation (voir chapitre 4).

Pour satisfaire l'envie d'un petit remontant : une série intégrée de 5 minutes

Il est très facile de créer un programme de 5 mn. Rien que 3 à 5 mn une ou deux fois par jour peuvent apporter des effets bénéfiques à une personne très occupée. Choisissez une des postures de repos du chapitre 6 ou une des postures assises du chapitre 7 ou reportez-vous à la figure 12-1, puis utilisez dans cette posture une technique de respiration yogique ou *pranayama* (voir chapitre 5) pendant 3 à 5 minutes. Vous profiterez d'un programme court et relaxant, et vous aurez en plus le choix entre au moins 60 possibilités de combinaison.

Cinquième partie
Le style de vie Yoga

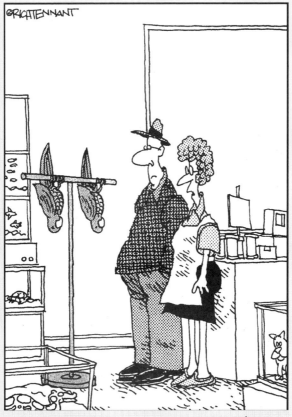

"Ils ont appartenu à un professeur de Yoga. À part le fait qu'ils se pendent de temps en temps la tête en bas, ils sont très tranquilles et bien élevés."

Dans cette partie...

Les parties deux à quatre ont principalement présenté les exercices physiques du Yoga. Pratiqués régulièrement, ces exercices peuvent réellement améliorer votre santé et votre forme physique, et même influer positivement sur votre bien-être mental et émotionnel. Mais, comme nous l'avons indiqué dans l'introduction et dans le chapitre 1, le Yoga est bien davantage que de simples exercices physiques.

Dans cette partie, nous allons vous montrer comment adopter le Yoga comme un style de vie qui vous apportera la paix intérieure et le bonheur, de même que la capacité de devenir une lumière rayonnante pour votre famille, vos amis, vos collègues de travail et d'autres personnes. Nous parlerons particulièrement de la puissance que confère le fait de vivre dans l'intégrité morale, et de votre gigantesque potentiel spirituel.

Chapitre 13

Le Yoga toute la journée

Dans ce chapitre :
- Du Yoga toute la journée.
- L'observation intérieure pour la santé et l'harmonie.
- Le développement de pratiques morales.
- S'élever au-dessus de l'ego limité.
- Gagner les récompenses de la retenue.

Les postures et exercices de respiration de Hatha-Yoga – dont certains sont présentés aux chapitres précédents – ne représentent que quelques outils parmi tous ceux que fournit le Yoga. Pratiqués correctement, ils sont extrêmement utiles et puissants, et vous permettent de retrouver ou de conserver la santé physique et mentale. La pratique des postures et de la respiration peut stabiliser et stimuler la vitalité de votre corps, et même harmoniser vos émotions et renforcer votre mental.

Mais les postures et les exercices de respiration ne sont que le début : ils ne composent que deux des huit étapes du sentier octuple du Raja-Yoga (reportez-vous au chapitre 1 pour davantage d'informations sur le sentier octuple). La réelle puissance du Yoga se révèle lorsque vous vous y engagez comme dans un *style de vie* ou une *voie spirituelle*. Le Yoga contient tout ce dont vous avez besoin pour transformer complètement votre quotidien – depuis le lever au matin jusqu'à la nuit et durant toute la journée, et à nouveau au lever le lendemain. De même qu'un piano à queue vous permet de jouer de la musique sur huit octaves, le Yoga vous donne les moyens de puiser dans votre potentiel entier d'être humain.

Dans ce chapitre, nous allons vous montrer comment vous pouvez vous relier à votre potentiel profond et vivre votre journée entière dans l'esprit du Yoga. Cette approche implique d'accorder une attention appropriée à certaines valeurs morales, qui constituent un aspect important de toutes les branches et de toutes les écoles de Yoga, mais qui sont souvent négligées par les adeptes occidentaux.

Vivez votre journée de manière yogique

Si vous décidez d'adopter le Yoga comme style de vie ou comme discipline spirituelle, vous devez accepter de le pratiquer 24 heures sur 24, 7 jours sur 7. Vous penserez peut-être que cet engagement total semble difficile, et vous aurez bien raison : vivre de cette façon constitue un véritable challenge ! C'est du moins le fait de rester sur cette voie qui sera difficile tandis que vous serez occupé à créer de nouvelles habitudes, en traçant de nouveaux sentiers dans votre cerveau. Une fois que vous aurez changé votre mode de pensée et votre comportement, vivre de manière yogique sera devenu aussi facile que vivre avec n'importe quelles autres routines, sauf que le style de vie yogique est bien éloigné de toute routine !

Le Yoga est un style de vie *conscient*. Le pouvoir qui se trouve derrière l'extraordinaire efficience du Yoga, c'est la *conscience*.

Un matin de Yoga

Il y a des milliers d'années, les adeptes du Yoga commençaient la journée au lever du soleil, à une heure qui est considérée comme favorable et particulièrement puissante pour la méditation, la prière et pour puiser dans notre potentiel le plus élevé. Appelée *brahma-muhurta* en sanskrit, ce qui signifie littéralement « l'heure du brahmane » – brahmane étant la Réalité Ultime, – cette heure donne le juste ton pour toute la journée.

Le lever du soleil n'est pas seulement un moment calme et tranquille, c'est aussi une heure qui est chargée d'une signification symbolique pour les adeptes du Yoga. Traditionnellement, le soleil est célébré comme étant le premier maître, ou *guru*, qui apporta les enseignements du Yoga à l'humanité. Selon le

Attention aux excès de soleil

L'exposition à la lumière du soleil matinal est bénéfique. Plus tard, les rayons ultraviolets du soleil deviennent dangereux, et l'exposition prolongée sans protection entraîne des cancers de la peau. Les adeptes du Yoga s'abstiennent de la pratique très répandue des bains de soleil (ou d'une source de lumière artificielle) pour obtenir un bronzage.

Yoga, le soleil est le symbole de l'âme, qui luit pour toujours de sa brillance non diminuée. L'exercice de Salutation au Soleil constitue l'une des manières par laquelle les yogis manifestent leur vénération pour le soleil intérieur.

Bien sûr, l'Inde (le pays d'origine du Yoga) a le bonheur d'être un pays très ensoleillé. Même si votre climat n'est pas très ensoleillé, vous pouvez quand même profiter chaque jour du lever du soleil comme d'une occasion spéciale – méditez simplement sur le profond symbolisme du soleil !

Voici quelques suggestions qui vous permettront de transformer une routine journalière sinon quelconque en un rituel chargé de sens qui vous vitalisera et vous préparera à attaquer la journée :

- **Créez une humeur paisible dans votre cœur et rappelez-vous votre liaison à tout être et à toute chose.** Faites ceci dès que vous vous réveillez, avant d'ouvrir les yeux et de sortir du lit. Si vous croyez en un être divin (appelez-le Dieu, Déesse ou Moi suprême), c'est un bon moment pour vous aligner intérieurement sur lui ou elle.

- **Notez tout rêve significatif.** Si vous vivez une vie active de transformation de vous-même, les rêves sont souvent porteurs de messages importants. Il est possible qu'ils reflètent et confirment votre développement interne ou votre courant d'expériences actuel, ou qu'ils vous fournissent une clé pour comprendre ce que vous êtes en train de

- traverser. Si vous ne notez pas vos rêves peu après le réveil, il est probable que vous les oublierez. Si vous trouvez qu'ils s'évanouissent rapidement de votre esprit, vous pouvez par exemple en prendre note dans votre journal avant de prendre votre résolution quotidienne, le *samkalpa*, que nous allons maintenant présenter.

- **Affirmez votre résolution la plus élevée.** Par exemple, répétez (à haute voix ou silencieusement) votre résolution, qui peut être : « J'ai l'intention d'agir tout au long de la journée en accord avec les principes spirituels et moraux les plus élevés », « J'ai l'intention de faire preuve de (davantage de) compassion aujourd'hui », « J'ai l'intention de ne nuire à personne et de faire du bien à un maximum de personnes que possible », « J'ai l'intention d'être gentil et affectueux aujourd'hui », « J'ai l'intention de ne dire que des mots qui font du bien aujourd'hui », « J'ai l'intention de n'avoir que des pensées positives et bienveillantes aujourd'hui », « J'ai l'intention de bénir tout le monde aujourd'hui », « J'ai l'intention de me rappeler ma véritable nature aussi souvent que possible durant la journée », et ainsi de suite. Répétez votre intention (*samkalpa*) avec une grande conviction trois fois ou davantage.

Il est souvent difficile aux élèves débutants de se souvenir d'une affirmation au cours de la journée. Essayez de porter avec vous un objet de petite taille comme un caillou, un bouton ou une bague, qui vous rafraîchira la mémoire chaque fois que vous le verrez ou que vous le toucherez.

- **Avant de sortir du lit, détendez-vous consciemment et respirez profondément dix fois.**

- **Étirez-vous, et ce faisant, échauffez vos muscles tout en étant encore dans le lit.**

- **Allez aux toilettes, lavez-vous et brossez-vous les dents.**

- **Méditez.** Si vous méditez assis sur le lit, votre esprit associera inévitablement « lit » et « sommeil ». Reportez-vous au chapitre 14 pour davantage d'informations sur l'art de la méditation. Certaines autorités recommandent d'exécuter les postures et les exercices de respiration avant la méditation, mais nous avons le sentiment que cette préparation n'est nécessaire que si votre mental a tendance à être léthargique tôt le matin et si vous avez besoin de le faire démarrer en poussant. Si vous vous réveillez facilement et joyeusement le matin, utilisez ce moment pour la méditation ou pour la prière.

✔ **Effectuez votre programme de Hatha-Yoga pour vitaliser votre corps et fortifier votre mental.**

Si vous ne pouvez pas pratiquer le matin parce que vous devez par exemple vous trouver au travail à l'heure à laquelle chante le coq, faites en sorte de réserver un autre moment de la journée ou de la soirée pour le Hatha-Yoga et/ou la méditation. Même rien que quelques minutes de postures et d'exercices respiratoires sont mieux que pas d'exercices du tout. Mais surtout, commencez toujours la journée en disant votre résolution au réveil et en vous centrant grâce à la respiration consciente.

Si vous vivez en famille, passez des accords formels avec votre partenaire et/ou vos enfants, de telle sorte que vous puissiez pratiquer le Yoga en étant le moins possible dérangé. Faites en sorte que tout le monde soit conscient de *votre* temps personnel et le respecte. Si nécessaire, fermez la porte de la pièce à clé, ou mettez un panneau à l'extérieur pour le rappeler. Il se peut qu'il ne vous soit pas toujours possible d'avoir du temps seul avec vous-même, particulièrement si vous avez de jeunes enfants. Dans ce cas, essayez de faire toutes les pratiques que vous pouvez en étant encore au lit, puis incluez vos enfants à votre programme de Yoga. En tant que parent, vous êtes le meilleur modèle pour vos enfants, et même les tout-petits peuvent participer à votre pratique du Yoga.

Certaines personnes sont extrêmement occupées – elles vont se coucher tard le soir en étant épuisées, et se réveillent le matin en se sentant encore fatiguées. La pratique régulière d'une série intégrée de Hatha-Yoga peut vous donner de l'énergie, et le temps qu'elle prend en vaut largement la peine. Outre les effets bénéfiques sur le corps et sur le mental, le Yoga vous procure le temps calme si nécessaire, celui dans lequel vous pouvez être vous-même sans distraction. Si votre situation le permet, arrangez-vous pour prendre 15 mn par jour qui soient entièrement les vôtres. Passez un accord créatif avec votre partenaire et/ou avec vos enfants, grâce auquel tout le monde sera gagnant.

> **Le Yoga avec vos petits chéris**
>
> Si vous avez de jeunes enfants et ne disposez pas de temps de loisir pour pratiquer seul le Yoga, ne désespérez pas ! Tirez le meilleur parti de la situation. Faites participer vos enfants à la séance. Ils adoreront – du moins tant que durera l'effet de nouveauté. Selon leur âge et leur disposition générale, les enfants peuvent s'habituer à cette petite activité et y participer joyeusement. Si tel n'est pas le cas, ils pourront au moins vous permettre d'effectuer votre séance personnelle sans vous interrompre trop souvent. Si vous ne voulez pas que vos rejetons s'ennuient, vous devez rendre la séance amusante. Comme vous le savez bien, le monde tourne autour des enfants et de leurs besoins – jusqu'à ce qu'ils apprennent quelque chose de différent. Votre propre calme peut sans aucun doute avoir un effet calmant sur eux.

Ou bien, si vous vivez seul et ressentez les pressions du temps et de l'attention à un grand nombre de détails, négociez juste un accord avec la personne que vous voyez dans votre miroir. Vous pourrez devenir le meilleur ami de ce visage si vous mettez de côté du temps pour le réserver aux regards tournés vers l'intérieur.

La pratique du Yoga durant toute la journée

Vous avez de nombreuses occasions d'appliquer la sagesse du Yoga aux activités et aux situations quotidiennes. Que vous restiez à la maison avec vos enfants ou que vous ayez un emploi à l'extérieur, vous disposez d'une série complète d'outils de la boîte à outils universelle du Yoga, pour toutes les circonstances. Voici seulement quelques situations dans lesquelles vous pourrez appliquer avec profit la sagesse yogique (souvenez-vous que toute situation peut bénéficier de votre bonne pratique du Yoga) :

- Vous retrouver dans une circulation très dense au cours de votre trajet pour aller au travail et en rentrer.

- ✔ Avoir affaire à des clients, à un chef exigeant, ou à vos collègues.
- ✔ Prendre le petit déjeuner, le déjeuner et le dîner (voir l'encadré).
- ✔ Vivre une grossesse et accoucher.
- ✔ Traverser une crise de santé.
- ✔ Prendre du congé et des vacances.
- ✔ Faire les courses quotidiennes.
- ✔ Avoir du chagrin à cause de la mort d'un proche.
- ✔ Regarder la télévision.
- ✔ Faire l'amour.

À toutes ces situations, vous pouvez apporter de la conscience, qui constitue le fondement de toutes les autres attitudes et pratiques positives. Vous pouvez aussi y apporter de la compréhension, de la patience, du calme, le pardon, de la gentillesse, de la compassion, de l'amour, de la bonne humeur, et toute une foule d'autres vertus. En pratiquant les techniques variées du Yoga, vous pouvez aussi calmer votre mental et hausser votre niveau d'énergie ou apporter de l'énergie à d'autres.

Ne considérez pas le monde comme étant « là-bas dehors » et votre pratique du Yoga comme étant « ici à l'intérieur ». Étant donné que le Yoga relie l'intérieur et l'extérieur, une telle distinction est artificielle. Permettez à votre pratique de déboucher sur toutes les situations possibles. Vous ne serez jamais suffisamment occupé pour être incapable de transformer quelques secondes de temps libre en un instant significatif grâce au Yoga : expirez profondément, centrez-vous, récitez silencieusement un *mantra*, ou bénissez quelqu'un.

Intégration du Yoga à des routines nocturnes

Si vous vivez le Yoga comme une discipline spirituelle, sa pratique s'étend même au sommeil. Dans le chapitre 6, nous donnons une technique de relaxation qui est meilleure que n'importe quel somnifère pour vous préparer à dormir. Vous

L'art yogique de manger avec conscience

Ce que vous mangez forme votre corps. À son tour, l'état de votre corps, et particulièrement celui du système nerveux, influe sur votre mental. Votre état d'esprit influe sur votre vie tout entière. Et la maxime traditionnelle « vous êtes ce que vous mangez » est donc vraie jusqu'à un certain degré. Les maîtres de Yoga sont tous végétariens, et favorisent les céréales, les légumes et les fruits. Dans votre alimentation, restez le plus près possible de Mère Nature.

La manière dont vous mangez est tout aussi importante que *ce que* vous mangez. De toutes les recommandations faites par les maîtres de Yoga, la plus importante est la *pratique de la modération*. Elle s'appelle *mitahara* (de *mita* ou « modéré » et *ahara* ou « nourriture » en sanskrit) et implique :

- Ne mangez pas trop.
- Ne vous affamez pas non plus.

Trop manger vous fait non seulement grossir, mais cela multiplie aussi les toxines dans votre corps, et vous fait également vous sentir lourd sur le plan émotionnel. De la même façon, si vous ne sentez pas votre corps de façon adéquate, vous l'affaiblirez et courrez aussi le risque de causer des maladies. La meilleure des politiques est de ne manger que lorsque vous avez vraiment faim (et pas seulement dès que vous avez un peu d'appétit). La bonne quantité à manger varie d'une personne à l'autre, et dépend aussi du climat et de la saison. Trouvez-la vous-même en essayant. Souvenez-vous toutefois que certaines conditions de santé exigent de manger fréquemment.

Une autre règle yogique importante concernant l'alimentation consiste à manger avec conscience. Voici quelques suggestions simples pour changer des habitudes non yogiques ou mécaniques lorsque vous mangez :

- Calmez-vous d'abord si vous êtes agité.
- Gardez votre attention fixée sur la tâche de manger.
- Mangez lentement et mâchez bien votre nourriture.
- Accordez votre attention à tous les goûts merveilleux que vous sentez dans votre bouche.
- Respirez.
- Rendez grâce pour votre nourriture.

---

pouvez rendre cette technique encore plus puissante en répétant la même intention (*samkalpa*) que vous dites au réveil : « J'ai l'intention d'être plus conscient. », « J'ai l'intention d'avoir davantage de compassion. », « J'ai l'intention de mieux écouter les autres. », « J'ai l'intention d'être fidèle à mes sentiments les plus profonds », et ainsi de suite. Répétez votre intention lorsque votre relaxation est la plus profonde et avant d'en émerger ou de vous endormir.

Un sommeil tranquille avec des rêves lucides

Vous pouvez bénéficier de la prise de notes de vos rêves – au moins des plus importants – dans un journal. Mais les yogis et yoginis impliqués cherchent à transformer leur vie de rêve entière en s'entraînant au *rêve lucide*, qui est un état spécial de conscience dans lequel vous conservez un certain degré de conscience tout en étant en train de rêver. En d'autres mots, vous savez que vous êtes en train de rêver et avec la pratique vous deviendrez même capable de diriger vos rêves. Les rêves lucides arrivent habituellement de façon spontanée, mais en apprêtant votre esprit avant de vous endormir, vous pouvez augmenter la probabilité de devenir conscient de vous-même au milieu d'un rêve. Voici quelques conseils qui vous permettront de vous programmer à rêver de façon lucide :

- Devenez de façon générale davantage conscient de vos pensées, de vos sentiments et de vos sensations.
- Intéressez-vous à vos rêves.
- Levez-vous quelques heures plus tôt que d'habitude et expédiez les corvées quotidiennes.
- Remettez-vous au lit et, pendant environ 30 mn, réfléchissez à l'idée de rêver de façon lucide et à la sorte de rêves lucides que vous souhaitez créer.
- Octroyez-vous au moins deux heures pour rêver avant de vous lever.
- Induisez le rêve lucide en effectuant le type d'exercice de relaxation profonde (« Yoga Nidra ») que nous décrivons au chapitre 4.
- Formulez clairement l'intention de rêver lucidement.

Il se peut que vous ne réussissiez pas dès la première ou la deuxième fois que vous essaierez, mais ici aussi, il est possible que les surprises agréables ne soient pas très éloignées !

La veille lucide

La *veille lucide* est encore plus importante que le rêve lucide. C'est l'art d'être complètement présent dans l'instant, l'art de vivre avec attention tout au long de la journée. D'une certaine manière, le rêve lucide est une extension de la veille lucide. Si vous prenez le tour de main pour devenir conscient dans votre état de rêve, mais que vous continuez à marcher en dormant quand vous êtes debout, n'espérez pas en tirer grand-chose. Si vous êtes conscient mais manquez de compréhension ou de sagesse durant l'état de veille, vous manquerez également de compréhension ou de sagesse pendant l'état de rêve. Le Yoga, c'est en tout premier lieu la veille éveillée, ce qui signifie éclairer les illusions et les phantasmes de la vie ordinaire avec le projecteur de la pleine conscience. Après avoir éliminé de votre mental les conceptions erronées et les préjugés qui lui sont inhérents, vous pourrez apporter la même clarté d'esprit à des états de conscience non ordinaires, y compris le rêve et le sommeil profond.

Approcher l'état d'ici et maintenant dans le sommeil profond

Pour l'adepte du Yoga sérieux, même le sommeil profond n'est pas un « no man's land ». Au contraire, le sommeil sans rêve constitue une excellente occasion d'atteindre des niveaux supérieurs de conscience. Une fois que vous serez capable de garder une conscience attentive pendant l'état de rêve, vous pourrez étendre votre conscience à ces périodes durant lesquelles le mental est dépourvu de contenu. Les grands maîtres de Yoga sont continuellement conscients durant le jour et durant la nuit. Ils ne sont jamais inconscients, parce qu'ils ont réalisé l'âme, ou Soi, qui est conscience pure.

Si la conscience permanente vous semble épuisante, pensez à la tranquillité profonde que sont capables d'accomplir les maîtres de Yoga. La conscience pure est la chose la plus simple au monde. Elle est donc appelée « état naturel », ou *sahaja-avastha*. En comparaison, le mental est infiniment compliqué. Souvenez-vous simplement combien penser peut être

> ### Le Swami Rama laisse les savants baba
>
> En 1969, le Swami Rama (*swami* : *maître* en sanskrit) se porta volontaire pour que ses capacités yogiques soient testées scientifiquement à la Menninger Foundation à Topeka, dans le Kansas. Il apporta entre autres la preuve de son aptitude à produire chacun des différents types d'ondes cérébrales quand il le voulait. Il resta parfaitement conscient même en produisant les lentes ondes delta, qui sont caractéristiques du sommeil profond. Il fut en fait capable de se souvenir bien mieux que les savants eux-mêmes de ce qui se passa pendant son sommeil profond supposé ! Deux ans plus tard, le Swami Rama (1925–1996) fonda le Himalayan Institute à Honesdale, en Pennsylvanie, qui continue à diffuser son enseignement.

incroyablement épuisant, en particulier si vous êtes obsédé par quelque chose.

Recherchez votre Moi suprême en découvrant votre véritable nature

Indépendamment de leurs conceptions de l'objectif ultime, toutes les écoles de Yoga recherchent à ouvrir une porte vers la véritable nature de chacun, que nous appelons âme ou Moi suprême. Il existe autant d'approches vers la réalisation de soi (appelée Éveil) qu'il existe d'êtres humains. Le voyage spirituel de chacun est unique, mais notre évolution intérieure suit pourtant certains principes universels. Le principe le plus important est que, pour découvrir notre nature essentielle, nous devons surmonter la pesanteur de nos habitudes (ces habitudes sont enregistrées dans le cerveau par des sentiers neuronaux).

On peut dire qu'il existe de nombreuses approches vers la réalisation de soi, comme le Hatha-Yoga ou le sentier octuple du Raja-Yoga, mais qu'il n'existe qu'un seul et même processus sous-jacent. Ce processus fondamental est marqué par l'*observation de soi-même, la compréhension de soi-même, l'autodiscipline* et la *transcendance de soi-même* progressives, qui sont des pratiques reliées entre elles.

Observez-vous

Dans le Yoga, vous commencez simplement à vous observer. Rester à l'écoute de soi-même, c'est différent de se contempler soi-même de façon névrosée. La deuxième pratique n'est qu'une forme d'amour-propre. L'observation de soi-même signifie que vous êtes consciemment attentif à la façon dont vous pensez et dont vous vous comportez sans vous juger en aucune manière.

L'observation de soi inclut de noter – sans juger – la façon dont vous réagissez aux gens et aux situations. Vous pourriez découvrir par exemple que vous êtes souvent que de nombreuses façons trop critique, ou trop crédule et trop conciliant. Ou vous pourriez aussi constater que vous avez tendance à être plutôt replié sur vous-même en ayant peur de vous engager dans la vie, ou que vous ne réfléchissez jamais avant de sauter. Le calme naturel que vous créerez par les exercices physiques du Yoga pourra vous aider à découvrir vos tendances – sans vous effondrer dans des récriminations contre vous-même ni exploser de colère contre d'autres.

Comprenez-vous

Fondé sur l'observation de soi-même, la compréhension de soi-même implique de saisir les raisons profondes de vos habitudes. En définitive, la compréhension de soi vous fait réaliser que toutes vos pensées et vos comportements tournent autour de l'ego, du moi, qui est un pôle psychologique artificiel. Votre ego vous permet de vous identifier d'une manière très spécifique. Par exemple :

« Je m'appelle Frank. Je suis un homme blanc âgé de 35 ans, citoyen des États-Unis. J'ai une constitution athlétique, je mesure 1,80 m de haut et pèse 75 kg. J'ai les yeux bleus et les cheveux bruns. Je suis marié, père de deux enfants. Ingénieur électronicien de métier, j'aime faire du parachute. Je crois au capitalisme, je suis raisonnablement ambitieux, mais pas très religieux. »

Ces identifications de l'ego sont utiles pour la vie quotidienne – tant qu'elles ne vous font pas vous sentir séparé de votre noyau spirituel ou qu'elles ne créent pas des barrières vous séparant d'autres personnes.

Vous devez faire très attention à ne pas prendre trop au sérieux l'habitude de l'ego : l'ego n'est rien d'autre qu'un moyen rapide de vous identifier rapidement à la fois de façon verbale et de façon psychologique. Ce n'est pas votre véritable nature, l'âme ou Moi suprême. Et surtout, l'ego n'est pas lui-même une entité, mais simplement quelque chose que nous fassions habituellement. L'ego est fondé sur le processus d'auto contraction (*atmasamkoca*). Le symbole de l'ego est un poing serré. Le Yoga vous montre comment relâcher ce poing et vous engager dans la vie à partir de la perspective de l'âme ou Moi suprême, qui est en relation harmonieuse avec tout être et avec toute chose.

Pratiquez l'autodiscipline

Lorsqu'une graine germe, elle doit d'abord se frayer un chemin à travers la terre avant de pouvoir bénéficier de la lumière du soleil. De façon similaire, avant que vous ne puissiez bénéficier des niveaux de conscience supérieurs, vous devez surmonter la léthargie inhérente à votre personnalité pilotée par l'ego, qui ne veut pas changer. L'observation de soi-même et la compréhension de soi-même deviennent de plus en plus efficaces grâce à la pratique de l'*autodiscipline* – la culture régulière de pratiques spirituelles.

En exerçant volontairement un contrôle sur vos pensées, vos comportements et vos énergies, vous pourrez progressivement transformer votre corps-mental en un instrument délicatement accordé à des réalisations spirituelles supérieures et à une vie harmonieuse. Vous ne pouvez pas pratiquer l'autodiscipline sans frustrer un peu l'ego, parce que l'ego a toujours tendance à suivre le chemin de la moindre résistance. La pratique yogique crée la résistance nécessaire qui provoque en vous la poursuite de votre développement.

Transcendez-vous

La *transcendance de soi* est le cœur du processus spirituel. Cette impulsion et cette pratique qui consiste à aller à chaque instant au-delà de la contraction de l'ego (à « se dépasser ») – par l'observation de soi-même, la compréhension de soi-même et l'autodiscipline – s'épanouit entièrement dans le grand événement de l'Éveil, lorsque votre être tout entier est transformé par l'âme, ou Moi suprême (voir le chapitre 14).

Engagez-vous sur le sentier octuple

Le sentier octuple du Yoga, comme nous le soulignons au chapitre 1, est un modèle utile pour les étapes du processus yogique. Dans ce qui suit, nous allons expliquer plus en détail les deux premiers membres du Sentier (qui en comporte en tout huit, comme son nom l'indique), parce qu'ils donnent les fondements moraux nécessaires pour réussir la pratique du Yoga. Nous commençons par les cinq pratiques de la discipline morale (*yama*). Le Yoga insiste sur le fait que vous devez pratiquer cette discipline morale en toute circonstance. Il s'agit des mêmes vertus morales que vous trouvez dans toutes les grandes traditions religieuses du monde entier :

- Ne pas nuire (*ahimsa*).
- Etre sincère (*satya*).
- Ne pas voler (*asteya*).
- Etre chaste (*brahmacarya*).
- Ne pas être avide (*aparigraha*).

Ces cinq disciplines sont destinées à harmoniser votre vie relationnelle et sont particulièrement importantes dans le monde formidablement complexe d'aujourd'hui. Une grande partie du chaos social du monde d'aujourd'hui est à mettre sur le compte de l'effondrement d'un système commun de valeurs morales fondamentales. Le Yoga vous rappelle que vous ne pouvez pas atteindre la réalisation de soi en étant isolé des autres. Vous ne pouvez pas espérer réaliser votre nature supérieure sans nourrir ce qui est bon et ce qui est beau dans votre vie quotidienne en interaction avec votre famille, vos amis, vos collègues de travail, vos professeurs et vos élèves. C'est la raison pour laquelle les vertus morales universellement reconnues constituent la terre fertile dans laquelle vous allez planter tous vos autres efforts sur le sentier de la croissance intérieure qui mène finalement à la réalisation du Soi, à l'Éveil.

Le Yoga considère que ces cinq vertus embrassent tout et s'étendent non seulement à vos *actions* mais aussi à votre *langage* et même à vos *pensées*. En d'autres termes, on vous demande de vous abstenir de faire du mal aux autres, de vous abstenir de parler mal d'eux, de même qu'à vous abstenir de les empoisonner avec vos pensées.

Le vœu de non-nuisance

La non-nuisance est mise en pratique – ou devrait être mise en pratique – plusieurs centaines de fois par jour. Plus vous deviendrez sensible à l'effet que vous avez sur d'autres, plus vous serez appelé à vivre de façon attentive sur le plan moral. Comment mettez-vous en pratique dans votre vie la vertu de ne pas nuire ? Il se peut que vous pensiez être un individu assez inoffensif, parce que vous n'agressez personne physiquement ou verbalement, mais avez-vous déjà lancé ou écouté des commérages ? Et qu'en est-il de vos sentiments négatifs envers des clients agaçants, ou de votre colère contre ce conducteur effronté qui vient juste de vous souffler votre place de parking ?

En outre, ne pas nuire ne signifie pas seulement s'abstenir d'actions, de paroles ou de pensées nuisibles ; cela signifie que l'on doit faire activement ce qui est approprié à un moment donné pour éviter une douleur inutile aux autres. Par exemple, le seul fait de refuser un sourire ou un mot gentil à quelqu'un lorsque vous sentez que ce geste pourrait faire du bien à cette personne est une façon de nuire.

Pour vivre, nous nuisons involontairement à d'autres êtres. Nous tuons : pensez seulement aux milliards de micro-organismes de votre nourriture et de votre propre corps qui donnent leurs vies pour que vous-même puissiez rester en vie et en bonne santé. L'idéal de non-nuisance n'est justement qu'un idéal vers lequel vous ne pouvez que tendre. Ce concept demande de s'abstenir de faire délibérément du mal à d'autres êtres. Comme exercice utile, posez-vous les questions suivantes :

- Combien de fois ai-je parlé durement aujourd'hui ?
- Quand ai-je dernièrement tué une araignée inoffensive au lieu de la laisser tranquille ou de la déplacer ?
- Mes pensées au sujet des choses et des hommes sont-elles surtout pessimistes, optimistes, ou simplement réalistes ?
- Quand je dois corriger le comportement de quelqu'un, est-ce que je ne fais que critiquer cette personne, ou est-ce qu'aussi je l'encourage ?

Le Yoga attend catégoriquement de vous que vous contrôliez votre colère et vos pensées meurtrières – ce qui ne doit pas être confondu avec le fait de simplement supprimer vos sentiments (qui ne fonctionne de toute façon jamais). Le Yoga vous encourage également à cultiver, *pas à pas*, de meilleures habitudes et dispositions mentales. Au fur et à mesure que vous deviendrez plus calme et plus satisfait, vous ne réagirez plus aussi fortement aux pressions de la vie, ni de façon aussi irrationnelle. Au contraire, vous deviendrez de plus en plus capable de suivre le courant – avec conscience, ainsi qu'avec un sourire et une main secourable. Selon le Yoga, une personne enracinée dans la non-nuisance possède une aura telle que même les fauves se laissent apprivoiser.

Si vous devenez conscient des différentes façons par lesquelles vous nuisez aux autres par vos pensées, vos mots et vos actions, ne succombez pas au sentiment de culpabilité extrême. Cette réponse négative ne constitue qu'une autre manière de continuer la violence. Reconnaissez simplement la situation, ressentez du remords, décidez de vous comporter différemment, et puis changez activement votre comportement mental, verbal et physique.

Toujours dire la vérité

À notre époque, il semble que nous croyions que la vérité est relative. Le Yoga insiste toutefois sur le fait qu'il existe de nombreux faits et perspectives, mais que la vérité est toujours unique et que cette sincérité (*satya*) est une vertu morale suprême. La vérité est le mortier qui cimente les bonnes relations et les sociétés entières.

La condition pitoyable de notre propre société moderne en dit long sur notre engagement pour la vérité, ou plutôt sur son absence. Considérez par exemple les questions suivantes :

- Avez-vous déjà dit un « pieux mensonge », non pas parce que vous vouliez protéger quelqu'un, mais parce que vous avez jugé que c'était plus commode que de dire la vérité ?
- Avez-vous déjà enjolivé ou omis certains faits de votre curriculum vitae pour rendre celui-ci plus intéressant pour un employeur potentiel ?
- Avez-vous déjà omis de déclarer des revenus imposables (même ce petit montant négligeable dont personne ne pourrait se soucier) ?
- Avez-vous déjà dit à votre conjoint de dire que vous n'êtes pas à la maison lorsqu'une personne à qui vous ne voulez pas parler appelle ?
- Avez-vous déjà menti au sujet de votre âge ?
- Vous arrive-t-il de ne pas tenir vos promesses ? (Cette question est un *must* pour les hommes politiques.)

Peu de gens pourront probablement répondre à toutes ces questions par un « Non » retentissant, à moins bien sûr qu'ils ne se mentent à eux-mêmes. De façon admise, l'importance du mensonge semble varier selon le degré de sévérité. Vous pouvez considérer ces exemples comme assez insignifiants, et d'un point de vue conventionnel, ils le sont. Mais le Yoga ne vous laisse pas vous en tirer aussi facilement. La pratique du Yoga privilégie la simplicité et la clarté, alors que le mensonge se termine habituellement de façon plus compliquée et déroutante. Le Yoga se préoccupe également des sentiers que vous créez dans votre cerveau. Si vous vous habituez à ne pas dire la vérité sur des questions mineures, il se peut que tôt ou tard vous ne soyez plus en mesure de distinguer la vérité du mensonge dans des affaires plus importantes.

La sincérité est un merveilleux outil pour conserver la pureté de votre énergie et garder votre volonté sans mélange.

Bien sûr, dans vos tentatives d'appliquer ce principe d'honnêteté, vous devez quand même garder à l'esprit la principale vertu morale de non-nuisance. La vie n'est pas noire et blanche ; il existe de nombreuses zones grises. Si dire la vérité signifie nuire à une autre personne davantage que lui faire du bien, il est sage de conserver le silence. Comme pour le principe de non-nuisance, c'est votre *intention* qui compte.

Voler a davantage de conséquences que la simple soustraction matérielle

Asteya, la troisième discipline morale qui préconise de ne pas voler, est plus délicate qu'il n'y paraît au premier abord. Il n'est pas besoin d'être pickpocket, voleur à l'étalage, voleur de banque ou escroc pour transgresser cette vertu. Du point de vue du Yoga, priver quelqu'un de la récompense ou des honneurs qui lui sont dus constitue aussi un vol. De même que s'approprier l'idée d'une personne sans les remerciements de rigueur, prendre à quelqu'un son ou sa petit(e) ami(e), ou refuser à votre enfant les conseils parentaux.

Notre société hautement concurrentielle est conçue pour promouvoir l'égocentrisme à un point tel que nous enfreignons constamment les principes de non-nuisance, de sincérité et de ne pas voler. Le type de compétition agressive qui règne dans le monde des affaires consiste à jouer des coudes pour atteindre le sommet, en écrasant les autres si nécessaire, et de manière générale en usant de n'importe quel moyen pour dépasser l'adversaire et gagner le jeu à tout prix.

Pour réfléchir à l'idéal consistant à ne pas voler, vous pourriez par exemple répondre aux questions suivantes :

✔ Quel pourcentage de vos revenus allouez-vous à des œuvres charitables ?

> ✔ Quelques-uns des logiciels que vous utilisez sur votre ordinateur sont-ils des copies de contrebande (un délit puni par la loi) ?
>
> ✔ Avez-vous déjà retiré votre amour à un membre de votre famille ou à un(e) ami(e) parce que vous vouliez le (la)punir ?

Traditionnellement, les gens qui sont bien établis dans la vertu qui consiste à ne pas voler sont décrits comme étant toujours bien soutenus par la vie ; ils ne manquent jamais de quoi que ce soit pour poursuivre leur développement. Le meilleur antidote contre le vice de voler est la générosité. Une vie profondément satisfaisante est une vie dans laquelle donner et recevoir sont élégamment en équilibre.

Observer la chasteté en pensée et en actes

La chasteté (*brahmacarya*), qui est une vertu hautement estimée dans toutes les sociétés traditionnelles, signifie l'abstention de tout comportement sexuel inopportun. Selon le Yoga, seuls les adultes mariés qui mènent un ménage devraient être actifs sexuellement. Tous les autres devraient pratiquer l'abstinence. Pour de nombreux Occidentaux, il est très difficile de satisfaire à ce critère.

Du point de vue yogique, vous devez étendre l'idéal de chasteté pour l'appliquer aux actions, aux paroles et même aux pensées. Nous vous laissons le soin de déterminer où, dans votre cas personnel, vous pouvez modifier votre comportement afin de l'aligner davantage sur l'orientation morale du Yoga. Gardez à l'esprit que le Yoga ne vous demande pas d'aller contre la nature humaine, qui inclut la sexualité. Le Yoga vous invite plutôt à réfléchir à votre potentiel spirituel supérieur. Les maîtres de Yoga recommandent la chasteté non pour des raisons de pruderie, mais parce qu'elle constitue un moyen efficace pour asservir l'énergie vitale de votre corps. On dit de l'adepte fermement enraciné dans la chasteté qu'il obtient de la vigueur ou de la vitalité.

Si vous choisissez le Yoga comme style de vie ou comme discipline spirituelle, l'inventaire régulier de vos vertus et de vos vices pourra vous aider sur la voie de la réalisation de votre Moi suprême. En ce qui concerne votre sexualité, posez-vous les questions suivantes :

- Ai-je tendance à user d'un langage sexuel suggestif ou explicite ?
- Est-ce que j'utilise la sexualité pour ma sécurité émotionnelle ou pour servir mon influence personnelle ?
- Est-ce que je flirte souvent et, si oui, pourquoi ?
- Est-ce que je connais la distinction entre la sexualité et l'amour ?
- Suis-je capable d'une véritable intimité, ou est-ce que je traite mon ou ma partenaire comme un objet sexuel ?

Acquérir davantage en vivant avec moins

L'avidité – l'habitude d'avoir besoin de toujours plus, et surtout d'argent – est un vice qui forme une bonne partie de la base de la société de consommation moderne. D'un point de vue yogique, l'avidité est une recherche de bonheur qui a échoué, parce que tous les biens que vous puissiez acquérir ne pourront pas vous satisfaire pleinement. Au contraire, plus vous vous entourerez de « trucs », plus il est probable que vous sentirez un grand trou béant dans votre âme. L'argent et les biens que vous possédez ne sont pas « mauvais » en soi, mais peu de personnes maîtrisent l'art de l'attitude correcte par rapport à leurs possessions. Au lieu de posséder des choses, elles sont possédées par elles.

Le Yoga tient en haute estime le principe de la simplicité volontaire – c'est-à-dire le fait de choisir de vivre simplement. Comment vous évaluez-vous par rapport à ce principe ? Essayez de répondre honnêtement à ces questions :

- Vous a-t-on déjà traité d'avare ?
- Avez-vous trop de « choses » ?
- Attendez-vous qu'on vous dorlote ?

- Avez-vous tendance à trop manger ?
- Accumulez-vous l'argent et les biens parce que vous vous faites du souci pour l'avenir ?
- Êtes-vous excessivement attaché à votre partenaire ou à votre enfant ?
- Aimez-vous être le centre de l'attention ?
- Êtes-vous envieux de vos voisins ?

Le Yoga vous encourage à cultiver la vertu de non-avidité dans tous les domaines. Le mot sanskrit qui la désigne est *aparigraha*, qui signifie littéralement « ne pas s'emparer de tout ce qui est autour ». On dit de l'adepte du Yoga bien entraîné(e) dans l'art de non-avidité qu'il ou elle comprend la raison profonde de sa vie. Cette sagesse traditionnelle vous permettra de vivre une profonde expérience : en desserrant votre emprise sur les possessions matérielles, vous relâcherez aussi l'emprise de votre ego, qui est la partie de vous-même qui veut s'agripper et s'emparer. Au fur et à mesure que la contraction de l'ego se détendra, vous serez de plus en plus en contact avec le bonheur constant de votre être véritable. Vous réaliserez ensuite que vous n'avez besoin de rien du tout pour être heureux. Vous ne vous ferez pas de souci quant à l'avenir, et vous vivrez complètement dans l'instant présent. Vous ne serez pas effrayé de donner librement aux autres ni de partager avec eux votre abondance intérieure.

Les autres pratiques morales

En addition aux cinq préceptes moraux énoncés par le maître de Yoga Patanjali dans ses *Yoga-Sutra*, d'autres textes sur le Yoga mentionnent les vertus suivantes comme faisant partie du premier membre du sentier octuple :

- La sympathie ou *daya*.
- La compassion ou *karuna*.
- L'intégrité ou *arjava*.
- La patience ou *kshama*.
- La ténacité ou *dhriti*.

- Le détachement ou *vairagya*.
- La modestie ou *hri*.
- L'humilité ou *amanitva*.

Comme vous le voyez, le Yoga a les attentes les plus élevées à l'égard des pratiquants sérieux. Mais il ne s'agit pas de devenir un saint. Le Yoga, c'est la liberté et le bonheur. Les vertus morales sont les effets secondaires naturels d'une vie consacrée à la réalisation de soi, à l'Éveil.

La pratique de l'autodiscipline yogique

La seconde catégorie ou « membre » du sentier octuple est connue sous le nom de « retenue » (*niyama*), qui est également traduite par « retenue de soi ». Nous expliquons ici le second membre, car il constitue une partie intégrante de l'orientation morale du Yoga, que les adeptes occidentaux envoient généralement promener. Selon Patanjali, la retenue se compose de cinq pratiques :

- La pureté ou *saucha*.
- Le contentement ou *samtosha*.
- L'austérité ou *tapas*.
- L'étude ou *svadhyaya*.
- La dévotion à un principe supérieur ou *ishvara-pranidhana*.

La purification du mental et du corps

Un vieux proverbe de la tradition puritaine dit que « la propreté du corps est parente de la propreté de l'âme ». Le Yoga va plus loin et déclare que la pureté parfaite et la divinité sont la seule et même chose. Tout le Yoga est un processus d'auto purification. Il commence par la purification mentale (par la pratique des disciplines morales décrites plus haut) et continue par le nettoyage du corps (par des techniques de nettoyage variées, qui incluent les postures et le contrôle de la respiration), suivi d'une purification mentale plus profonde (par l'inhibition sensorielle, la concentration, la méditation et l'état d'extase), pour se terminer par la réalisation de la pureté parfaite de l'âme elle-même.

Le mot sanskrit désignant « pureté » est *saucha*, dont le sens premier signifie « être radieux ». La Réalité Ultime, ou âme, est pur rayonnement. En nettoyant les vitres de votre corps-mental, vous y invitez davantage de lumière de l'âme. Les maîtres de Yoga accomplis ont un rayonnement autour d'eux.

Calmer la quête par le contentement

Le contentement (*samtosha*) est traditionnellement défini par le fait d'être satisfait avec ce que la vie vous présente. Si vous êtes content, vous avez de la joie dans le cœur et vous n'avez besoin de rien d'autre. Vous faites face à la vie avec un grand calme. Cela ne veut toutefois pas dire que vous avez besoin d'éviter des améliorations de votre situation, comme trouver un meilleur emploi ou étudier pour obtenir un diplôme ou une qualification. Mais votre recherche d'amélioration n'aura pas pour origine l'indigence ni l'insatisfaction dévorante.

La concentration avec austérité

L'austérité (*tapas*) comporte toutes sortes de pratiques destinées à tester votre volonté et à éveiller l'énergie bloquée dans votre corps. Traditionnellement, ces tests incluent une alimentation stricte ou un jeûne prolongé, l'état de veille pendant plusieurs jours, ou la méditation silencieuse directement sous le soleil indien brûlant. Peu de ces pratiques sont possibles pour les Occidentaux modernes, mais le principe de base de *tapas* (qui signifie littéralement « chaleur ») est aussi valable aujourd'hui qu'il l'était il y a des milliers d'années : chaque fois que vous voulez faire des progrès sur la voie du Yoga, vous devez éviter de gaspiller votre énergie avec des choses qui ne sont pas nécessaires à votre développement intérieur. En réglant soigneusement votre comportement mental et physique, vous générerez davantage d'énergie pour votre pratique du Yoga.

Mais le progrès exige de surmonter toutes sortes de résistances intérieures. *Tapas* exige quelque chose de vous, ce qui crée une certaine quantité de chaleur intérieure. Le changement n'est jamais facile, et pour beaucoup de gens l'autodiscipline est un grand bloc chancelant. Ils ont tendance à l'abandonner trop tôt. Et pourtant, il est possible de parvenir à l'autodiscipline – par la force de votre volonté. Persistez simplement, et observez comment vos objectifs se rapprochent. Par exemple, votre effort pour surmonter la paresse et pratiquer le Yoga régulièrement est une forme de *tapas*, qui renforce progressivement votre volonté.

Un bon moyen de pratiquer *tapas* est d'aller à intervalles réguliers faire une retraite à un endroit où rien ne pourra vous distraire de votre travail intérieur. Les retraites procurent l'occasion de voir clairement et en technicolor quelles sont vos tendances, et aussi de commencer à les renverser en créant de meilleurs modèles de pensée et de comportement. L'austérité ne signifie pas châtiment de soi ; elle constitue au contraire une manière intelligente de tester et de renforcer votre volonté. Souvenez-vous que le Yoga ne cherche à augmenter ni vos douleurs ni vos souffrances, et qu'il s'efforce au contraire de vous aider à les supprimer. Soyez toujours aimable avec vous-même et, au fur et à mesure que votre engagement pour votre croissance intérieure augmentera, n'hésitez pas à réellement vous défier !

Étudier et s'étudier

L'étude de soi (*svadhyaya*) est une partie importante du Yoga traditionnel, bien qu'elle soit souvent négligée par les adeptes occidentaux contemporains, qui ne comprennent pas sa grande valeur. L'étude de soi signifie à la fois étudier pour soi-même et s'étudier soi-même. Traditionnellement, cet engagement impliquait de se plonger pendant de longues heures dans l'étude des textes sacrés, de les réciter et de méditer leurs enseignements. De cette manière, les adeptes restaient en contact avec la tradition et gagnaient également de la compréhension de soi, parce que l'étude des textes sacrés vous confronte toujours à vous-même. Pour l'étude de base, nous vous recommandons les textes de Yoga suivants, qui sont également disponibles dans de bonnes traductions françaises (voir l'annexe) :

- ✔ *Yoga-Sutra* de Patanjali, le texte classique sur le Raja-Yoga.

- *Bhagavad-Gita*, le plus ancien texte en sanskrit existant sur le Jnana-Yoga, le KarmaYoga et le Bhakti-Yoga.
- *Hatha-Yoga-Pradipika* l'un des manuels classiques de Hatha-Yoga.
- *Yoga-Vasishtha*, un merveilleux ouvrage sur le Jnana-Yoga, rempli d'histoires traditionnelles et de magnifiques imageries poétiques.
- *Bhakti-Sutra* de Narada, un ouvrage classique sur le Bhakti-Yoga.

Pourquoi étudier les textes sacrés du Yoga ? Parce qu'ils transmettent l'essence de plusieurs milliers d'années d'expérimentations et d'expérience. Si vous voulez pratiquer sérieusement le Yoga, pourquoi ne pas bénéficier de la sagesse des adeptes accomplis de cette tradition ?

Aujourd'hui, l'étude pourra être utilement élargie pour inclure non seulement les principaux textes sacrés du Yoga, mais aussi le savoir contemporain afin d'accroître votre compréhension de vous-même. Les adeptes du Yoga qui reconnaissent les grandes idées et les forces qui façonnent notre civilisation sont mieux équipés pour s'étudier eux-mêmes. Pour vous comprendre vous-même, vous devez aussi comprendre le monde dans lequel vous vivez. Vous n'avez pas besoin de devenir un intellectuel (à moins que vous n'en soyez déjà un), mais l'étude des composantes variées de la nature humaine est un merveilleux entraînement mental, et il pourra vous aider à saisir parfaitement la sagesse du Yoga.

La dévotion à un principe supérieur

Le troisième élément de la retenue de soi (*niyama*) est la dévotion à un principe supérieur. Le terme sanskrit qui la désigne est *ishvara-pranidhana*, et *ishvara* signifie littéralement « le Seigneur », le divin. Nous l'appelons « principe supérieur » pour souligner que vous n'avez pas besoin de croire en un dieu pour adopter cette pratique. La dévotion à un principe supérieur signifie essentiellement que vous gardez votre regard tourné vers la réalisation de votre potentiel spirituel le plus élevé. Si vous croyez en une divinité, vous pouvez utiliser la pratique traditionnelle ou répéter le nom – quel qu'il soit –

de cette divinité jusqu'à ce que votre esprit soit absorbé dans l'état de contemplation. Vous pouvez également employer des prières et des invocations pour vous sentir proche de Dieu ou de la Déesse. Mais souvenez-vous toujours que, selon le Yoga, le divin n'est pas un être séparé, mais au contraire l'essence de chaque chose.

Chapitre 14

La méditation et la portée suprême du Yoga

Dans ce chapitre :
- Comment trouver l'objet de la concentration.
- Aborder la méditation comme un art.
- Tirer le maximum de votre pratique de la méditation.
- Comment s'asseoir correctement pour la méditation.
- Écartez tous les obstacles pour réussir votre pratique de la méditation.
- Comment réciter des mantras en méditant.
- Essayez quelques exercices de méditation.
- Explorez des états d'extase et d'Éveil.

Vous savez probablement « qu'on n'a rien sans rien ». C'est aussi vrai pour le Yoga. Exécuter quelques postures de temps en temps vous apportera sans doute quelques effets bénéfiques ; toutefois, pour récolter tous les bienfaits du Yoga, vous devrez avoir un style de vie yogique – un style de vie qui englobe le physique, le mental et le spirituel.

Les postures yogiques constituent un excellent point de départ. Combinées à une alimentation convenable, elles peuvent assurer 80 % de votre bien-être physique, et avoir également une influence positive sur votre santé émotionnelle. (Les 20 % restants viennent d'un sommeil adéquat, d'un travail qui a un sens, et d'une vie de famille suffisamment heureuse.)

Au-delà des effets bénéfiques de base d'un corps sain, la pratique physique du Yoga pourra vous permettre de poursuivre l'exploration de votre potentiel mental et spirituel plus profond. En fait, un corps vital et sain constitue la meilleure fondation pour la méditation (concentration yogique) et la portée suprême du Yoga. Essayez de méditer avec le nez bouché par un rhume, lorsque vous avez de la fièvre ou de terribles maux de dos ! La douleur et les maux peuvent vous forcer à prendre une attitude assez philosophique (« Pourquoi moi ? »), mais ils ne peuvent pas contribuer à vous donner un esprit fondamentalement détendu. Pourtant, c'est exactement de cela que vous avez besoin pour méditer.

De nombreux chapitres de ce livre traitent de façon spécifique de postures de Yoga destinées à détendre votre corps et donc à préparer votre esprit aux niveaux supérieurs du Yoga. Ce chapitre explique comment intégrer la méditation à votre série intégrée pour atteindre le barreau le plus élevé de l'échelle du Yoga.

Tester la concentration

Votre mental est-il très occupé ? Pouvez-vous vous concentrer facilement ? Le petit exercice suivant mesure votre quotient de concentration.

Pensez à un superbe cygne blanc. Il ne regarde ni à gauche ni à droite, et glisse juste majestueusement à la surface d'un étang. C'est à peine s'il crée des rides sur l'eau. Continuez à penser à ce cygne. Essayez de former une image claire, puis gardez-la en tête aussi clairement que possible, en comptant lentement 100, 99, 98, 97, 96...

Jusqu'où êtes-vous arrivé à compter à rebours avant que votre image mentale du cygne ne se soit évanouie ou qu'une autre pensée ne se soit introduite dans votre esprit ? Était-ce 97 ou 96 ? Peut-être avez-vous déjà perdu votre concentration en comptant 99. Peut-être avez-vous été capable de compter plusieurs autres nombres, mais il est inhabituel que des débutants dépassent 96. Si vous y êtes parvenu, vous possédez un bon pouvoir de concentration. Pourtant, tout est relatif, car un yogi ou une yogini peut compter jusqu'à 0 en pensant au cygne.

Chapitre 14 : La méditation et la portée suprême du Yoga

Si vous pensez que vous n'avez pas été très bon à cet exercice parce que la visualisation n'est pas votre fort, essayez cet autre exercice :

Prenez une position assise, calme. Effectuez quelques respirations profondes. Puis faites en sorte que votre mental se vide complètement. Pas de pensées, pas d'images, pas de comptage – aucune ride sur votre étang mental. Restez simplement assis. Existez, tout simplement.

Comment cela s'est-il passé ? Ne vous en faites pas si votre exercice de concentration s'est plus ou moins passé de la façon suivante :

… Ok, je ne pense pas. Euh, c'est déjà une pensée, n'est-ce pas ? Tu vas réessayer… C'est bien mieux. Ah, tu vois, ne pas avoir d'images n'est pas si difficile que ça ! Et qu'est-ce que c'était déjà, ne pas compter ? Je n'ai pas été très performant au test du compte à rebours, mais de toute façon je déteste les tests. Oh, hmm… *je suis à nouveau en train de penser*. Ok, retour à *pas de pensées*…

Ne vous découragez pas si votre mental est comme un véritable TGV et que votre concentration est trop faible pour le ralentir. Cela signifie simplement que vous pouvez vous améliorer, et que vous *allez* vous améliorer en pratiquant. La distraction n'est pas mauvaise en soi. Vous pouvez considérer votre manque de concentration claire comme une opportunité pour recentrer doucement votre attention. En recentrant votre attention de façon répétée, votre esprit pourra devenir plus obéissant. Considérez votre esprit comme un poulain fougueux qui galope avec exubérance dans la prairie. Avec un peu d'entraînement, ce novice cabriolant pourra devenir un excellent cheval de course.

En fait, beaucoup de gens confondent méditation et l'arrêt de toute pensée, mais ce dernier ne constitue qu'une forme – et assez avancée – de méditation. Au début, la méditation consiste simplement à remarquer le courant infini de pensées qui dansent sur votre écran mental ; considérez vos observations comme une importante partie de votre effort général pour être attentif, ou vigilant.

> ### Les membres intérieurs du Yoga
>
> Selon le Raja-Yoga et comme on peut le lire dans les *Yoga-Sutra* de Patanjali, le sentier yogique comprend huit « membres » (*anga*). Les cinq premiers membres – discipline morale, retenue, posture, maîtrise de la respiration et inhibition sensorielle – sont appelés *membres extérieurs*. Ces pratiques se trouvent dans le hall d'entrée de la vaste demeure du Yoga. À l'intérieur du bâtiment, on trouve la concentration, la méditation et l'extase, qui sont appelés *membres intérieurs*. Vous ne pouvez pratiquer ces membres intérieurs avec succès que si vous avez déjà acquis une certaine maîtrise des cinq autres pratiques.

Délivrez votre essence

La capacité à se concentrer est une bénédiction pour tout ce que vous faites. Sans concentration, vous seriez constamment en train de marteler votre doigt au lieu du clou, vous vous tromperiez dans le calcul de vos impôts, et vous seriez incapable de suivre la logique acerbe de Sherlock Holmes.

La concentration yogique est bien plus exigeante que le type de concentration que vous utilisez dans la vie quotidienne ; mais elle est également bien plus gratifiante. Le Yoga peut vous aider à faire sauter les verrous des chambres secrètes de votre propre mental. Une fois que vous serez capable de concentrer votre attention comme un rayon laser sur votre monde intérieur, vous pourrez découvrir les aspects les plus subtils de votre mental. Et surtout, la concentration yogique vous permettra finalement de découvrir votre essence spirituelle.

La concentration, qui mène à la méditation, vous apporte la clarté et le calme du mental – deux qualités qui vous seront très utiles dans n'importe quelle situation. Elles vous permettront de vivre plus complètement votre vie, de façon plus compétente, et de lui conférer plus de sens. Que vous soyez une mère et ménagère très occupée ou un cadre supérieur, la tranquillité mentale que vous produisez par une concentration et des exercices de méditation réguliers peuvent transformer toute votre journée.

Chaque fois que vous vous concentrez, votre esprit se détourne par nature du monde extérieur. La concentration implique donc un certain degré de retrait sensoriel (*pratyahara*) qui est le cinquième membre du sentier octuple yogique. Par exemple, lorsque vous écoutez la radio avec grande attention, il est possible que vous n'entendiez pas quelqu'un vous appeler.

Au fur et à mesure que la concentration et la méditation yogique se développeront, vous deviendrez de plus en plus capable de débrancher vos sens à volonté – une capacité bien utile lorsque vous êtes chez le dentiste, par exemple.

Incluez votre corps

La concentration et la méditation sont des moments spéciaux dans le même *état d'ici et maintenant* qu'on vous demande d'apporter à chaque aspect de votre vie. Le mot sanskrit désignant la *concentration* est *dharana*, et signifie littéralement « en train de tenir ». Vous maintenez votre attention en la concentrant sur un processus corporel spécifique (tel que la respiration), une pensée, une image, ou un son (comme dans le MantraYoga – reportez-vous à la section « Ajouter des sons à la méditation », plus loin dans ce chapitre). Par la *concentration* vous cherchez à devenir *concentrique*, c'est-à-dire convenablement centré et en harmonie avec vous-même. Lorsque vous êtes hors de votre centre (*excentrique*), c'est-à-dire sans contact avec votre noyau spirituel, toutes vos pensées et actions sont désynchronisées ; elles ne proviennent pas de votre noyau le plus profond et vous font donc vous sentir étranger, mal à l'aise, et malheureux.

Vous pouvez déterminer si vous êtes en ce moment même *concentrique* ou *excentrique* en testant avec votre corps. Comment vous *sentez*-vous ? Comment *sentez*-vous une décision que vous êtes sur le point de prendre ? Comment *sentez*-vous vos relations avec quelqu'un ? Que vous dit votre corps au sujet de l'activité ou du métier que vous exercez en ce moment ? Comment *sentez*-vous votre vie dans son ensemble ?

Ce type d'état d'ici et maintenant est appelé *focalisation*, ce qui signifie faire soigneusement attention à la manière dont le mental s'enregistre dans votre corps. Le corps et le mental vont ensemble. Le fait de rester régulièrement en contact mentalement avec votre corps est important et même fondamental pour une bonne pratique posturale.

En vous concentrant, vous pouvez aussi devenir conscient de vos propres « affaires » – de vieux ressentiments, de vieilles déceptions, des peurs et des espérances. Les gens ont tendance à stocker les expériences négatives dans le corps, ce qui les prédispose aux maladies. Tôt ou tard, toute personne a besoin, pour sa propre santé, de venir à bout de ces souvenirs accumulés et de partager son moi libéré avec le monde autour d'elle.

Une manière de commencer à rejouer et à diffuser les expériences négatives enregistrées dans votre corps est de vous poser la question : *Est-ce que quelque chose m'empêche de me sentir bien et heureux en ce moment même ? Si tel est le cas, qu'est-ce qui m'empêche d'éprouver du bonheur ?* Votre corps connaît la ou les réponse(s) : une sensation d'oppression dans la poitrine, un sentiment de vide autour du cœur, une contraction au creux de l'estomac, des battements de peur dans la tête. Toutes ces manifestations sont les expressions physiques des états émotionnels correspondants.

En effectuant ce travail de focalisation, ne vous contentez pas de la première réponse qui vous vient à l'esprit. Au lieu de cela, demandez-vous : *Qu'existe-t-il d'autre qui m'empêche de me sentir bien et heureux ?* Si vous rencontrez trop de douleur intérieure, vous pourriez envisager de faire ce travail en compagnie d'un ami en qui vous avez confiance, ou en vous faisant guider par un conseiller ou un thérapeute compétent.

La pratique de la méditation

La méditation est le processus mental qui implique l'attention concentrée, ou la conscience calme, qui est aussi appelée *état d'ici et maintenant*.

Il existe de nombreuses formes ou styles de méditation, mais deux approches de base se détachent : *la méditation sur un*

Chapitre 14 : La méditation et la portée suprême du Yoga 285

objet particulier et *la méditation sans objet*. La deuxième est pur état d'ici et maintenant, elle ne restreint pas l'attention à une quelconque sensation ou idée ou à un phénomène particulier quel qu'il soit. La plupart des débutants trouvent ce type de méditation très difficile, bien que certains se sentent attirés par elle. Nous vous recommandons de commencer la méditation sur un objet spécifique. Les catégories d'objets qui suivent conviennent à cet exercice :

- Une sensation corporelle, comme la respiration, qui fournit un excellent objet sur lequel se concentrer.
- Une partie du corps, comme l'un des sept chakras ou centres énergétiques (voir la section suivante).
- Un processus ou une action, telle que manger, marcher, ou faire la vaisselle.
- Un objet physique externe, tel que la flamme d'une bougie.
- Un *mantra* (que ce soit un son unique, une phrase ou un chant).
- Une pensée, comme l'idée de paix, de joie, d'amour ou de compassion.
- Une visualisation – une forme spéciale de méditation qui implique votre imagination créative pour peindre la lumière, la vacuité, votre maître spirituel, un saint, ou l'une des nombreuses divinités du Yoga hindouiste ou bouddhiste.

Expérimentez tous ces objets de méditation variés jusqu'à ce que vous ayez trouvé ce qui vous attire le plus. Puis restez-y fidèle. Si vous choisissez par exemple de visualiser un saint particulier ou une divinité particulière, vous gagnerez à toujours utiliser la même image dans votre pratique de visualisation journalière.

Les chakras : vos roues de la fortune

Selon le Yoga, le corps physique possède un équivalent énergétique plus subtil. Celui-ci se compose d'un réseau de canaux énergétiques appelés *nadis*, dans lesquels circule la force vitale (*prana*). Le canal le plus important suit l'axe du corps, de la base de la colonne vertébrale au sommet de la tête. Il s'appelle *sushumna-nadi* ou le « canal gracieux » (reportez-vous à la description du Kundalini-Yoga au chapitre 1). Chez une personne ordinaire, ce canal central d'énergie subtile est réputée être la plupart du temps inactif. L'objectif de nombreux exercices de Hatha-Yoga est de dégager particulièrement ce canal de toutes obstructions, de telle sorte que l'énergie vitale puisse y circuler librement, et amener ainsi une meilleure santé et permettre également l'accès à des états de conscience plus élevés.

Lorsque ce canal central est activé de la sorte, il met également en mouvement les sept principaux centres psycho-énergétiques. Ce sont les *chakras* (ou *cakras*) ; ils sont alignés le long du canal central. Ce mot signifie simplement « disque » et fait allusion au fait que ce sont des tourbillons d'énergie qui gardent le corps physique en vie et le font fonctionner correctement. Les chakras sont parfois représentés sous la forme de lotus. Dans l'ordre ascendant, les sept chakras sont :

- **Muladhara (« chakra racine »)** : situé à la base de la colonne vertébrale entre le rectum et les parties génitales, ce centre est le lieu de repos de la « Puissance du serpent » endormie (voir le chapitre 1), la grande énergie psychospirituelle que le HathaYoga cherche à éveiller. Ce centre est associé à l'élimination et à la peur.

- **Svadhishthana (« propre place »)** : situé à l'endroit des parties génitales, ce centre est associé aux fonctions génito-urinaires, mais aussi au désir.

- **Manipura (« cité joyau »)** : situé au nombril, ce centre distribue la force vitale à toutes les parties du corps et il est particulièrement impliqué dans le processus de digestion, de même que dans la volonté.

- **Anahata (« non heurté »)** : situé au milieu de la poitrine, ce centre, qui est aussi appelé le « chakra du cœur » est l'endroit où le son « qui n'est pas généré par deux objets

Chapitre 14 : La méditation et la portée suprême du Yoga

se heurtant l'un l'autre », ou son intérieur, peut être écouté dans la méditation. Il est associé à l'amour.

- **Vishuddha (« pur »)** : situé au niveau de la gorge, ce centre est associé à la parole, mais aussi à l'avidité.
- **Ajna (« commande »)** : le « troisième œil » situé au milieu de la tête entre les sourcils, ce centre est le lieu de contact du travail télépathique du gourou avec ses disciples. Il est aussi associé à l'expérience d'états de conscience supérieure.
- **Sahasrara (« lotus aux mille pétales »)** : situé au sommet de la tête, ce chakra spécial est associé à des états de conscience supérieure, notamment à l'extase.

Quelques règles pour réussir votre méditation

Pensez à votre méditation comme à un arbre que vous devez arroser chaque jour – pas trop mais pas trop peu non plus. Soyez certain qu'un jour vos soins amèneront l'arbre à porter de superbes fleurs et de délicieux fruits.

Voici sept conseils vitaux pour faire pousser votre arbre de méditation :

- Pratiquez régulièrement : essayez de méditer chaque jour. Si ce n'est pas possible, méditez au moins plusieurs fois par semaine.
- Cultivez la bonne motivation : les gens méditent pour toutes sortes de raisons : la santé, l'intégrité, le calme du mental, la clarté, le développement spirituel. Ayez toujours clairement à l'esprit la raison pour laquelle vous vous asseyez pour méditer. La meilleure motivation pour la méditation (et pour la pratique du Yoga en général) est de vivre à votre potentiel complet *et* de faire bénéficier les autres de vos réussites personnelles.
- Dans le bouddhisme, cette motivation est connue sous le nom d'idéal *bodhisattva*. Le *bodhisattva* (littéralement « être d'Éveil ») cherche à obtenir l'Éveil (l'état spirituel suprême) pour le bénéfice de tous les autres êtres. En

- tant qu'être ayant obtenu l'Éveil, vous pourrez être bien plus efficace pour aider les autres dans leur propre lutte pour l'intégrité et le bonheur.
- Méditez à la même heure : transformez en avantage le fait que votre corps-mental aime les habitudes. Après avoir médité quelques semaines à la même heure de la journée (ou de la nuit), vous vous retrouverez à attendre avec envie votre prochaine séance de méditation. Traditionnellement, les adeptes du Yoga préfèrent l'heure du lever du soleil, mais cette heure n'est pas toujours pratique (voir la section « Un matin de Yoga » du chapitre 13).
- Il y aura inévitablement des moments où la méditation sera la dernière des choses que vous voudrez faire. Dans ce cas, décidez de vous asseoir calmement pour au moins cinq minutes. Cette pause est souvent suffisante pour vous mettre en humeur de méditation complète. Dans le cas contraire, ne vous en faites pas : faites quelque chose d'autre et réessayez plus tard ou le lendemain.
- Méditez au même endroit : choisissez la même heure et le même endroit pour la même raison : votre corps-mental apprécie ce qui est familier. Utilisez cela à votre avantage en réservant une pièce ou un coin d'une pièce que votre esprit pourra associer à la méditation.
- Sélectionnez une posture appropriée pour la méditation et prenez-la correctement : asseyez-vous droit, la poitrine ouverte, le cou libre (voir la section suivante pour des instructions concernant la posture). Ne vous allongez pas pour méditer – vous vous endormiriez – et ne méditez pas non plus sur votre lit, même en position assise. Il est probable que votre esprit associe cette expérience avec le sommeil. Si vous n'avez pas l'habitude de vous asseoir par terre, essayez de vous asseoir sur une chaise à dossier droit ou sur un sofa avec un coussin dans votre dos. Si vous vous trouvez à l'aise assis par terre, vous pourrez choisir parmi plusieurs postures yogiques. Nous en décrivons quelques-unes au chapitre 7.
- Sélectionnez une méthode de méditation et restez-y fidèle : au début, vous pouvez essayer diverses techniques pour voir laquelle vous attire le plus. Mais après

avoir trouvé une bonne technique adaptée à vos besoins personnels, ne l'abandonnez pas avant qu'elle ne porte ses fruits (en terme d'augmentation du calme du mental et du bonheur), qu'un instructeur de méditation ne vous conseille de passer à une technique différente, ou que vous ne vous sentiez vraiment attiré par une autre méthode.

- Commencez par de courtes séances : méditez pendant 10 à 20 minutes au début. Si votre méditation dure naturellement plus longtemps, réjouissez-vous-en. Mais ne vous forcez jamais si la durée crée un conflit en vous ou vous rend malheureux. Faites aussi attention à ne pas trop méditer. Ce que les débutants considèrent comme « une bonne méditation bien longue » n'est souvent qu'une rêvasserie dans laquelle ils se complaisent. Assurez-vous que votre méditation contient bien toujours un élément de vigilance. Si vous commencez à dériver vers un espace confortable, vous pouvez être sûr que vous n'êtes plus en train de méditer. Comme la pratique des postures du Yoga, votre méditation doit posséder un *bord* (c'est-à-dire que vous devez pousser contre les limitations de votre esprit sans vous frustrer).

- Soyez vigilant, mais détendu : la vigilance intérieure, ou état d'ici et maintenant, n'est pas la même chose que la tension ou le stress. Assurez-vous que votre corps est détendu et pratiquez régulièrement à cet effet quelques-uns des exercices de relaxation que nous décrivons au chapitre 4. Les chats donnent un bon exemple de cette vigilance : même lorsqu'un chat est complètement détendu, ses oreilles tournent comme des radars et captent le moindre petit son de l'environnement. Plus vous pouvez être détendu, plus votre esprit peut être alerte.

- Ne vous encombrez pas d'espérances : il est certainement acceptable d'entrer dans la méditation avec le désir de grandir sur le plan spirituel et de profiter de cette expérience, mais ne vous attendez pourtant pas à ce que chaque méditation soit merveilleuse et plaisante.

- Préparez-vous convenablement à la méditation : en tant que débutant, n'espérez pas être capable de passer directement du tourbillon de vos activités quotidiennes à la méditation. Accordez un peu de temps à votre mental pour qu'il se détende avant de vous assaoir pour méditer. Prenez un bain ou une douche relaxante, ou lavez-vous au moins le visage et les mains.

✔ Soyez prêt à pratiquer la méditation pour le reste de votre vie : un arbre ne pousse pas en une nuit. Sur la voie yogique, aucun effort n'est jamais perdu. Donc, n'abandonnez pas au bout d'un ou deux mois si votre méditation n'est pas ce que vous pensez qu'elle devrait être. Ne concluez pas trop rapidement que la méditation ne fonctionne pas ou que la méthode que vous utilisez n'est pas efficace. Au lieu de cela, corrigez l'idée que vous avez de la nature de la méditation, puis persistez. Votre seul effort de méditer compte.

Méfiez-vous des ateliers de week-end qui promettent des succès immédiats, voire l'Éveil lui-même. La méditation et l'Éveil sont des processus qui durent toute une vie.

✔ Gardez pour vous-même les expériences que vous vivez au cours de la méditation : dans leur enthousiasme, les débutants veulent naturellement partager leurs nouvelles découvertes avec tout le monde. Résistez à la tentation de vouloir absolument parler de vos révélations aux autres, ce qui rebute la plupart des gens et ne vous sera d'aucune utilité. Partager vos expériences de méditation sans distinction avec d'autres, c'est comme raconter votre vie amoureuse la plus intime à vos amis (ou à n'importe qui prêt à vous écouter). C'est de mauvais goût. Donc, les maîtres de Yoga recommandent de garder le silence sur de tels sujets.

✔ **À la fin de la méditation, intégrez l'expérience au reste de votre vie** : de la même façon qu'il est imprudent de passer d'une vitesse surmultipliée à une vitesse appropriée pour la méditation, vous devez vous abstenir de sauter de la méditation directement à vos activités quotidiennes. Au lieu de cela, faites une transition consciente vers et en dehors de la méditation. À la fin de la séance, rappelez-vous brièvement les raisons pour lesquelles vous méditez, et votre motivation générale. Soyez reconnaissant de toute énergie et/ou de toute compréhension intuitive que votre méditation génère. Il est tout aussi

Il n'y a pas de roses sans épines

Si vous êtes débutant et que vos méditations se déroulent régulièrement de façon confortable, vous avez de bonnes raisons de vous méfier. L'objet de la méditation est de dégager le mental, et agir de la sorte signifie le débarrasser des débris (ou de ce qu'un maître a appelé « la grenouille au fond de la source »).

Au début, la méditation consiste en grande partie à juste découvrir combien votre esprit est indiscipliné. Si votre pratique de la méditation est réussie, vous rencontrerez le côté négatif (tous ces aspects de votre caractère auquel vous préféreriez ne pas penser). En progressant, des compréhensions intuitives plus profondes de votre caractère pourront se produire, ce qui vous obligera alors à procéder aux changements nécessaires dans vos attitudes et vos comportements.

Peu de méditations sont « spectaculaires », et la méditation ne l'est de toute façon pas du tout. Même une « mauvaise » méditation est une bonne méditation, parce que vous êtes présent consciemment « ici et maintenant ». Ne soyez pas surpris de constater que sans raison apparente votre méditation est calme et édifiante un jour, et turbulente et distraite le lendemain. Tant que votre mental n'aura pas atteint la clarté et le calme, vous pouvez vous attendre à cette fluctuation.

Acceptez avec grâce tout ce qui se passe dans votre méditation et n'hésitez pas à user de votre sens de l'humour.

important de ne pas rester sur un sentiment négatif à l'égard d'une expérience de méditation difficile. Soyez plutôt reconnaissant de *toute* expérience. Des compréhensions intuitives font parfois surface pendant la méditation, et le défi que vous devez alors relever est de traduire ces messages dans votre vie quotidienne. Si vous effectuez ce type d'intégration de façon continuelle, votre méditation s'approfondira également plus rapidement.

Maintenez votre corps en posture droite

Une posture correcte est importante pour la méditation. Voici une liste de vérification en sept points qui pourra vous aider à développer de bonnes habitudes de position assise :

- **Le dos** : la position de votre dos lorsque vous êtes assis en méditation est le seul élément physique capital. Votre dos doit être droit mais détendu, et votre poitrine doit être ouverte et votre cou libre. La posture correcte permet aux énergies de votre corps de circuler plus librement, ce qui prévient la somnolence. La plupart des Occidentaux ont besoin d'un coussin ferme sous leurs fesses pour favoriser la bonne posture pendant la méditation et pour éviter que les jambes ne s'engourdissent. Faites toutefois attention à ce que votre bassin ne bascule pas trop vers l'avant. Vous pouvez également vous asseoir sur une chaise. Toute posture est acceptable tant que vous pouvez la maintenir pendant toute la durée désirée.

- **La tête** : pour mettre votre tête dans une position correcte, imaginez-vous une ficelle attachée à l'arrière de votre tête et la tirant vers le haut de telle sorte que la tête soit *légèrement* penchée en avant. Si elle est trop penchée en avant, cela invite la somnolence, si elle n'est pas assez penchée, cela peut causer la distraction.

- **La langue** : faites que la partie avant de votre langue touche le palais juste derrière les dents du haut. Vous vous apercevrez que cette position réduit le flux de salive et donc le nombre de fois que vous avez à saliver, ce qui dérange beaucoup de débutants.

- **Les dents** : ne serrez pas les dents, gardez les mâchoires détendues. Votre bouche ne doit pas non plus être béante !

- **Les jambes** : si vous pouvez rester assis pendant un long moment sans que cela ne vous cause de gêne, nous vous recommandons tout particulièrement la posture de l'accord parfait (*siddhasana*), que nous décrivons au chapitre 7. Les jambes pliées forment un circuit fermé qui facilite votre concentration.

✔ **Les bras** : placez sur les genoux les mains jointes avec les paumes vers le haut formant un creux, la main droite sur la main gauche. Détendez les bras et les épaules. Laissez quelques centimètres entre les bras et le tronc, pour permettre à l'air de circuler et prévenir ainsi la somnolence.

✔ **Les yeux** : la plupart des débutants aiment fermer les yeux, ce qui convient très bien. En développant votre pouvoir de concentration, vous pourriez toutefois essayer de garder les yeux légèrement ouverts en regardant devant vous vers le bas. Cela signale à votre cerveau que vous n'êtes pas en train d'essayer de vous endormir. Les adeptes avancés sont capables de garder les yeux grand ouverts sans se laisser distraire. En tout cas, faites en sorte que les muscles des yeux soient détendus.

Surmonter les obstacles à la méditation

Chaque fois que vous faites face au changement, vous avez aussi affaire à la résistance au changement. La voie vers la méditation est donc encombrée d'obstacles variés qui peuvent vous faire trébucher. Voici les principales entraves potentielles :

✔ **Le doute** : c'est le plus gros rocher sur le sentier du Yoga. Vous doutez soit du bien-fondé, soit de l'efficacité de la méditation (et des autres méthodes), ou bien encore vous doutez de vous-même. Vous pourriez par exemple vous demander pourquoi la méditation est bien trop difficile pour vous (elle ne l'est pas !) ; vous demander si elle va vous hypnotiser (elle ne le fera pas !) ; si c'est une forme d'évasion de la réalité (ce n'en est pas une !) ; si pour méditer vous devez abandonner les choses que vous aimez (ce n'est pas nécessaire !) ; si la méditation va se heurter à vos croyances religieuses (non !) ; ou si vous devez d'abord trouver un professeur (non !). Tout le monde mérite la méditation et en est capable, mais ne vous attendez pas à un feu d'artifice dès le premier jour.

Son remède : prenez le temps d'écrire tous vos doutes concernant la méditation et le Yoga, puis analysez-les – l'un après l'autre. Vous vous apercevrez probablement qu'après examen détaillé nombreuses sont vos préoccupations qui ne sont pas fondées, et certaines sont peut-être ridicules. Si, après cet exercice, vous avez quelques doutes sérieux qui vous empêchent de commencer votre pratique de la méditation, recherchez un professeur compétent qui pourra vous aider à faire le point sur les réserves que vous avez.

- **L'ennui** : l'état d'ici et maintenant (qui consiste à ne rien faire d'autre qu'à faire attention) peut rapidement devenir « ennuyeux » pour le mental trop actif, qui invente alors souvent des solutions variées pour se délivrer de l'ennui, y compris celle qui consiste à laisser complètement tomber la méditation.

    Son remède : acceptez le fait que vous vous ennuyez et faites de votre ennui au moins temporairement le centre de votre attention.

- **Le sommeil** : de nombreux débutants succombent au sommeil, parce qu'ils associent dans leur subconscient le sommeil au ralentissement de la pensée pendant la méditation.

    Son remède : vérifiez si votre posture est bonne (voir la section précédente). Gardez les yeux légèrement ouverts. Si nécessaire, levez-vous et faites la méditation en marchant que nous décrivons plus loin dans cette section.

- **La gêne physique** : souvent, dès que vous vous installez, la conscience de votre corps amplifie la moindre des sensations. Même une petite démangeaison peut alors devenir un désagrément important.

    Son remède : notez la démangeaison, respirez dedans, et continuez à vous concentrer. La démangeaison pourra en fait vous fournir davantage d'énergie et vous permettre de mieux vous concentrer. Si vous perdez le contrôle de la sensation, grattez-vous, tout simplement ! Mais ne faites pas une montagne d'une simple bosse sur le chemin.

- **Les pensées négatives** : la méditation tend à évacuer les tendances négatives qui résident dans votre subconscient. Il peut être très troublant de faire face à la négativité.

Le remède : ne vous arrêtez pas sur toute pensée ou humeur négative qui pourrait se présenter. Souvenez-vous que vous n'êtes pas identique aux pensées et aux sentiments qui apparaissent, puis choisissez de cultiver exactement l'opposé de toute pensée ou humeur négative qui surgit sur votre écran mental, quelle qu'elle soit. Si par exemple vous avez soudainement des pensées sombres et rancunières envers quelqu'un, attardez-vous simplement sur la pensée et le sentiment que vous aimez la gentillesse et que vous la projetez de partout.

- **La hâte** : rien n'est plus néfaste sur le sentier du Yoga que de « se presser ». Vous ne pourrez en aucun cas précipiter la méditation.

    Son remède : soyez patient ! Laissez suffisamment de temps à votre corps et à votre mental pour qu'ils changent. Ne forcez rien du tout.

- **L'attitude moralisatrice** : dans le Zen, qui est la forme japonaise du Yoga, on appelle cet état de sainteté affectée *la puanteur du zen*. Dans cet état d'esprit, vous faites savoir aux autres que vous avez eu une expérience de méditation *vraiment* puissante, que vous êtes dans le savoir – et que vous êtes une sorte de maître à vos yeux. Cette erreur de débutant revient à se vanter, et nous savons tous que l'orgueil n'est pas sans danger.

    Son remède : soyez réaliste et modeste quant à vos réalisations. Réjouissez-vous des progrès accomplis au cours du chemin, mais n'en faites pas la publicité. Si vos progrès intérieurs sont réels, les autres s'en rendront compte tôt ou tard.

- **La chasse aux phénomènes** : certains débutants considèrent la méditation comme une sorte de chasse au trésor. Ils espèrent vivre toutes sortes d'expériences stupéfiantes – des lumières brillantes, des visions spectaculaires, des sons extraordinaires, etc. Lorsque ces effets spéciaux ne sont pas au rendez-vous, ces novices sont déçus ou ont recours à leur imagination.

    Le remède : comprenez la nature et l'objectif de la méditation, qui est d'entraîner le mental dans la paix et la compréhension intuitive pour faciliter votre croissance intérieure. Restez simple !

✔ **L'attitude « tout est illusion, rien n'est vraiment important »** : méfiez-vous-en. La méditation vous révèlera exactement la véritable quantité de réalité quotidienne qui est fabriquée par le mental, mais cela ne veut pas dire que rien ne compte. Cette attitude dissimule souvent la faiblesse du lien à la terre.

Son remède : comprenez que le Yoga s'applique à tous les aspects de la vie. Et, en conséquence, continuez à faire votre travail, à aimer votre famille et vos amis, et à payer vos factures tout en profitant des effets calmants de votre pratique yogique.

✔ **Les symptômes de la Kundalini** : ces symptômes sont devenus à la mode et fréquents parmi les adeptes de la méditation depuis la publication de la fascinante autobiographie spirituelle de Gopi Krishna. Ces symptômes comprennent des phénomènes psychosomatiques tels que des flux d'énergie à travers le corps, des tremblement des membres, des mouvements involontaires du corps (appelés *kriyas*), des hallucinations, et ainsi de suite. En réalité, les véritables symptômes de la *Kundalini* sont très rares. La plupart des cas signalés constituent soit des signes précurseurs de l'éveil de la *Kundalini*, soit des symptômes de maladie mentale, soit encore la plus pure imagination (vous trouverez une brève explication de la *Kundalini-shakti*, ou *Puissance du serpent*, au chapitre 1).

Le remède : si les symptômes sont légers, vous pouvez y faire face par une alimentation appropriée, un style de vie « les pieds sur terre », et des médecines douces comme l'homéopathie et l'acupuncture. Si les symptômes sont plus graves, vous vous conseillons de consulter un guérisseur compétent et familier du phénomène de la *Kundalini*.

Ajouter des sons à la méditation

L'utilisation d'un son ou d'une phrase pour focaliser le mental est une méthode répandue dans de nombreuses traditions spirituelles, dont l'hindouisme, le bouddhisme, le christianisme, le judaïsme et le soufisme islamique. En sanskrit, ces sons spéciaux sont appelés *mantras*. On leur attribue la propriété d'aider à mieux focaliser l'attention. Le Mantra-Yoga fit ses débuts dans le monde occidental à la fin des années 1960 avec le mouvement de la Méditation transcendantale, fondé par Maharshi Mahesh Yogi, dont les disciples les plus célèbres furent les Beatles.

Voici quelques *mantras* bien connus :

- La syllabe *om* est composée des lettres *a*, *u* et *m* qui représentent respectivement l'état de veille, l'état de rêve, et l'état de sommeil profond. Le long bourdonnement du *m* représente la réalité suprême. Les hindouistes considèrent que cette syllabe est sacrée et qu'elle symbolise la Réalité Ultime, ou le Soi (*Atman*). Commencez à produire le son à partir du ventre et allez vers le haut. Le son *m* est nasal.

- Le mantra *so'ham* signifie « je suis Lui », c'est-à-dire « je suis le Soi universel ». On le répète en synchronisation avec la respiration : *so* en inspirant, et *'ham* en expirant.

- Le Yoga bouddhiste utilise largement la phrase *om mani padme hum*. Elle signifie littéralement « Om. Joyau dans le Lotus. *Hum* », c'est-à-dire que la Réalité Ultime recherchée est présente ici et maintenant.

- La phrase *om namah shivaya* est un des mantras préférés des hindouistes dévots du Divin sous la forme de Shiva. Elle signifie « *Om. Salutation à Shiva.* »

- Le mantra *hare krishna* fut rendu célèbre en Occident par le mouvement des dévots de Krishna. Elle invoque le Divin sous la forme de Krishna, qui est aussi appelé Hari.

Selon la tradition du Yoga, les sons ne deviennent véritablement des *mantras* qu'après leur transmission par un gourou à un disciple qui en est digne. La syllabe *om* n'est donc seule – c'est-à-dire sans l'initiation correcte – pas un *mantra*. De nombreux professeurs de Yoga occidentaux adoptent une approche moins stricte et recommandent aussi bien des mots traditionnels que contemporains pour la pratique des *mantras*. Ils transmettent l'idée qu'il est important de trouver un mot (qu'il s'agisse de sanskrit ou de français) qui vous attire, parce que vous aurez à le répéter de nombreuses fois. Cela veut dire que même des mots comme le *Amen* biblique ou le *Shalom* hébreu ou le mot *Paix* du français contemporain peuvent servir de *mantras* – sans l'approbation officielle d'un gourou.

Récitez votre mantra

Que vous choisissiez votre propre *mantra* ou qu'on vous en donne un, vous devez le répéter sans cesse, que ce soit silencieusement ou vocalement (en le murmurant ou à haute voix), pour le rendre efficace.

Cette pratique de la récitation est appelée *japa* et signifie littéralement « murmurant ». Que se passe-t-il donc une fois que vous avez récité un *mantra* un millier, dix milliers ou une centaine de milliers de fois ? En répétant le son, votre attention se concentre de plus en plus et votre conscience est absorbée dans le son. Le *mantra* commence à se réciter lui-même et à servir d'ancre à votre mental chaque fois que vous n'avez pas besoin d'engager vos pensées dans des tâches spécifiques. Cela simplifie votre vie intérieure et vous donne un sentiment de paix. Finalement, votre *mantra* pourra vous guider vers la réalisation du Soi, c'est-à-dire vers l'Éveil. Pour obtenir l'Éveil, vous devrez bien sûr aussi satisfaire aux autres exigences du Yoga, et notamment faire honneur à la discipline morale, que nous traitons en détail dans le chapitre 13.

Nous recommandons aux débutants de réciter le *mantra* à voix haute à un rythme lent et régulier. Une fois que vous aurez acquis de l'expérience avec cette forme de méditation, vous pourrez commencer à murmurer votre *mantra*, de telle sorte que vous soyez le seul à l'entendre. C'est la forme de récitation de mantra silencieuse ou mentale traditionnellement considérée comme la plus efficace. Toutefois, celle-ci requiert un certain niveau de maîtrise pour pouvoir maintenir votre concentration.

Utilisez un chapelet

Les adeptes du Yoga égrènent souvent leurs chapelets en récitant leurs mantras, car c'est une méthode qui aide le mental à se concentrer. Le chapelet typique (*mala*) se compose de 108 perles et d'une perle plus grosse, qui représente le Meru, le mont cosmique. Égrenez le mala entre le pouce et le majeur. Vos doigts ne doivent pas croiser la perle maître ou Meru. Après 108 récitations, retournez le chapelet et recommencez simplement à compter.

Respirez avec attention

Enseignée en particulier dans les cercles bouddhistes, l'observation consciente de la respiration est un exercice de méditation que tout débutant peut essayer. Comme nous l'avons noté dans le chapitre 5, la respiration constitue le lien entre le corps et le mental. Depuis les temps très anciens, les maîtres de Yoga ont fait bon usage de ce lien. La respiration consciente, ou méditation du souffle, constitue un moyen simple et efficace d'explorer l'effet calmant de la respiration consciente.

1. **Asseyez-vous le dos droit en étant détendu.**

2. **Rappelez-vous l'objectif de votre médiation et décidez de rester assis en méditation pendant un moment déterminé.**

   Nous vous recommandons au moins 5 mn pour cet exercice. Augmentez-en progressivement la durée.

3. **Fermez les yeux ou gardez-les ouverts à demi en regardant en bas devant vous.**

4. **En respirant normalement et doucement, concentrez votre attention sur la sensation de l'air qui entre et qui sort de vos narines.**

   Observez soigneusement le processus entier de l'inspiration et de l'expiration en train de se produire à l'ouverture de vos narines.

5. **Pour éviter que votre esprit ne vagabonde, vous pouvez compter en cycles d'inspiration/expiration de 1 à 10.**

> ### Prière et méditation
>
> Il existe une relation étroite entre la prière et la méditation. Dans la prière, l'état d'ici et maintenant est pratiqué en relation avec un être qui est considéré comme étant « supérieur » à soi-même – que ce soit votre *gourou*, un grand maître (mort ou vivant), une divinité, ou la réalité spirituelle ultime elle-même. La prière, comme la méditation, implique le sentiment de vénération.

Note : Ne vous en faites pas si vous remarquez que votre attention a vagabondé. En particulier, ne portez pas de jugement sur les pensées qui pourraient surgir dans votre tête. Consacrez-vous plutôt à nouveau au processus d'observation de votre respiration.

Vers l'extase

Lorsque vous commencez à méditer, vous êtes bien conscient que « vous »– le sujet – êtes bien différent de l'objet de la méditation. Vous vivez la lumière blanche ou bleue ou la divinité visualisée comme étant distincte de vous-même. Mais au fur et à mesure que la méditation s'approfondit, la limite entre le sujet et l'objet devient de plus en plus floue. Puis, à un certain point, les deux fusionnent. Vous *êtes* la lumière ou la divinité. C'est le célèbre état d'extase appelé *samadhi* en sanskrit.

Le Yoga distingue deux types ou niveaux fondamentaux d'extase. Au niveau le plus bas, l'état d'extase est associé à une certaine forme ou à un certain contenu mental. Le type d'extase le plus élevé est un état de conscience sans forme.

De nombreux adeptes du Yoga ne feront pas l'expérience de l'état d'extase, tandis que d'autres le rencontreront sans aucun doute au cours de leur vie. Si l'extase se produit, soyez-en heureux, car cet état est une merveilleuse ouverture spirituelle. Si vous pratiquez intensément le Yoga sans pourtant faire l'expérience du *samadhi*, soyez aussi heureux, car vos efforts ne seront jamais perdus ; sachez juste que les résultats pourront se manifester pour vous de façon différente : vous pourriez devenir plus serein, moins compliqué, fondamentalement heu-

> ### Où que vous alliez, vous voilà !
>
> Sri Ramana Maharshi fut l'un des grands maîtres de Yoga du XXe siècle. Sur son lit de mort, lorsque ses disciples exprimèrent leur tristesse de le perdre, il répondit calmement : « On dit que je suis en train de mourir, mais je ne m'en vais pas. Où pourrais-je bien aller ? Je suis ici. » Il avait réalisé le Soi éternel, qui est partout. À ce jour, il est encore possible de sentir sa présence spirituelle dans l'ermitage que ses disciples construisirent pour lui il y a longtemps.

reux. Ce qui compte, ce n'est pas le nombre de fois que vous entrez dans le *samadhi* ni la durée de ces moments, mais si oui ou non vous personnifiez les principes spirituels dans votre vie quotidienne, et si oui dans quelle mesure. tes-vous compatissant et gentil ? Considérez-vous les autres non pas comme de parfaits étrangers, mais comme des êtres qui sont vos camarades et qui traversent leur propre lutte vers la réalisation de soi ? Pouvez-vous aimer sans poser de conditions ? Pardonnez-vous aux autres, les encouragez-vous ?

Le *samadhi* n'est pas l'Éveil, qui est le véritable but du Yoga. Vous pouvez atteindre l'Éveil sans jamais faire l'expérience du *samadhi*. Vous pouvez également faire l'expérience du *samadhi* des centaines de fois et vous trouver encore bien loin de l'Éveil. La section suivante vous éclaire sur l'état d'Éveil.

L'Éveil

Les gens associent souvent le mot *éveil* à une profonde compréhension intellectuelle. Dans le Yoga, pourtant, l'Éveil signifie quelque chose de complètement différent : c'est la réalisation permanente de votre véritable nature, qui est, le Soi suprême ou transcendental (*atman*). Le mot sanskrit désignant l'Éveil est *bodha*, qui signifie littéralement « illumination ». La même réalisation est aussi appelée *libération*, parce qu'elle vous libère de la conception erronée que vous êtes un être séparé que vous appelez « Je » dans un corps unique doté d'un mental séparé de tout le reste. La libération est en fait la réalisation du Soi, dans laquelle votre voyage à la découverte de vous-même est couronné par le succès suprême.

La libération est aussi appelée l'*extase avec les yeux ouverts*, parce que contrairement aux autres formes d'extase, elle n'exclut pas la conscience du monde. Pour parvenir aux formes conventionnelles de *samadhi* (voir la section précédente), vous devez habituellement focaliser votre attention vers l'intérieur de vous-même par la concentration et la méditation, en perdant conscience du corps et de ce qui vous entoure. En état d'Éveil, vous êtes simplement votre véritable Soi indépendamment du fait que vos yeux soient ouverts ou fermés, que votre corps soit éveillé ou endormi, et que votre mental soit actif ou inactif. Une fois que vous avez atteint la libération, vous ne pouvez plus la perdre. Vous êtes alors établi pour toujours dans le bien-être parfait.

Sixième partie

Dix bons conseils et autant de raisons de pratiquer

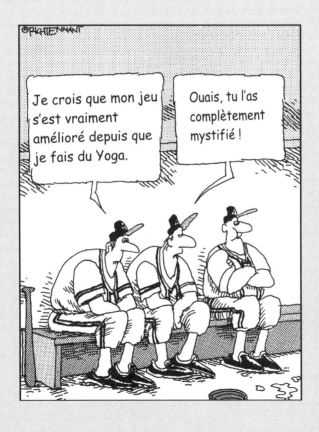

Dans cette partie...

*V*oici les pages à feuilleter si vous voulez vous rappeler pourquoi vous pratiquez le Yoga, pourquoi vous devriez le pratiquer, ou encore comment l'aborder correctement. Cette partie est bourrée de d'informations amusantes qui vous rappelleront que le Yoga est merveilleux. Si vous désirez vous inscrire à un cours ou à un atelier pour démarrer le Yoga ou souhaitez en apprendre davantage sur le sujet, reportez-vous à la liste des contacts et aux renseignements de l'annexe.

Chapitre 15

Dix conseils pour améliorer votre pratique du Yoga

Dans ce chapitre :
- Comprendre le Yoga et se comprendre soi-même.
- Cultiver les attitudes bénéfiques.
- Reconnaître l'importance de la conscience et de la respiration consciente.
- Créer un environnement encourageant.

*P*our réussir quoi que ce soit, il vous faut connaître deux choses : les règles de base, et vous-même. Dans ce chapitre, nous vous donnons dix conseils pour que votre pratique du Yoga devienne un arbre solide et chargé de fruits. Si vous gardez ces éléments à l'esprit, vous pouvez espérer récolter les fruits de vos efforts si rapidement que ce sera surprenant. Bien que nous ne puissions pas vous promettre de miracles du jour au lendemain, nous sommes certains que la pratique régulière et correcte du Yoga peut vous apporter de multiples avantages – sur le plan physique, mental et aussi spirituel.

Apprenez le Yoga

Pour bien commencer le Yoga, vous devez d'abord comprendre ce qu'est le Yoga et comment il fonctionne. Certaines personnes se lancent parfois dans la pratique du Yoga sans rien n'y connaître, et elles doivent corriger ultérieurement de nombreuses conceptions erronées avant de pouvoir bénéficier du Yoga.

Ce livre vous apporte une compréhension de base de la nature et des principes de cette discipline millénaire – une compréhension qui est suffisante pour prendre un bon départ. Mais prenez aussi le temps de lire d'autres livres sur le Yoga pour approfondir vos connaissances (voir l'annexe de ce livre).

Traditionnellement, le Yoga implique l'étude, un aspect clé de la pratique depuis des milliers d'années. Nous vous recommandons particulièrement de lire la grande littérature sur le Yoga – notamment les *Yoga-Sutra* de Patanjali et la *Bhagavad-Gita* (reportez-vous à l'annexe de ce livre pour plus d'informations). La tradition du Yoga est vaste et extrêmement variée. Découvrez laquelle de ses approches vous attire le plus.

Définissez clairement vos besoins et vos objectifs

Pour réussir votre pratique du Yoga, prenez le temps d'étudier soigneusement votre situation personnelle, puis de fixer vos objectifs en fonction de vos capacités et de vos besoins. Posez-vous la question : combien de temps ai-je à ma disposition ou suis-je prêt à libérer pour le Yoga ? Quelles sont mes attentes ? Est-ce que je veux rester en bonne santé et garder la ligne, ou retrouver cet état ? Est-ce que je veux être capable de me relaxer davantage, est-ce que je veux découvrir l'art de la méditation ? Est-ce que je veux faire du Yoga mon style de vie, ou explorer les dimensions spirituelles de la vie ? Si vous êtes réaliste, il y a moins de chances que vous ne soyez déçu – ou que vous ayez des sentiments de culpabilité si votre emploi du temps semble déborder. Si vous faites face à des problèmes de santé ou à des handicaps physiques, consultez toujours votre médecin avant de vous lancer dans la pratique du Yoga.

Engagez-vous à progresser

Même si vous n'optez pas pour le style de vie Yoga, gardez l'esprit ouvert au rôle que joue le Yoga dans votre vie. Permettez au Yoga de transformer non seulement votre corps, mais aussi votre mental. Ne fixez aucune limite à votre développement. Ne pensez pas que vous ne serez jamais capable de réussir une certaine posture ni d'apprendre à méditer. Laissez le Yoga travailler en douceur avec vos limitations physiques et mentales, laissez-le accroître vos capacités. Laissez-le aussi vous aider à vous défaire d'attitudes inutiles et de pensées négatives, et à découvrir de nouveaux horizons.

Pratiquez pendant suffisamment de temps

La plupart des gens, qui sont gâtés par notre société de consommation, attendent des résultats très rapides. Bien que le Yoga puisse faire des miracles en peu de temps, ses effets ne sont quand même pas aussi rapides que la préparation du café instantané. Pour profiter de tous les effets bénéfiques du Yoga, vous devez vous y appliquer avec diligence, ce qui fortifiera aussi votre caractère de façon agréable. Plus vous pratiquerez le Yoga pendant longtemps, plus il vous procurera de plaisir et d'effets bénéfiques. Donnez au Yoga au moins un an pour qu'il fasse ses preuves sur vous. Nous vous jurons que vous ne serez pas déçu. En fait, au bout d'un an, vous pourriez bien décider de vous engager pour le reste de votre vie à grandir avec le Yoga !

Prenez tout de suite de bonnes habitudes

Les mauvaises habitudes ont la vie dure, donc cultivez de bonnes habitudes de Yoga dès le début. Si possible, prenez deux ou trois leçons auprès d'un professeur de Yoga qualifié, soit dans un cours de groupe, soit en leçons particulières. Lisez au moins ce livre attentivement – ainsi que d'autres livres pratiques sur le Yoga – avant d'essayer les postures et les exercices de respiration.

Une mauvaise pratique peut nuire à votre santé ! Protégez-vous en progressant lentement et en suivant les instructions pas à pas. Pêchez par excès de prudence. En cas de doute, consultez toujours un professeur ou un adepte bien informé.

Variez votre série intégrée pour éviter de vous ennuyer

Une fois passé l'enthousiasme du début, votre mental pourrait bien commencer à vous jouer des tours. (Voici quelques-unes des expressions de doute favorites : « Le Yoga ne fonctionne peut-être pas. » ; « Il ne fonctionne pas *pour moi*. » ; « J'ai vraiment d'autres choses plus importantes à faire. » ; « Je n'ai pas envie de m'exercer aujourd'hui. ») Si vous vous ennuyez facilement, variez périodiquement votre programme pour garder votre intérêt éveillé. Il ne sert à rien de se forcer à expédier un programme de Yoga ou de tout autre type d'exercices. Cultivez ce que les bouddhistes zen appellent l'« esprit du débutant » : abordez vos séances de Yoga (et en fait, tout le reste) avec la même intensité et la même fraîcheur que vous avez apportées à la première séance.

Le Yoga pour les Nuls vous donne une recette éprouvée pour créer de nombreuses séries intégrées efficaces dans de nombreuses situations. Vous pouvez varier vos programmes et en augmenter la difficulté à volonté. De toute façon, si vous vous concentrez correctement sur chaque exercice, votre mental n'aura pas le temps de s'ennuyer. En outre, plus vous vous impliquerez dans l'esprit du Yoga, plus vous serez centré, ce qui réduira la probabilité que vous ayez besoin d'un pot-pourri d'exercices.

Faites de la conscience et de la respiration vos alliées

Si la pratique du Yoga est tellement efficace, c'est parce que, effectuée correctement, elle combine le mouvement physique avec la conscience et la respiration appropriée. La conscience et la respiration sont les armes secrètes du Yoga. Plus tôt vous comprendrez ce concept, et plus tôt vous pourrez réaliser des résultats vraiment satisfaisants. Amener de la conscience à votre série intégrée d'exercices augmente aussi automatiquement votre capacité générale de concentration et de présence ici et maintenant. Vous pourrez travailler plus efficacement et apprécier davantage votre temps de loisirs. En particulier, la respiration consciente pendant les exercices augmentera considérablement les effets de votre pratique sur votre corps et sur votre mental, et vous donnera la vitalité dont vous avez besoin pour relever les défis d'une vie bien remplie.

Faites de votre mieux et ne vous souciez pas du reste

Nombreux sont ceux qui observent et contrôlent souvent leurs progrès avec angoisse. Le progrès n'est pas linéaire : on recule parfois d'un pas pour mieux sauter plus tard. Soyez consciencieux mais détendu quant à votre pratique du Yoga. Le perfectionnisme ne servirait qu'à vous frustrer vous-même et à irriter les autres. En aspirant à atteindre votre objectif, soyez aimable avec vous-même (et avec les autres). Ne vous souciez pas de ce qui pourrait ou ne pourrait pas arriver plus tard. Concentrez-vous sur votre pratique immédiate, et laissez le reste dans les mains de la puissance du Yoga, de la providence, et de votre bon karma (voir le chapitre 1).

Donnez la parole à votre corps

Votre corps est votre meilleur ami et conseiller. Si vous ne « sentez pas bien » quelque chose, c'est que ça n'est probablement pas bon. Faites confiance à votre instinct et à votre intuition non seulement dans votre pratique du Yoga, mais aussi dans votre vie quotidienne. Trop fréquemment, votre corps vous dit une chose et votre mental une autre. Apprenez à suivre votre corps.

En pratiquant le Hatha-Yoga, faites particulièrement attention à ne pas laisser votre désir d'obtenir rapidement des résultats entraver votre bon sens et la sagesse de votre corps. Par exemple, si vous « sentez » qu'une flexion vers l'avant ou vers l'arrière est risquée, ne la tentez pas. Ou bien si votre corps vous dit que vous n'êtes pas prêt pour la posture sur la tête (que nous ne recommandons de toute façon pas aux débutants), ne soyez pas la victime de votre propre ambition.

L'écoute de votre corps est un art qui vaut vraiment la peine d'être cultivé.

Partagez le Yoga

Au début, prévoyez de pratiquer le Yoga avec d'autres jusqu'à ce que vous ayez acquis votre propre dynamique. Tout le monde a parfois besoin d'un petit encouragement, et un environnement favorable est un plus formidable. Si vous ne vous rendez pas régulièrement à un cours de Yoga de groupe, prenez l'initiative d'inclure un membre de votre famille ou un ami intéressé à votre pratique du Yoga. Gardez-vous pourtant de tout zèle de missionnaire. Le Yoga est un merveilleux cadeau, et vous devez donc l'offrir de façon attrayante : avec amour, et avec un enthousiasme tempéré.

Chapitre 16
10 bonnes raisons de pratiquer le Yoga

Dans ce chapitre :
- Se concentrer sur la santé physique.
- Faire attention à la mise en forme mentale.
- Rechercher l'équilibre émotionnel.
- Développer la conscience et la compréhension intuitive.
- Découvrir un potentiel illimité.

*V*otre voyage à la découverte du monde du Yoga est non seulement excitant, mais aussi immensément gratifiant. Dans ce chapitre, nous allons vous donner dix excellentes raisons de commencer ce voyage *immédiatement*, et de le poursuivre.

Les effets d'une pratique régulière du Yoga sont omniprésents et surprenants. Vous pourrez très rapidement observer de bons résultats. Si vous pratiquez le Hatha-Yoga (la forme de Yoga qui traite spécifiquement du corps), vous remarquerez peut-être d'abord une amélioration de votre souplesse, de la tonicité de vos muscles et de votre forme générale. Attendez-vous sans aucun doute à vous sentir mieux. D'autres effets bénéfiques merveilleux se manifesteront au fur et à mesure que vous continuerez à pratiquer régulièrement et que vous approfondirez le Yoga. Vous avez toutes les bonnes raisons d'avancer avec assurance !

Le Yoga vous aide à maintenir, à retrouver ou à améliorer votre santé

Le Yoga est un formidable antistress. Si vous vous imaginez que 75 à 90 % de toutes les visites chez le médecin sont causées par le stress, l'approche holistique du Yoga constitue une option prudente de premier choix pour favoriser le bien-être. Par sa relaxation, ses exercices posturaux, de respiration et de méditation, de même qu'avec ses règles alimentaires, le Yoga peut efficacement réduire votre niveau de tension et d'anxiété. La pratique du Yoga relance votre système immunitaire, ce qui tient naturellement les maladies à l'écart et facilite le processus de rétablissement physique si vous êtes malade. Des études ont montré que le Yoga est une méthode très efficace pour traiter de nombreux problèmes de santé – comme l'hypertension, le diabète ayant démarré à l'âge adulte, les maladies respiratoires (telles que l'asthme), les troubles du sommeil, les maux de tête chroniques, et les douleurs de la région lombaire. Le Yoga peut contribuer à améliorer les fonctions cardio-vasculaires, la digestion et l'acuité visuelle – et même à contrôler la douleur. Vous pouvez pratiquer le Yoga pour en obtenir à la fois un remède et une médecine préventive. Il n'existe pas d'assurance vie meilleur marché !

Le Yoga vous met en forme et vous donne de l'énergie

Le Yoga détend votre corps et votre esprit et, ce faisant, il vous permet de mobiliser toute l'énergie dont vous avez besoin pour faire face efficacement aux nombreux défis que vous rencontrez à la maison et au travail. Le Yoga peut grandement favoriser la souplesse de votre corps, sa forme physique, sa force et sa résistance. Le Yoga pourra même vous aider à perdre vos kilos superflus.

Le Yoga équilibre votre mental

Le Yoga vous aide non seulement à maintenir ou à retrouver votre bien-être physique, mais il a aussi une profonde influence sur votre mental via le système hormonal. Le mental est la source de nombreux de vos troubles – car le corps reflète tôt ou tard les mauvaises attitudes, les pensées négatives et le déséquilibre émotionnel que contient votre milieu mental. Le Yoga est un outil puissant pour dégager votre mental et vous libérer des sautes d'humeur. La pratique yogique apporte de meilleurs résultats que n'importe quel tranquillisant, et n'a pas les effets indésirables des médicaments. Elle vous équilibre sans engourdir votre esprit. Grâce au Yoga, vous pourrez rester alerte, mais détendu.

Le Yoga est un outil puissant de développement personnel

Le Yoga peut vous aider à découvrir le potentiel caché de votre corps. Votre corps est un instrument merveilleux, mais vous devez en jouer correctement pour produire des mélodies superbes et captivantes. Le Yoga pourra aussi vous guider à explorer avec sécurité les aspects cachés du mental, en particulier les états de conscience supérieure (tels que l'extase et l'Éveil, que nous expliquons au chapitre 14). En épluchant et en éliminant progressivement les conceptions erronées que vous avez de vous-même et de la vie en général, il vous révélera votre véritable nature, qui est simple et bienheureuse.

Le Yoga est réellement complet et intégratif

Le Yoga vous propose un style de vie sensé, tourné vers le développement, qui couvre tous les aspects de la vie du berceau au tombeau. Son répertoire inclut des techniques destinées à réaliser la santé physique et la santé mentale optimales, à faire face avec créativité aux défis de la vie moderne, à transformer votre vie sexuelle, et même à faire un usage créatif de vos rêves grâce à l'art de rêver lucidement (voir le chapitre 13). Le Yoga vous fait vous sentir bien dans votre peau, il améliore l'image que vous avez de vous-même et l'estime que vous vous portez, et il augmente votre pouvoir de concentration et votre mémoire. Enfin, le Yoga vous donne les moyens de découvrir votre essence spirituelle, et de vivre libéré de la peur et d'autres émotions et pensées limitatives.

Le Yoga vous aide à harmoniser vos relations sociales

En vous apportant une nouvelle conception de la vie, le Yoga peut contribuer à améliorer vos relations avec votre famille, vos amis, vos collègues, et avec les autres personnes auxquelles vous avez affaire. Il vous donne les moyens de développer la patience, la tolérance, la compassion et le pardon. Par les techniques du Yoga, vous pouvez prendre le contrôle sur votre mental et vous libérer des obsessions et des habitudes indésirables qui vous empêchent de vivre des relations satisfaisantes. Le Yoga vous montre également comment vivre en paix avec le monde et en accord avec votre nature essentielle, l'âme ou Moi suprême. Il vous fournit tout ce dont vous avez besoin pour harmoniser votre vie et la rendre belle.

Le Yoga accroît votre conscience

Le Yoga vous permet d'intensifier considérablement votre conscience (voir chapitre 1). En conséquence, la pratique yogique vous donne le pouvoir d'aborder toutes les situations de la vie, même les crises, avec clarté et sérénité. En outre, le Yoga vous sensibilise aux rythmes de votre corps, aiguise vos cinq sens, et développe même votre intuition (le sixième sens). Le Yoga vous met en contact très réel avec la réalité spirituelle, qui est la source de votre mental et de votre conscience de tous les jours.

Le Yoga peut être combiné à d'autres disciplines

Bien que le Yoga soit complet et se suffise à lui-même, vous pourrez facilement le combiner à toutes sortes de sports ou d'entraînements physiques, y compris l'aérobic et l'haltérophilie. Vous pouvez également pratiquer le Yoga conjointement à toute discipline mentale existante, y compris les procédés mnémotechniques (qui développent les facultés de mémorisation) et les échecs. Le Yoga n'est pas seulement compatible dans tous les cas, il va en fait sûrement améliorer vos performances.

Le Yoga est facile et pratique

Le Yoga ne vous force pas à vous mettre dans tous vos états et à transpirer abondamment (à moins que vous ayez opté pour l'une des formes de Yoga moderne semblable à l'aérobic). Vous pouvez garder votre look d'enfer ! Vous pouvez également pratiquer le Yoga chez vous avec tout le confort. En fait, vous pouvez pratiquer le Yoga n'importe où. Bien que vous n'ayez pas besoin de passer du temps à vous déplacer d'un endroit à un autre, les débutants en particulier devraient s'inscrire à un cours de Yoga – car même le trajet pour y aller et en revenir présente une occasion de mettre en pratique les enseignements du Yoga. Le Yoga crée du temps plutôt qu'il n'en consomme – un avantage majeur dans la vie occupée et stressée des Occidentaux ! De plus, le Yoga ne cause pas de douleurs. En fait, le Yoga vous aidera à surmonter toute forme de souffrance (voir le chapitre 13).

Le Yoga libère

Le Yoga pourra vous mettre davantage en contact avec votre véritable nature, en vous donnant un sens de satisfaction profonde, de valeur intérieure, et de confiance. En vous aidant à réduire l'égoïsme et les pensées et émotions négatives, le Yoga a le pouvoir de vous amener plus près du bonheur durable. Il accroît votre volonté et vous fait prendre en charge votre propre vie.

Annexe
Contacts

▶ Fédérations et organismes formateurs de Yoga

La profession n'étant pas unifiée en France, il n'existe pas de diplôme national pour la formation professionnelle, mais plusieurs écoles indépendantes et plusieurs fédérations. Si vous recherchez un professeur, gardez à l'esprit les conseils et les avertissements du chapitre 2.

Voici les adresses de quelques fédérations et organismes de formation importants :

En France

- ✔ Fédération nationale des enseignants de Yoga
  3, rue Aubriot, 75004 Paris
  Tél. : 01 42 78 06 27 - Web : www.lemondeduyoga.org

- ✔ Fédération inter-enseignement de Hatha Yoga
  (ne dispense pas de formation)
  322, rue St Honoré, 75001 Paris
  Tél. : 01 42 60 32 10 - Web : www.fidhy.asso.fr

- ✔ Fédération française de Hatha Yoga
  50, rue Vaneau, 75007 Paris
  Tél. : 01 45 44 02 59 - Web : www.ff-hatha-yoga.com

- ✔ Fédération française de Yoga Viniyoga
  2, rue de Valois, 75001 Paris
  Tél. : 01 42 96 44 55 - Web : www.ffyv.com

- ✔ Association française de Yoga Iyengar
  141, avenue Malakoff, 75016 Paris
  Tél. : 01 45 05 05 03 - Web : www.yoga-iyengar.com

En province

- Fédération des Yogas traditionnels
  65, rue des Cèdres, 84120 Pertuis
  Tél. : 04 90 09 65 27

En Suisse

- Fédération Suisse de Yoga / FSY
  Aarbergergasse 21,3011 Berne
  Suisse
  Tel. +41 31 311 07 17 - Web : www.syg.ch

En Belgique

- Fédération Belge de Yoga d'Expression Française Asbl (FBY)
  En Gérardrie, 29 4000 Liège Belgique
  Tél. : 04/368.62.69 - Web : www.fby.be

- Fédération belge de yoga viniyoga
  129 A, rue de Poperinghe, 4051 Vaux-sous-Chevremont
  Belgique
  Tél. : 04/365 53 00 - Web : www.fbhy.be

Pour obtenir la liste des fédéraions et d'organismes formateurs de Yoga à Paris, en province et dans les pays francophones (il en existe à notre connaissance plus de soixante), contactez les fédérations ci-dessus ou procurez-vous une des revues indiquées ci-dessous.

Revues de Yoga

> ► **Yoga magazine.** Publication francophone bimestrielle qui présente la discipline à travers ses multiples aspects : traditions, enseignement, santé, art, principes spirituels. Des portraits font découvrir les personnalités du monde yogique contemporain.
>
> B.P. 3312, 06200 Nice Cedex 3
> Tél. : 04 93 97 71 61 - Web : www.yoga.fr

> ► **Yoga,** la revue éditée par André Van Lysebeth depuis 1963
> Rue des Goujons 72, B-1070 Bruxelles (Belgique)
> Web : www.yogavanlysbeth.com

Index alphabétique

A
Abdominaux, 239
Accessoires, 47
Asana, 24, 62, 157
Ashtanga Yoga, 24, 31, 44
Autodiscipline, 274

B
Bhakti Yoga, 20, 21
Bord, 65
Brahmanes, 17

C
Chakras, 286
Chandelle, 64
Chasteté, 271
Cobra, 64, 203
Compensation, 145, 239
Compétition, 62
Concentration, 281
Conscience, 30
Contentement, 275
Corps, écouter son, 65
Cours de yoga, prix des, 48
Cours particuliers, 45

D
Dharana, 25
Dhyana, 25
Diaphragme, 97
Douleur négative, 50
Douleur, 63
Dynamisme, 26

E
Échauffement, 127, 234
Ego, 73
Émotions, 18
Énergie, 313
Enfants, 258
Ennui, 294, 308
Équilibre, 38, 60, 237
  maîtrise de l', 185
Esprit, 29
Être suprême, 21
Éveil, 21, 29, 301
Extase, 300
Extension, 104

F
Flexion, 104
Force vitale, 113
Forme physique, 27

G
Gopi Krishna, 25
Gourou Yoga, 20, 21
Gourou, 19
Guru, 19
Gymnastique, 17

H
Harmonie, mise en, 233
Hatha Yoga, 20, 22, 30, 58, 62, 64, 103

I
Illumination, 21
Inde, 15
Inertie, 26
Iyengar Yoga, 31, 47

J
Jnana Yoga, 20, 22

K
Karma Yoga, 20, 23
Karma, 23
Kundalini Yoga, 20, 25

L
Lotus, pose du, 63
Lucidité, 26

M
Maladie, 34
Mantra Yoga, 20, 23
Mantra, 23, 298
Méditation, 279, 284, 300
Membres indulgents, 68
Mental, 37
Métabolisme, 93

N
Niyama, 24
Non-dualisme, 22
Non-nuisance, 267
Nuit, 259

O
Octuple, 266
Om, 24, 32

P
Pince, 221
Posture, 53, 60
  assise, 157
  de la foudre, 162

de la montagne, 169
du cadavre, 77
du cobra, 168
propice, 163
de préparation, 128
stationnaires
(ou maintenues), 105
Pranayama, 25
Pratyahara, 25
Prière, 300
Professeur, comment choisir son, 43, 49

R

Raja Yoga, 20, 23
Rajas, 26
Relaxation, 30, 58, 76
  Active, 76
  Passive, 76
Réponse de relaxation, 75
Respiration, 87
  consciente, 30, 58
  focalisée, 102
  yogique, 96
Rêves, 261

S

Samadhi, 25
Sanskrit, 17
Santé, 34
Sattva, 26, 65
Sauterelle, 213
Séance de groupe, 45
Sexualité, 25
Soins médicaux, 17
Soleil, 255
Sommeil, 79, 261, 294
  yogique, 84
Son yogique, 195
Souffle, 96, 112
Souplesse, 61, 69
Spiritualité, 29
Sport, 27
Stress, 40, 72

T

Tamas, 26
Tantra Yoga, 20, 258
Tapis, 47
Temps, 307

Textes sanskrits, 61
Thérapie, 28
Torsion, 104, 246
Triangle, 64

U

Vêtements, 46
Vibration, 110
Viniyoga, 31

Y

Yama, 24
Yoga, adepte du, 19
Yoga, convention d'écriture, 16
Yoga, définition, 17
Yoga, maître de, 19
Yogi, 19, 52
Yogini, 19, 52

Disponibles dans la collection « Pour les Nuls »

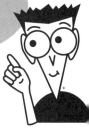

« Pour les Nuls », la collection de tous les savoirs !

Vie pratique

Cuisine

Titre	Auteur	ISBN
Coffret Cuisine	Collectif	978-2-7540-2055-8
La Cuisine, 2e édition	Bryan Miller, Hélène Darroze	978-2-7540-1989-7
Le Vin, 5e édition	Ed McCarthy, Mary Ewing-Mulligan, Éric Beaumard	978-2-7540-1547-9
Les Cuisines du monde	Philippe Chavanne	978-2-7540-0103-8

Santé

Titre	Auteur	ISBN
Maigrir avec la méthode Montignac + livret	Michel Montignac	978-2-7540-2435-8
Maigrir avec la méthode Montignac	Michel Montignac	978-2-7540-1586-8
Le Cancer	Pr Jean-François Morere, Dr Thierry Bouillet, Pr Laurent Zelek, Pr Michel Crépin	978-2-7540-2131-9
Contrôler son cholestérol	Carol Ann Rinzler, Pr Éric Bruckert	978-2-7540-1751-0
Le Cerveau	Dr Frédéric Sedel, Pr Olivier Lyon-Caen	978-2-7540-2072-5

Titre	Auteur	ISBN
L'Homéopathie	Dr Daniel Scimeca	978-2-7540-1761-9
Les Maladies cardiovasculaires	Dr Philippe Abastado	978-2-7540-1591-2
Le Sexe, 2e édition	Dr Ruth K. Westheimer, Dr Marianne Pauti	978-2-7540-1497-7
Le Corps humain	Dr Patrick Gepner	978-2-7540-1121-1
La Maladie d'Alzheimer	Christian Derouesne,	978-2-7540-1058-0

	Jacques Selmes	
Améliorer sa mémoire	John B. Arden	978-2-7540-0323-0
Maigrir	Jane Kirby, Dr Jocelyne Raison	978-2-7540-0005-5
Bien s'alimenter	Carol Ann Rinzler	978-2-8769-1897-9

Bien-être

Titre	Auteur	ISBN
Coffret Massages	Collectif	978-2-7540-2064-0
Les Huiles essentielles	Elske Miles	978-2-7540-1596-7
Shiatsu et Réflexologie	Synthia Andrews, Bobbi Dempsey, Michel Odoul	978-2-7540-0981-2
Le Tai-Chi	Therèse Iknoian	978-2-7540-0137-3
Les Massages	Steve Capellini, Michel Van Welden	978-2-7540-0060-4
La Méthode Pilates	Ellie Herman	978-2-8769-1767-5
Le Yoga	Georg Feuerstein	978-2-8769-1752-1
Le Feng Shui	David Kennedy	978-2-8769-1687-6

Psychologie

Titre	Auteur	ISBN
Le Développement personnel	Collectif	978-2-7540-0865-5
L'Interprétation des rêves	Didier Colin	978-2-7540-2318-4
L'EFT (Technique de libération émotionnelle)	Helena Fone, Jean-Michel Gurret	978-2-7540-2067-1
La Pensée positive	Averil Leimon, Gladeana McMahon, Béatrice Millêtre	978-2-7540-1821-0
L'Adolescence	Michel Fize	978-2-7540-1412-0
Exercices de programmation neuro-linguistique	Romilla Ready, Kate Burton, Béatrice Millêtre	978-2-7540-1593-6
Exercices de thérapies comportementales et cognitives	Rhena Branch, Rob Willson, Béatrice Millêtre	978-2-7540-1592-9
Les Relations amoureuses	Florence Escaravage, Kate M. Wachs	978-2-7540-1499-1
Apprendre mieux	Marie Joseph Chalvin	978-2-7540-1261-4
Le Langage des gestes	Joseph Messinger	978-2-7540-0597-5
La Confiance en soi	Kate Burton	978-2-7540-0647-7
Le Coaching	Jeni Mumford	978-2-7540-0353-7